W0181424

Hautkrankheiten

im Blick

Ein Fotoatlas

Roland Niedner, Potsdam
Yael Adler, Potsdam

2., überarbeitete und erweiterte Auflage
Mit 327 vierfarbigen Abbildungen

für die Kitteltasche

WVDG Wissenschaftliche Verlagsgesellschaft mbH Stuttgart

Anschriften der Autoren:

Prof. Dr. Roland Niedner
Klinikum Ernst von Bergmann
Klinik für Dermatologie
Postfach 60 09 52
14409 Potsdam

Dr. Yael Adler
Klinikum Ernst von Bergmann
Klinik für Dermatologie
Postfach 60 09 52
14409 Potsdam

Wichtiger Hinweis
Die in diesem Buch aufgeführten Angaben wurden sorgfältig geprüft. Dennoch können Autor und Verlag keine Gewähr für deren Richtigkeit übernehmen.

Bibliographische Informationen der Deutschen Nationalbibliothek
Die Deutsche Nationalbibliothek verzeichnet diese Publikation in der Deutschen Nationalbibliografie; detaillierte bibliografische Daten sind im Internet über http://dnb.d-nb.de abrufbar.

ISBN 978-3-8047-2359-7

© 2007 Wissenschaftliche Verlagsgesellschaft mbH
Birkenwaldstr. 44, 70191 Stuttgart
www.wissenschaftliche-verlagsgesellschaft.de
Printed in Germany
Satz: Dörr + Schiller GmbH, Stuttgart
Druck und Bindung: Ludwig Auer, Donauwörth
Umschlaggestaltung: Atelier Schäfer, Esslingen

Vorwort zur 2. Auflage

Nach relativ kurzer Zeit ist eine Neuauflage unseres Fotoatlas notwendig geworden. Das Grundprinzip ist beibehalten worden: keine Vermittlung von lehrbuchhaftem Wissen, geordnet nach der Art der Hauterkrankung, sondern, um möglichst praxisgerecht zu sein, Anordnung der Krankheiten nach der Lokalisation. So findet man durch Vergleich der Bilder schneller zu einer Diagnose und kann einem Patienten effektiver schon in der Apotheke helfen. „Ähnliche Krankheitsbilder" (Differentialdiagnosen) wurden in dieser neuen Auflage etwas ausführlicher dargestellt, insbesondere wurde konsequent auf die jeweiligen Kapitel verwiesen, so dass man auch hier schneller zu den Vergleichsbildern gelangt. Neben dem „Kommentar" zu den einzelnen Krankheitsbildern sind jetzt noch etliche „Tipps" hinzugekommen, die für die Kundenberatung hilfreich sein könnten.

Die Autoren hoffen, dass der Fotoatlas dazu beiträgt, dass der Apotheker schnell und effektiv zu differenzieren vermag, wann er einem Patienten sofort helfen kann oder wann er die Dermatose von einem Arzt näher begutachten lassen muss.

Potsdam, im März 2007

Roland Niedner
Yael Adler

Inhalt

A   Effloreszenzen und Nomenklatur   1

B   Bildteil   11

1   Kopf

1.1	Pityriasis simplex capillitii (Kopfschuppen)	12
1.2	Kopfläuse, Nissen	14
1.3	Psoriasis capillitii (Schuppenflechte)	16
1.4	Tinea amiantacea (panzerartige Schuppung)	18
1.5	Basaliom	19
1.6	Naevus sebaceus	20
1.7	Aktinische Keratosen	21
1.8	Altershaut mit Plattenepithelkarzinom (Spinaliom)	22
1.9	Angiom	23
1.10	Pigmentiertes Basaliom	24
1.11	Atherom (syn. Grützbeutel)	25
1.12	Alopecia areata	26
1.13	Trichotillomanie	28
1.14	Tinea capitis profunda	30
1.15	Poliose (Vitiligo capillitii)	32

2   Augen

2.1	Gerstenkorn (Hordeulum)	33
2.2	Herpes simplex	34
2.3	Basaliom	35
2.4	Atherom (Grützbeutel)	36

3   Nase

3.1	Rhinophym (Knollennase)	37
3.2	Basaliom	39
3.3	Pernionen (Frostbeulen) und Rosazea	40

4   Ohren

4.1	Borreliose Stadium II, Lymphadenosis cutis benigna Bäfverstedt	42
4.2	Psoriasis (Schuppenflechte)	43
4.3	Ekzem	45
4.4	Chondrodermatitis nodularis helicis	46
4.5	Zylindrom	47
4.6	Akanthoma fissuratum	48
4.7	Ohrläppchenrhagade	49
4.8	Nickel-Kontaktekzem	50

5   Lippen

5.1	Cheilitis actinica	51
5.2	Plattenepithelkarzinom (Spinaliom), Cheilitis actinica	52
5.3	Plattenepithelkarzinom (Spinaliom)	53

5.4	Angiom	54
5.5	Quincke-Ödem (syn. Angioödem) mit Mittelrhagade	55
5.6	Perlèche, Cheilitis angularis und Lippenrhagade	57

6   Mund

6.1	Aphthen	58
6.2	Speichelzyste	60
6.3	Pemphigus vulgaris	61
6.4	Pemphigus vegetans	62
6.5	Lichen ruber mucosae	64
6.6	Leukoplakie	66
6.7	Soor	67
6.8	Schwarze Haarzunge (Lingua villosa nigra)	68
6.9	Lingua geographica	69
6.10	Lingua plicata	70
6.11	Lackzunge (Möller-Hunter-Glossitis)	71
6.12	Zahnimpressionen	72

7   Gesicht

7.1	Scharlach	73
7.2	Masern	76
7.3	Röteln	78
7.4	Windpocken, Varizellen	80
7.5	Herpes zoster (Gürtelrose)	82
7.6	Herpes labialis (syn. Herpes simplex)	84
7.7	Ekzema herpeticatum bei atopischem Ekzem (Neurodermitis)	86
7.8	Verrucae planae (plane juvenile Warzen)	88
7.9	Lupus vulgaris (Tuberkulose)	89
7.10	Pseudofollikulitis barbae	91
7.11	Impetigo contagiosa (Grindflechte)	92

7.12	Tinea faciei	94
7.13	Tinea barbae (tiefe Trichophytie)	95
7.14	Candidose	96
7.15	Seborrhoisches Ekzem	97
7.16	Milchschorf	99
7.17	Atopisches Ekzem (Neurodermitis)	100
7.18	Atopisches Ekzem mit chronischen Veränderungen (syn. Neurodermitis)	102
7.19	Atopisches Ekzem des Kleinkindes (Neurodermitis)	104
7.20	Fazies atopica	106
7.21	Acne conglobata	108
7.22	Acne papulopustulosa	111
7.23	Aknezyste	113
7.24	Acne comedonica	115
7.25	Chlorakne	117
7.26	Rosazea I	118
7.27	Rosazea II	120
7.28	Periorale und periorbiculare Dermatitis, rosazeaartige Dermatitis	122
7.29	Urtikaria	124
7.30	Erythema exsudativum multiforme (EEM) majus	126
7.31	Kontaktdermatitis	128
7.32	Quincke-Ödem (syn. Angioödem)	130
7.33	Dermatitis solaris (Sonnenbrand)	131
7.34	Conjunctivitis allergica	132
7.35	Erysipel	134
7.36	Chloasma (Melasma)	136
7.37	Naevus flammeus (Feuermal)	137
7.38	Alopecia areata	138
7.39	Keloid (Wulstnarbe) nach Verbrennung	140
7.40	Borreliose Stadium I, Erythema chronicum migrans Afzelius (ECM)	141
7.41	Lentigo maligna mit nodulärem Melanom	142
7.42	Lentigo-maligna-Melanom (LMM)	144
7.43	Spitz-Naevus (juveniles Melanom)	145

7.44	Seniles Angiom	146
7.45	Basaliom	147
7.46	Plattenepithelkarzinom (Spinaliom)	148
7.47	Lentigo senilis (syn. Altersfleck)	150
7.48	Malignes Melanom	151
7.49	Systemischer Lupus erythematodes (SLE)	153
7.50	Subakuter kutaner Lupus erythematodes (SCLE) I	155
7.51	Subakuter kutaner Lupus erythematodes (SCLE) II	157
7.52	Dermatomyositis	159
7.53	Pemphigus vulgaris	161
7.54	Nävuszellnävus, kongenitaler	162

8 Hals, Nacken

8.1	Chronisches Nackenekzem bei atopischer Dermatitis	163
8.2	Erythrosis interfollicularis colli	165
8.3	Karbunkel	166
8.4	Verruköser Naevus	167
8.5	Keloide	168
8.6	Urtikaria	169

9 Hände

9.1	Chronisches Handekzem	170
9.2	Psoriasis vulgaris	172
9.3	Atopische Hände	175
9.4	Atopisches Handekzem	176
9.5	Ekzema herpeticatum	178
9.6	Toxisches Kontaktekzem (syn. Toxische bullöse Dermatitis	179
9.7	Pulpitis sicca (Kontaktekzem der Fingerspitzen)	181
9.8	Dyshidrosiformes Handekzem	182
9.9	Pyodermie	183

9.10	Erosio interdigitalis candidamycetica	184
9.11	Tinea manum (Pilzerkrankung der Hände)	185
9.12	Verrucae vulgares (gewöhnliche Viruswarzen)	186
9.13	Syphilis im Stadium II	188
9.14	Schwimmbadgranulom	189
9.15	Granuloma teleangiectaticum (Granuloma pyogenicum)	190
9.16	Keratoakanthom	191
9.17	Morbus Bowen	192
9.18	Perniones (Frostbeulen)	193
9.19	Bullöses Pemphigoid	194
9.20	Vitiligo	196

10   Arme

10.1	Atopisches Ekzem	197
10.2	Allergisches Kontaktekzem auf Nickel	199
10.3	Psoriasis vulgaris (Schuppenflechte)	200
10.4	Kratzartefakte	203
10.5	Phototoxisches Kontaktekzem: Wiesengräserdermatitis	204
10.6	Artefakt	205
10.7	Kortisonschaden	206
10.8	Pemphigus vulgaris	208
10.9	Toxisch-epidermale Nekrolyse (TEN)	210
10.10	Erythema exsudativum multiforme	212
10.11	Prurigo simplex chronica	214
10.12	Hämangiom	216
10.13	Fibroma pendulans	217
10.14	Keratoakanthom	218
10.15	Erysipel (Wundrose)	219

11   Achseln

11.1   Pyodermia fistulans sinifica   220
11.2   Pemphigus vegetans   221
11.3   Toxisches Kontaktekzem   222
11.4   Pseudoacanthosis nigricans   223

12   Beine

12.1   Atopisches Ekzem (Neurodermitis)   224
12.2   Eczema craquelé   226
12.3   Erysipel (Wundrose)   227
12.4   Karbunkel   230
12.5   Lichen ruber planus   231
12.6   Toxisches Kontaktekzem, syn. Toxische Kontaktdermatitis   233
12.7   Insektenstich (Iktus)   234
12.8   Varikosis (Krampfadern)   235
12.9   Ulcus cruris   237
12.10   Zoster segmentalis   240

13   Füße

13.1   Kontaktekzem   241
13.2   Phototoxische Dermatitis   243
13.3   Tinea pedum   244
13.4   Zehenzwischenraummykose   246
13.5   Scabies norvegica (Sonderform der Krätze)   248
13.6   Syphilis Stadium II   251
13.7   Perniones (Frostbeulen)   253
13.8   Fersenhämatom   254
13.9   Corona phlebectatica   255
13.10   Verruca plantaris (Dornwarze) und Verrucae vulgares ...   256

14   Nägel

14.1	Onychodystrophie	258
14.2	Nagelveränderungen bei Psoriasis vulgaris	259
14.3	Onycholyse (Ablösung der Nagelplatte)	261
14.4	Onychogrypose (Krallennagel)	262
14.5	Glanznägel	263
14.6	Subunguales Hämatom	264
14.7	Half and half nails, Terry-Nägel	265
14.8	Onychoschisis	266
14.9	Unguis incarnatus, Paronychie	267
14.10	Leukonychia linearis	268
14.11	Onychomykose, Tinea unguium	269

15   Stamm

15.1	Impetigo contagiosa	271
15.2	Syphilis Stadium II	272
15.3	Furunkel	274
15.4	Pityriasis versicolor	275
15.5	Molluscum contagiosum (Dellwarze)	277
15.6	Röteln	278
15.7	Herpes simplex	280
15.8	Zoster thoracicus (Gürtelrose)	281
15.9	Scabies (Krätze)	283
15.10	Flohstiche	285
15.11	Larva migrans	286
15.12	Atopisches Ekzem	287
15.13	Prurigo simplex chronica	289
15.14	Psoriasis vulgaris I	290
15.15	Psoriasis vulgaris II	293
15.16	Allergisches Kontaktekzem durch Nickel	296
15.17	Arzneimittelexanthem	297

15.18	Urtikarielles Arzneimittelexanthem	298
15.19	Erythema exsudativum multiforme	299
15.20	Erythema e calore	301
15.21	Urticaria factitia (physikalische Urtikaria)	302
15.22	Morbus Bowen	303
15.23	Rumpfhautbasaliom, seniles Angiom, seborrhoische Warze	304
15.24	Superfiziell spreitendes malignes Melanom (SSM)	305
15.25	Syndrom der dysplastischen Naevuszellnaevi (BK-mole-Syndrom)	307
15.26	Naevus spilus	308
15.27	Sutton-Naevus (Halo-Naevus)	309
15.28	Noduläres malignes Melanom (NMM)	310
15.29	Naevus coeruleus (blauer Naevus)	312
15.30	Verruca seborrhoica	313
15.31	Riesenkomedo (Riesenmitesser)	315
15.32	Lentigo-maligna-Melanom (LMM)	316
15.33	Papillomatöser kongenitaler Naevus	318
15.34	Keratoakanthom	319
15.35	Vitiligo	320
15.36	Narbenkeloid, hypertrophe Narbe	322
15.37	Bullöses Pemphigoid	324
15.38	Pemphigus foliaceus	326
15.39	Dermatitis herpetiformis Duhring	328

16 Weibliche Brust

16.1	Brustwarzenekzem	330
16.2	Intertrigo candidomycetica	331
16.3	Morbus Paget	332
16.4	Pseudoacanthosis nigricans	333

17 Genitoanalregion

17.1	Windeldermatitis	334
17.2	Seborrhoisches Ekzem	336
17.3	Intertrigo	337
17.4	Tinea inguinalis	338
17.5	Erythrasma	339
17.6	Candida-Balanitis	340
17.7	Candida-Vulvovaginitis	342
17.8	Molluscum contagiosum (Dellwarze)	344
17.9	Lichen sclerosus et atrophicus	345
17.10	Sebocystomatosis scroti	348
17.11	Condylomata acuminata (Feigwarzen)	349
17.12	Primäraffekt bei Syphilis Stadium I	352
17.13	Condylomata lata	354
17.14	Papillae coronae glandis	356
17.15	Erysipel	357
17.16	Erythroplasie Queyrat	358
17.17	Pyodermia fistulans sinifica	360
17.18	Herpes genitalis	361

C Grundprinzipen der dermatologischen Therapie

363

D Glossar / Literatur / Sachregister

381

A

Effloreszenzen und Nomenklatur

1   Nomenklatur der Dermatologie

Die Dicke der Epidermis – und dies ist für das Ausmaß der Resorption von Externa von Bedeutung – variiert von 40 µm des Augenlides bis zu 400 µm der Handinnenfläche und Fußsohle. Das Stratum basale (Keimzellschicht, vgl. Abb. A.1) ist diejenige Schicht, in der die Zellteilungsvorgänge stattfinden. Die jeweils entstehenden Tochterzellen werden im Verlaufe der Reifung (Differenzierung) immer mehr in Richtung der Hautoberfläche geschoben. Dabei runden sich die Zellen zunächst ab und es bildet sich die Stachelzellschicht (Stratum spinosum) aus. Diese ist eine Verschiebeschicht, die die mechanische Belastung der Haut aufnimmt.

Wenn die Zellen auf ihrer Wanderschaft nach oben Keratohyalingranula einlagern, entsteht die Körnerzellschicht (Stratum granulosum). Hier ist der Übergang von den lebenden zu den abgestorbenen Zellen der Hornschicht (Stratum corneum), die eine Zunahme der Keratinisierung mit gleichzeitiger Zerstörung des Zellkernes aufweist. Die Ausbildung der Hornzellschicht ist nicht nur ein simpler Absterbevorgang am Ende des Zellteilungszyklus, sondern vielmehr das Produkt intensiver biochemischer, physiologischer und morphologischer Aktivität, die zu der Transformation der Zellen führt.

Die Zellen des Stratum corneum sind extrem abgeflacht, 0,5 µm dick, in 8–16 Lagen überlappend. Sie enthalten Keratin, schwefelreiche amorphe Proteine und Lipide, sowie weiterhin wasserlösliche Proteine und Natural Moisturizing Factors wie Aminosäuren, Zucker und Harnstoff, die allesamt als Puffer, Emulgator und Wasserrückhalter wirken, um die Integrität der Hautoberfläche zu gewährleisten. Von der mitotischen Teilung der Basalzelle bis zum Abstoßen der Hornzelle benötigt die Haut 28 Tage, d.h. alle 4 Wochen erneuert sich die Haut.

Unter der Epidermis liegt das Korium, auch Dermis genannt (Lederhaut), mit zellulären Elementen, Kollagen und elastischen Fasern. Im Korium finden sich die Hautanhangsgebilde, die z.T. bis zur Subkutis, dem subkutanen Fettgewebe reichen.

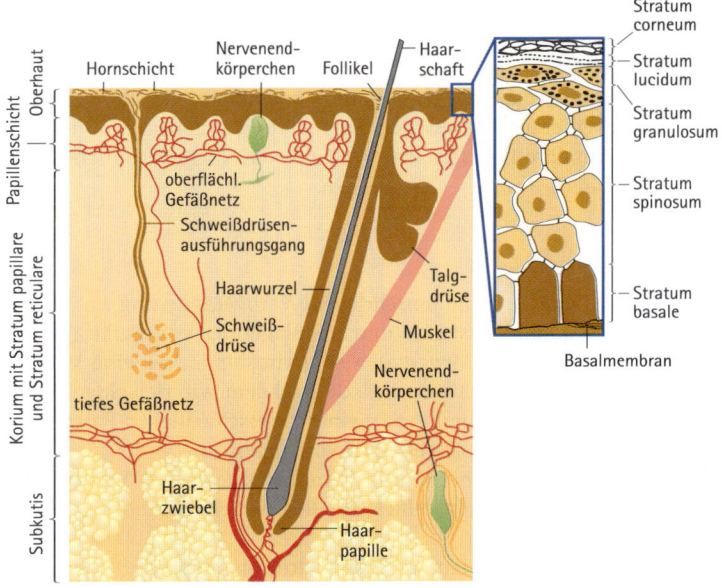

Abb. A.1 Anatomie der Haut. Aus Niedner 2001

Die dermatologische Nomenklatur bezieht sich auf Hauteffloreszenzen, worunter die Hauterscheinungen (wörtlich Blüten) infolge von Hauterkrankungen zu verstehen sind. Die Effloreszenzen sind die Grundelemente der Hautkrankheit, wobei man eine Primär- von einer Sekundäreffloreszenz unterscheidet.

2   Primäreffloreszenzen

Die Primäreffloreszenzen sind die Kardinalsymptome der Dermatologie. Man versteht darunter jene Hauterscheinungen, die sich unmittelbar infolge einer pathologischen Veränderung ergeben, wohingegen sich die Sekundäreffloreszenzen erst im Verlaufe einer Krankheit aus diesen Primäreffloreszenzen entwickeln.

Macula

Die Macula (Fleck) ist eine umschriebene Farbveränderung im Niveau der Haut. Sie kommt zustande durch Einlagerung von gefärbten Bestandteilen, die in ihrer Menge aber so gering sind, dass eine Vorwölbung der Haut nicht sichtbar wird. Je nachdem wie tief eingelagerte Farbbestandteile sind, kommt es zu einer unterschiedlichen Farbgestaltung, auch wenn der identische Stoff vorhanden ist.

Körperfremdes Pigment kann in Form einer gewollten Tätowierung oder auch ungewollt infolge eines Unfalles als Schmutztätowierung in die Haut gelangen.

Eine Blutung in die Haut wird dunkelrot bis blau erscheinen, sich im Verlaufe des Abbaues des Blutfarbstoffes aber von einem grünlichen Farbton in einen gelblichen umwandeln. Bleibt im Gewebe vermehrt Eisen als Abbauprodukt aus dem Hämoglobin liegen, so wird das Gewebe Hämosiderin bilden, um das Eisen zu binden. Hämosiderin bleibt in der Haut liegen und verfärbt sie gelblich, was als Purpura jaune d'ocre bezeichnet wird.

Kommt es zu Veränderungen des Melaningehaltes, dem eigentlichen Hautpigment, so wird man eine Vermehrung als Melanoderm bezeichnen, eine Verminderung als Leukoderm.

Maculae können weiterhin auch durch unterschiedliche Blutgefäßfüllungen entstehen. Kommt es zu einer simplen Gefäßerweiterung (Hyperämie), findet sich ein Erythem mit hellroter Ausprägung. Typisch für die Gefäßerweiterung ist, dass diese Macula mit einem Glasspatel wegdrückbar ist, im Gegensatz zu Ablagerungen von Pigment.

Im Falle einer venösen Stauung findet sich eine Zyanose, von bläulich-livider Verfärbung. Eine Gefäßverengung (Anämie) zeigt sich durch einen helleren Farbton als den der umgebenden Haut an. Eine permanente Gefäßerweiterung findet sich bei dem angeborenen Naevus flammeus (Feuermal).

Papel

Die Papel (Knötchen) entsteht infolge einer Vermehrung von Bestandteilen des Gewebes, wobei diese Vermehrung so ausgeprägt ist, dass sich die Haut nach außen vorwölbt. Es sind überwiegend zelluläre Infiltrate, wie etwa bei Tumoren oder beim Ekzem. Die Papel weist einen Durchmesser von ca. 5 mm auf, ein Knötchen eines größeren Ausmaßes nennt man Knoten (Nodulus, Nodus oder Tumor). Seine Konsistenz ist derb, gelegentlich teigig.

Vesicula

Die Vesicula (Bläschen) ist ein nicht-präformierter flüssigkeitsgefüllter Hohlraum, der sich halbkugelig über die Haut erhebt. Der Durchmesser liegt wie bei der Papel bei 5 mm, größere Bläschen werden als Blasen (Vesicae, Bullae) bezeichnet. Das Bläschen kommt zustande durch eine Ansammlung von Serum oder Blut an umschriebener Stelle zwischen den Schichten der Epidermis oder unter der Epidermis (intra- bzw. subepidermale Blase). Liegt die Flüssigkeit unterhalb des Stratum corneum, spricht man von einem subcornealen Bläschen. Bei der Vesicula werden ein Blasengrund, eine Blasendecke und ein Blasenkragen sowie der Blaseninhalt unterschieden. Diese Unterscheidung ist deshalb von Bedeutung, weil beim Platzen der Bläschen bestimmte Sekundäreffloreszenzen entstehen: Aus dem Blasengrund wird eine Erosion, die Blasendecke bildet eine Schuppe, der Blaseninhalt bildet nach Eintrocknung eine Kruste.

Pustel

Ist ein Bläschen mit Eiter gefüllt, liegt eine Pustel (Eiterbläschen) vor. Diese ist genauso aufgebaut wie eine Vesicula und entsteht entweder primär durch eine umschriebene Leukozytenansammlung in der Epidermis oder aber sekundär durch eine Pustulation infizierter Bläschen.

Zyste

Befindet sich Flüssigkeit in einem präformierten Hohlraum, so spricht man nicht mehr von Vesicula, sondern von Zyste. Die Zyste enthält eine Ansammlung von Serum, Blut, Drüsensekret oder Zelldetritus (Zelltrümmern). Dieser Hohlraum ist demgemäß von einem Epithel ausgekleidet (z.B. bei einem Atherom) und immer von einer Bindegewebsmembran umgeben.

Urtika

Die Urtika (Quaddel) besteht aus einer beetartigen Erhabenheit der Haut, die durch ein Ödem des Papillarkörpers hervorgerufen wird. Dieses Ödem kommt durch eine Vermehrung von Gewebsflüssigkeit zwischen den kollagenen Bündeln des Stratum papillare durch Austritt an den Blutgefäßen zustande. Die Quaddel bleibt in der Regel nur für einen Zeitraum einiger Stunden bestehen, ist flach erhaben, scharf begrenzt, häufig von bizarrer Gestalt. Bildet sich im Zentrum einer Urtika ein kleines derbes Bläschen aus, entsteht eine Seropapel. Eine spezielle Urtikariaform liegt beim Quincke-Ödem vor. Es handelt sich dabei um eine in der Subkutis gelegene tiefe Urtika, die zu einer teigigen Schwellung im Bereich des Gesichtes oder auch des Genitale führt.

3 Sekundäreffloreszenzen

Sekundäreffloreszenzen der Haut sind all diejenigen Veränderungen, die infolge von Funktionsstörungen durch das primäre Krankheitsgeschehen (sichtbar an den Primäreffloreszenzen) entstehen, und sich daher auf die Primäreffloreszenzen aufpfropfen können bzw. zeitlich erst nach deren Auftreten sichtbar werden. Die verschiedenen Arten von Sekundäreffloreszenzen werden nachfolgend vorgestellt.

Squama

Die Squama (Schuppe) ist eine Auflagerung aus normalen oder pathologisch verhornten Zellen, die in größeren Verbänden zusammenhängend bleiben, weil diese entweder durch vermehrte Adhäsion der Zellen länger auf der Haut liegen bleiben (Retentionshyperkeratose) oder weil die Epidermis überschießendes Horn bildet und dies schließlich abstößt (Proliferationshyperkeratose). Je nachdem, wie groß die Einzelschuppe ist, kann man eine pityriasiforme (kleie- oder mehlartige), kleinlammellöse, großlammellöse und exfoliative (großflächige blätterförmige) Schuppung finden. Auch die Art der Schuppung kann unterschiedlich sein. Man kennt eine psoriasiforme parakeratotische Schuppung, die silbrig-spiegelnd schuppt, sowie eine ichthyosiforme schwielen- bis plattenartige Schuppung. Die Farbe der Schuppen ist weiß bis grau, kann aber durch Verschmutzungen und Talgbeimengungen ganz andere Farben annehmen. Dringen Serum, Blut oder Eiter zwischen die Schuppen, so verkrusten diese stark, es entsteht die Crusta lamellosa (Schuppenkruste).

Crusta

Die Crusta (Kruste, Borke) besteht aus geronnenem bzw. eingetrocknetem Serum, Eiter oder Blut, die sich auf die Haut aufgelagert haben. Je nach Tiefe des Defektes in der Haut entsteht eine seröse Kruste, sofern ein oberflächlicher Substanzverlust besteht (z. B. Excoriatio oder Erosio), man erhält eine hämorrhagische Kruste, wenn der Substanzverlust tiefer greift mit Eröffnung von Gefäßen und schließlich kann sich eine Eiterkruste bilden, wenn sich der Inhalt von Pusteln (beispielsweise bei Impetigo contagiosa) (s. Kap 7.11) verfestigt. Solche Krusten sind gelb bis gelbbraun.

Rhagade (Einriss)

Die Rhagade (Fissur) ist ein tief gehender, spaltförmiger feiner Einriss, der am häufigsten bei einer Dehnung unelastischer stark ausgetrockneter und hyperkeratotischer Haut wie bei chronisch-entzündlicher Infiltration entsteht. In der Regel ruft sie erhebliche Schmerzen hervor. Bedeutung kommt ihr als Eintrittspforte für pathogene Erreger zu.

Erosio

Eine Erosio ist ein sehr oberflächlicher Substanzdefekt der Haut, der maximal bis an die Spitze des Stratum papillare reicht. Sie kann nach dem Platzen von Blasen und Pusteln oder auch infolge von Mazerationserscheinungen der Haut, besonders in Hautbeugen (Intertrigines) entstehen. Da auch Erosionen nässen, kommt es zur Ausbildung seröser Krusten.

Excoriatio

Bei einer Excoriatio (Abschürfung) kommt es aufgrund eines mechanischen Traumas zu einem Substanzverlusts nicht nur der Epidermis, sondern stellenweise auch des Koriums. Infolgedessen tritt Serum und punktförmig auch Blut aus, mit anschließender Ausbildung von Krusten. Die häufigste Ursache für das Auftreten von Exkoriationen sind Kratzeffekte bei stark juckenden Dermatosen.

Ulkus

Das Ulkus (Geschwür) ist ein sehr tief reichender Substanzdefekt der Haut, der bis in das Bindegewebe oder noch tiefer hineinreicht. Im Gegensatz zur normalen Wunde (Vulnus) ist das Ulkus durch eine schlechte Heilungstendenz gekennzeichnet, sei es aufgrund von Stoffwechselstörungen, bei bösartigen Geschwülsten oder durch Einwirkung stark toxischer Noxen.

Cicatrix

Die Cicatrix (Narbe) entsteht infolge eines tief greifenden Substanzverlustes und besteht aus minderwertigem bindegewebigem Ersatz der Haut. Dabei kommt es auch zu einem Verlust der Hautanhangsgebilde (Haarfollikel, Drüsen). Die frische Narbe ist rosa, gelegentlich livid, ältere Narben werden zunehmend weißlich. Man unterscheidet schlaffe und straffe Narben, hypertrophe (verdickte) sowie atrophische (dünne, eingesunkene) Narben. Narben, die wulstig über das verletzte Areal hinauswuchern, werden als Keloid (Wulstnarbe) bezeichnet.

4 Weitere Veränderungen der Haut

Unter einer **Atrophie** versteht man eine Verdünnung der Haut durch krankheits- oder altersbedingte Rückbildungsvorgänge im Gewebe. Im Gegensatz zur atrophischen Narbe entsteht die Atrophie nicht auf dem Boden eines Substanzverlustes, sondern infolge Involution intakten Gewebes. An der Atrophie sind alle Strukturen beteiligt, d.h. sowohl Epidermis als auch Korium und evtl. Subkutis werden dünner, die Hautdrüsen werden kleiner, ihre Zahl nimmt ab. Die atrophische Haut erscheint daher papierartig dünn, leicht fältelbar, trocken, mit Hindurchscheinen der Blutgefäße.

Die **Lichenifikation** geht mit einer Vergröberung der Hautfelderung und Verdickung der Haut einher. Sie findet sich regelmäßig bei chronischen Ekzemen.

Versteht man unter einer **Hyperkeratose** – auch **Hyperorthokeratose** – die Verdickung des Stratum corneum bei sonst regelrechter Epidermis, so beschreibt die **Parakeratose** einen Zustand, bei dem die Epidermis nicht mehr regelrecht aufgebaut ist. Die obersten Zelllagen, die normalerweise aus toten, kernlosen Hornzellen bestehen, enthalten bei der Parakeratose noch Kerne, als Ausdruck einer überstürzten Verhornung, die nicht mehr korrekt zu Ende geführt werden kann (bei Psoriasis vulgaris).

B

Bildteil

1.1 Pityriasis simplex capillitii (Kopfschuppen)

Lokalisation Behaarte Kopfhaut

Erscheinungsbild Kleinere (a) und größere (b) einfache Kopfhautschuppung, die bei zu trockener oder zu fettiger Kopfhaut auftritt; kein Juckreiz.

Ähnliche Krankheitsbilder

- Seborrhoisches Ekzem (s. Kap. 7.15): neben fettigen Schuppen auch entzündliche Rötung mit Ekzemausbildung meist auch im Gesicht, Gehörgang und an der Brust;
- Atopisches Ekzem (s. Kap. 15.12): übriges Integument ist meist ebenfalls befallen; Juckreiz;
- Kontaktallergie gegen Shampoo oder Haarfärbemittel; Juckreiz;
- Pediculosis capitis (s. Kap. 1.2): Läuse, Nissen (Eihüllen); Juckreiz;

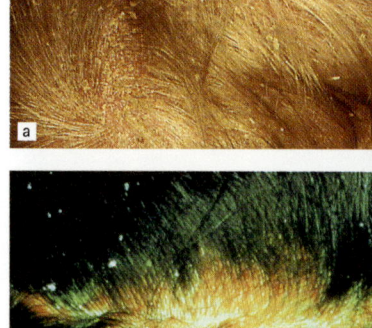

- weitere Dermatosen: Psoriasis vulgaris, Pityriasis rubra pilaris, kutanes T-Zell-Lymphom, Ichthyosen.

Kommentar Kosmetisch stark störende Erscheinung. Ursächlich ist der Befall mit dem Hefepilz *Pityrosporum ovale*.

Therapie

- Trockene Schuppen: milde Shampoos, milde Kortikoidlösungen ohne Alkohol, seltenere Haarwäsche;
- Fettige Schuppen: Shampoo mit Ketoconazol, Selen, Teer, Schieferöl.

Praxistipp Um trockene und fettige Schuppen besser zu unterscheiden, fragen Sie den Patienten, wie oft die Haare gewaschen werden müssen. Bei fettigen Schuppen wird der Patient das Haar alle 1–2 Tage waschen müssen, da es schnell nachfettet. Bei trockenen Schuppen reicht eine Haarwäsche alle 5–6 Tage.

1.2   Kopfläuse, Nissen

Lokalisation Behaarte Kopfhaut

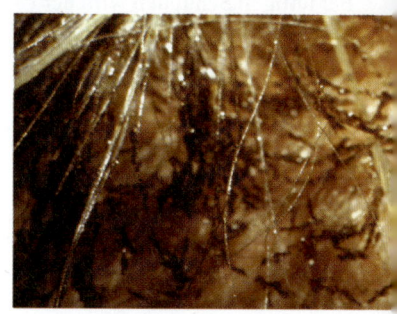

Erscheinungsbild Zunächst keine
Hautveränderungen der Kopfhaut,
dies geschieht erst, wenn die Läuse
anfangen Blut zu saugen und es
durch die Läuse selbst und infolge
des Kratzens, zu einer Sekundärinfektion der Kopfhaut kommt.
Starker Juckreiz. In späteren Stadien Entwicklung von viel Sekret,
was zu Verklebungen und Verfilzungen der Haare führt. Die Läuse
legen regelmäßig Eier ab, die in Form der Nissen (Eihüllen) zu sehen
sind, die am Schaft der Haare sitzen. Da die Eiablage unmittelbar oberhalb der Kopfhaut erfolgt, kann man an der Länge des nissenfreien
Haares (Abstand zwischen Hautoberfläche und Nissen) ersehen, wie alt
der Läusebefall ist. Im Gegensatz zu Kopfschuppen lassen sich Nissen
nicht einfach abstreifen. Die Läuse findet man am ehesten in Nacken-,
Ohr- und Schläfengegend. Im Bild sind zahlreiche Nissen zu sehen.

Ähnliche Krankheitsbilder
- Kopfhautekzeme anderer Ursache;
- Tinea capitis (s. Kap. 1.14).

Kommentar Die Diagnose ist leicht durch den Nachweis der zahlreichen Läuse und Nissen (Lupe zu Hilfe nehmen) zu erzielen.
Schule oder Kindergarten müssen informiert werden, um eine Epide-
mie einzudämmen. Die Übetragung erfolgt hauptsächlich beim „Köpfe
zusammenstecken" von Kind zu Kind, aber auch Kuscheltiere, Bettwäsche und Handtücher beherbergen lebende Läuse.

Therapie

- Kopfkappe mit Hexachlorcyclohexan über Nacht oder mit Permethrin oder Pyrethrum-Extrakt für 30–45 Minuten. Diese Substanzen sind Nervengifte. γ-HCH ist für Kinder nicht geeignet, da es Krampfanfälle auslösen kann. Verschiedene Öle (z. B. Sojaöl, Kokosöl) wirken ebenfalls, indem sie die Atemwege der Läuse verlegen.
- Alle Nissen müssen mit einem Nissenkamm entfernt werden, oft müssen einzelne Haarsträhnen manuell abgezogen werden.
  Wer ganz sicher gehen will, behandelt auf jeden Fall nochmals nach 8-10 Tagen, da nach 8 Tagen erneut Läuse aus evtl. verbliebenen Nissen schlüpfen können. Permethrin tötet auch die Nissen ab. Alle anderen Behandlungsversuche wie Essigwasser u. Ä. sind wirkungslos.

Praxistipp

- Kleidung, Wäsche, Bettzeug, Handtücher, Kämme und Bürsten müssen bei 60 °C gewaschen oder desinfiziert werden. Dies gilt auch für Kindergarten und Schule (Polster, Kissen etc.).
- Nichtwaschbare Gegenstände, feine Textilien, Plüschtiere etc. legt man 2–4 Wochen in einen luftdichten Plastiksack oder 1–2 Tage bei –15 °C ins Tiefkühlfach.
- Eine Sicherheitsbehandlung der Familienmitglieder ist sinnvoll – es kann durchaus prophylaktisch mit einem Ölpräparat (s. o.) behandelt werden. Die Ölpräparate sind auch in Schwangerschaft und Stillzeit schadlos anwendbar.

1.3   Psoriasis capillitii (Schuppenflechte)

Lokalisation Kopfhaut

Erscheinungsbild Erythemato-squamöse Plaques, die typischerweise parallel zur Haargrenze verlaufen. Bei der Manifestation hinter den Ohren (a) handelt es sich um eine Prädilektionsstelle der Psoriasis vulgaris. Bei (b) ist die gesamte Kopfhaut mit einer silbernen, festhaftenden Schuppung belegt. Auch Ohr, Nacken und Gesicht sind betroffen. Im Vergleich zu (a) ist keine entzündliche Rötung am Kopf sichtbar, es handelt sich daher bereits um chronisch stationäre Plaques mit weniger entzündlicher Aktivität. Nur selten Juckreiz.

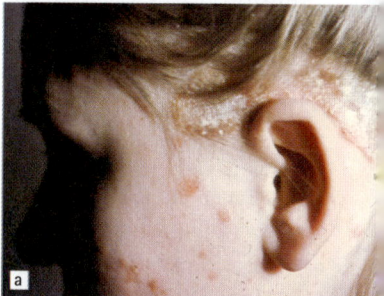

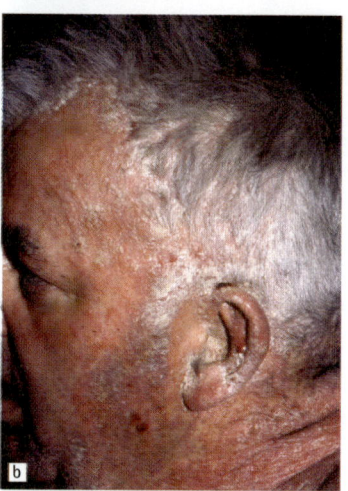

Ähnliche Krankheitsbilder
- Tinea capitis (s. Kap. 1.14);
- Seborrhoisches Ekzem der Kopfhaut (s. Kap. 7.15 und 7.16):
- Atopisches Kopfhautekzem;
- Chronisches Kontaktekzem (Unverträglichkeit von Kopf-/Haarpflegemitteln).

Kommentar Bei Psoriasis vulgaris in 40 % Mitbefall der Kopfhaut in Form einzelner oder großflächiger Plaques.

Therapie

- Die Kopfhaut wird mit Salicylölkappen, niedrig- oder hochpotenten Glukokortikoidlösungen, Dithranol und Vitamin-D$_3$-Analoga behandelt.
- Teer- und Schieferöl-Shampoos, 5–10% Salicylsäurelösungen (Shampoo, Gel) oder Pyrithion-Zink- oder antimykotische Shampoos zur Keimreduktion unterstützen die Behandlung.
- Auch ein UV-A-Kamm kann verwendet werden.

Praxistipp Um die Psoriasis von anderen Krankheiten abzugrenzen, fragen Sie nach folgenden Kriterien:

- Juckreiz spricht gegen Psoriasis.
- Gab es in der Familie Schuppenflechte?
- Sind andere Psoriasis typische Hautveränderungen vorhanden? Z.B. schuppige Plaques an Knien, Ellenbogen, Rücken oder Nagelveränderungen? (S. Kap. 7.18, 10.1, 12.1).

1.4   Tinea amiantacea (panzerartige Schuppung)

Lokalisation Behaarte Kopfhaut

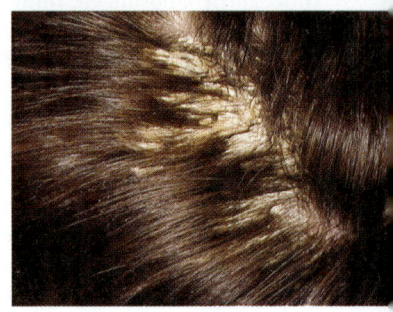

Erscheinungsbild Massive festhaftende, silbrig-weiße Kopfhautschuppung unterschiedlicher Ätiologie.

Ähnliche Krankheitsbilder
- Psoriasis capillitii (s. Kap. 1.3);
- Chronisches Kontaktekzem (Unverträglichkeit von Kopf-/Haarpflegeprodukten);
- Tinea capitis (s. Kap. 1.14);
- Verwahrlosung mit Ekzem, Schuppen und Schmutzauflagerung.

Kommentar Es handelt sich um einen historischen Begriff, der das Symptom der massiven asbestartigen Kopfhautschuppung beschreibt. Mögliche Ursachen sind oben aufgezählt. Es muss sich also nicht um eine Tinea handeln, auch wenn der Begriff dies suggeriert. Mykologie, allergologische Diagnostik, Psoriasisanamnese und ggf. eine Kopfhautbiopsie helfen bei der Diagnosefindung.

Therapie Abhängig von der Ursache.

1.5   Basaliom

Lokalisation   Behaarte Kopfhaut

Erscheinungsbild   Hautfarbener, rötlicher Tumor mit knotigem Anteil, aufgeworfenem perlschnurartigem Randwall mit Teleangiektasien (sehr kleinen, aber gut einzeln sichtbaren Blutgefäßerweiterungen) und eingesunkenem ulzeriertem Zentrum.

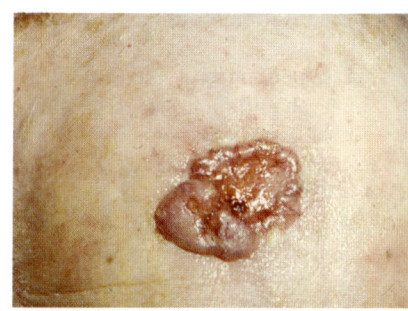

Ähnliche Krankheitsbilder
- Amelanotisches malignes Melanom (s. Kap. 15.28);
- Hautmetastase eines anderen Tumors;
- Plattenepithelkarzinom.

Kommentar   Lokalisation auf chronisch UV-Licht-exponierter Haut, hier im Bereich der Stirnglatze (einer sog. „Sonnenterrasse"). Es handelt sich um eine semimaligne Geschwulst, die nicht metastasiert, vor Ort jedoch über Monate und Jahre zu einer ausgeprägten Zerstörung des Gewebes führen kann.

Therapie
- Chirurgisch: Exzision im Gesunden;
- Lokal: Röntgenbestrahlung; bei flacheren Tumoren: Chemotherapie mit 5-Fluorouracil oder Immunmodulator Imiquimod sowie Photodynamische Therapie (Auftragen von γ-Aminolävulinsäure (γ-ALS) auf befallene Areale und Belichtung mit Strahlen der Wellenlänge 570–670 nm). Es kommt nur im Bereich der Tumorzellen zu einer Anhäufung von γ-ALS, die in Protoporphyrin IX umgewandelt wird und die Zellen lichtempfindlich macht. Durch die Belichtung kommt es zu einer Entzündungsreaktion und zum Absterben allein der dysplastischen (schon veränderten) und der Tumorzellen, nicht aber der gesunden Hautzellen.

1.6   Naevus sebaceus

Lokalisation Kopfhaut

Erscheinungsbild Haarloser, weicher, hautfarbener oder gelblich-rötlicher Plaque mit papillomatös-verruköser Oberfläche.

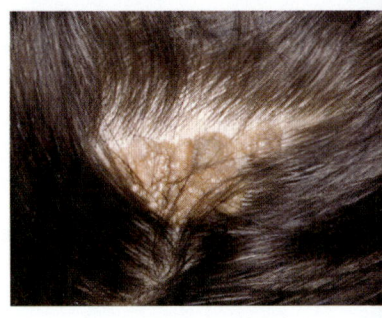

Ähnliche Krankheitsbilder Seborrhoische Keratose (s. Kap. 15.30).

Kommentar Meist seit Geburt bestehende Hautveränderung mit Anteilen von Epidermis, dermalem Bindegewebe, Talgdrüsen und apokrinen Drüsen. Im Kindesalter ist der Naevus in der Regel noch flach, bildet dann aber, unter dem Einfluss der Sexualhormone in der Pubertät, die enthaltenen Adnexanlagen aus und nimmt die oben beschriebene Gestalt an. Es besteht ein erhöhtes Risiko für die Entwicklung von Basaliomen oder anderer Adnextumore schon in der 3.–4. Dekade, weshalb die Exzision empfohlen wird.

Therapie Exzision schon im Jugendalter.

1.7   Aktinische Keratosen

Lokalisation Kopfhaut

Erscheinungsbild Aktinischer
(durch UV-Strahlen verursachter)
Hautschaden mit aktinischen Hyperkeratosen und Spinaliomen.

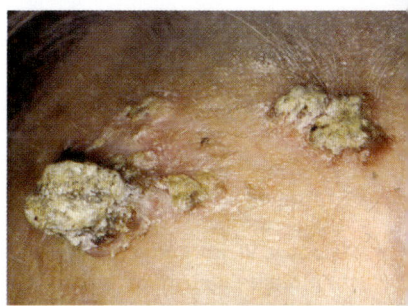

- Objektiv: Im Bereich der Sonnenterrasse Stirn finden sich
  teilweise massive Hyperkeratosen, an zwei Stellen tumorös
  umgewandelt, auf geröteten,
  teilweise atrophisch eingesun-
  kenen (s. <) schuppenden
  Plaques (s. Kap. 1.8);
- Subjektiv: schmerzlos.

Ähnliche Krankheitsbilder
- Ekzem;
- Psoriasis capillitii (s. Kap. 1.3
  und 1.4).

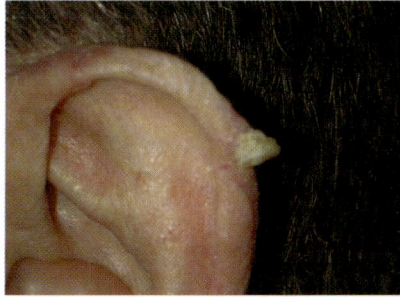

Kommentar Der klinisch und his-
tologisch fließende Übergang der aktinischen Keratose (einer Präkanzerose) in ein Spinaliom (Stachelzellkrebs, Plattenepithelkarzinom)
wird hier deutlich. Am Beispiel des Cornu cutaneum (Hauthorn) der
Ohrmuschel (vgl. Abbildung) wird der Übergang von der aktinischen
Keratose als unmittelbare Vorstufe des Hautkrebses zum Spinaliom besonders deutlich, denn an der Basis des fast knochenharten Hornkegels
besteht bereits ein beginnendes Hautkarzinom.

Therapie Photodynamische Therapie (PDT), 5-Fluorouracil, Imiquimod, Diclofenac topisch. Vgl. Kap. 1.5.

1.8   Altershaut mit Plattenepithelkarzinom (Spinaliom)

Lokalisation Kopfhaut

Erscheinungsbild Im Bereich der Sonnenterasse Stirn findet sich eine faltige, elastotische Haut mit eingelagertem braunen Pigment, Lentigo simplex (Altersfleck), und aufgeworfenen Hyperkeratosen (starken Verhornungen), ebenfalls bräunlich pigmentiert. Zentral gelegen sind zwei rötliche Tumoren,

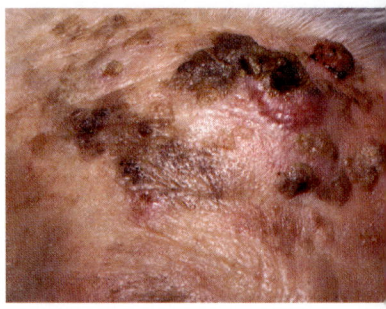

Spinaliome, die ulzeriert und mit Blutkrusten belegt sind. Schmerzlos.

Ähnliche Krankheitsbilder
- Malignes Melanom (s. Kap. 7.42);
- Basaliom (s. Kap. 1.5).

Kommentar Es handelt sich um typische Veränderungen durch chronische UV-Exposition mit beginnender Entartung der Keratinozyten und pathologischer Zellproliferation, die sich im Bereich des erythematösen Knotens bereits zu einem Spinaliom (Karzinom der Haut) entwickelt hat. Metastasen treten in ca. 3 %, bei Tumoren der Lippenschleimhaut in ca. 5 % der Fälle auf.

Therapie Exzision im Gesunden.

Praxistipp Leider wird nicht immer eine Durchuntersuchung nach Metastasen durchgeführt. Es empfiehlt sich dennoch grundsätzlich eine Ultraschalluntersuchung der Kopf- und Halslymphknoten und eine Röntgenuntersuchung der Lunge durchzuführen, um Metastasen auszuschließen. Je entarteter die Tumorzellen sind, desto höher ist das Metastasenrisiko.

1.9 Angiom

Lokalisation Kopfhaut

Erscheinungsbild Blauschwarzer
Blutgefäßtumor, gut abgegrenzt
mit weichem Tastbefund, subjektiv
asymptomatisch.

Ähnliche Krankheitsbilder
- Blauer Naevus (s. Kap. 15.29):
  tiefliegendes Pigment von
  Naevuszellen erscheint eben-
  falls blau;
- Noduläres malignes Melanom (s. Kap. 15.28);
- Pigmentiertes Basaliom (s. Kap. 1.10);
- Pigmentierte seborrhoische Keratose (s. Kap. 15.30);
- Bösartige Gefäßtumoren.

Kommentar Es handelt sich um eine gutartige Gefäßneubildung mit
Proliferation von Blutgefäßen. Sie kann angeboren oder erworben,
arterieller, kapillärer oder venöser Natur sein. Je nach Typ, Lage in der
Haut (dermal, subkutan) oder bis zur Muskulatur und je nach Grad der
Thrombosierung können Angiome (gutartige Gefäßtumoren) rot, blau
oder livide erscheinen und mehr oder weniger wegdrückbar sein. Vor
einer operativen Therapie sollte die Ausbreitung ermittelt werden, da
die an der Haut sichtbaren Veränderungen mit tiefer gelegenen Gefäß-
missbildungen kommunizieren können. Bei gehäuftem Auftreten sollte
an vererbbare Syndrome mit Beteiligung der inneren Organe gedacht
werden.

Therapie Exzision, Verödung, Laser nur bei eindeutiger Benignität.

1.10   Pigmentiertes Basaliom

Lokalisation Kopfhaut

Erscheinungsbild Tumor mit braun-schwarzen Pigmenteinlagerungen und im Randbereich sichtbaren Teleangiektasien. Blutung möglich. Schmerzlos.

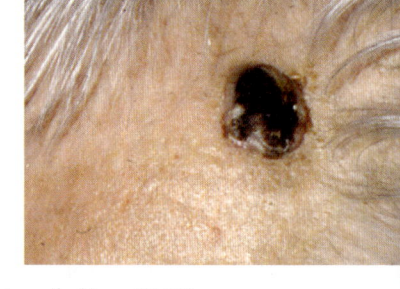

Ähnliche Krankheitsbilder
- Malignes Melanom (s. Kap. 7.48);
- Pigmentierte seborrhoische Keratose (s. Kap. 15.30).

Kommentar Im Bereich UV-Licht geschädigter Haut auf den Sonnenterrassen, hier im Bereich der Geheimratsecken (vgl. Kap. 1.5).

Therapie Exzision im Gesunden.

1.11   Atherom (syn. Grützbeutel)

Lokalisation Kopfhaut

Erscheinungsbild Wenige Millimeter bis einige Zentimeter durchmessender hautfarbener Tumor,
weiche bis pralle Konsistenz, enthält weiß-gelbliches, schmieriges,
übelriechendes Talgdrüsensekret
und Hornzellmassen. Gelegentlich
ist ein zentraler Porus (Drüsenöff-
nung) erkennbar. Schmerzlos.

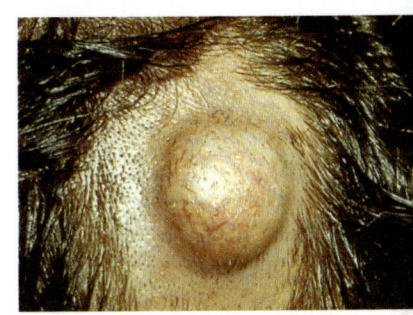

Ähnliche Krankheitsbilder
- Andere Zysten: Talgdrüsen-, Schweißdrüsenzysten, durch embryo-
  nale Fehlentwicklung entstandene Zysten (z. B. Dermoidzyste);
- Bösartiger Hauttumor;
- Lymphknotenvergrößerung;
- Metastase.

Kommentar Harmlose Auftreibung eines verstopften Talgdrüsenhaarfollikels, die bei fortdauernder Talgproduktion außerordentlich groß
werden kann. Gelegentlich kommt es zur Infektion, massiver Eiterbildung und Durchbruch nach außen. Es wachsen keine Haare mehr auf
der Haut über dem Atherom infolge des Drucks auf die Haarwurzeln
(Druckatrophie).

Therapie Operative Entfernung unter Mitnahme der Zystenwand, da es
sonst zum Rezidiv kommen kann.

Praxistipp Manche Menschen neigen zur Entwicklung zahlreicher
Atherome. Bei der Operation muss die sackartige Zystenwand mit he-
rausgenommen werden, da sie sonst wieder neu Sekret bilden kann –
es reicht nicht, das Atherom zu eröffnen und den Inhalt abzulassen.

1.12   Alopecia areata

Lokalisation   Behaarte Kopfhaut

Erscheinungsbild   Die Alopecia areata ist ein nichtvernarbender kreisrunder Haarausfall mit dementsprechend erhaltenen Haarfollikelöffnungen. Es finden sich ein oder mehrere runde, ovale oder polyzyklische, scharf begrenzte, haarlose Areale im Bereich des Capillitiums (a), aber auch der Augenbrauen, Wimpern, Bart- und Schambehaarung. Bei (b) handelt es sich um den sog. Ophiasistyp, der halbmondförmig hinter den Ohren bis okzipital am Übergang zum Nacken lokalisiert ist. Im akuten Anfangsstadium ist die betroffene Kopfhaut häufig entzündlich geschwollen (teigige Konsistenz), der Zupftest aus dem Randbereich des Herdes positiv. Einzelne Haare können im kahlen Areal vorkommen, sie sind häufig abgebrochen und nur am distalen Ende pigmentiert (Ausrufungszeichenhaare) oder nur als dunkler Punkt, einem Mitesser ähnlich, im Haarfollikel sichtbar (Kadaverhaare) oder auch völlig depigmentiert (weiß). Betrifft der Haarausfall das gesamte Capillitium (c) spricht man von der

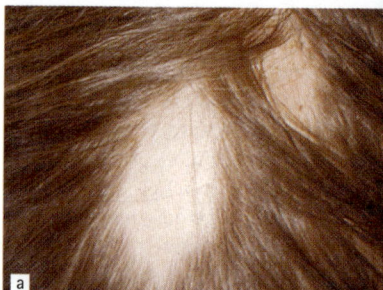

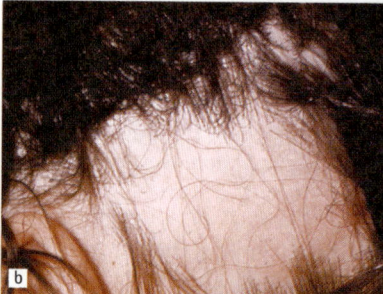

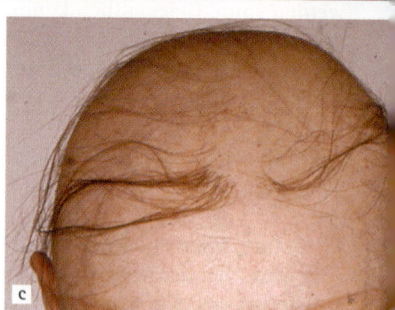

Alopecia areata totalis, betrifft er den gesamten Körper, einschließlich Wimpern, Augenbrauen, Schamhaare, handelt es sich um eine Alopecia areata universalis. Nagelveränderungen (Tüpfel, Dystrophien, Leukonychie) sind in 20% assoziiert.

Ähnliche Krankheitsbilder

- Nicht vernarbend: Trichotillomanie (zwanghaftes Ausreißen von Haaren – s. Kap. 1.13), Syphilis Stadium II (s. Kap. 15.2);
- Vernarbend: Tinea capitis (Mykose der Haare – s. Kap. 1.14).

Kommentar Autoimmunologische Erkrankung mit lymphozytärer Entzündung im Bereich der Haarfollikel. Eine Assoziation mit anderen Autoimmunerkrankungen, z.B. der Schilddrüse, ist bekannt und sollte untersucht werden. Je nach Grad der Ausprägung und Krankheitsdauer ist die Prognose unterschiedlich. Die Areale können spontan abheilen (30–80% im ersten halben bis einem Jahr). Eine schlechte Prognose bezüglich einer Abheilung haben Patienten mit Hinterkopfbefall (Ophiasistyp), Alopecia areata totalis (ganzer Kopf), Alopecia areata universalis (ganzer Körper), frühem Beginn (Kinder), Bestandsdauer über ein halbes Jahr, atopischer Diathese, Patienten mit assoziierter Systemerkrankung oder positiver Familienanamnese. Diagnosesicherung durch Trichogramm und Probeexzision.

Therapie Stufentherapie:
- Topische oder lokal injizierte Kortikoide;
- Reiztherapie mit Irritanzien (Dithranol) oder einem obligaten
- Kontaktallergen: Diphenylcyclopropenon zur Auslösung einer Kontaktallergie im befallenen Areal;
- Lokal PUVA;
- Systemische Kortikoide;
- Systemisch PUVA;
- Ergänzend: Zink 100–200 mg/Tag.

1.13 Trichotillomanie

Lokalisation Behaare Kopfhaut

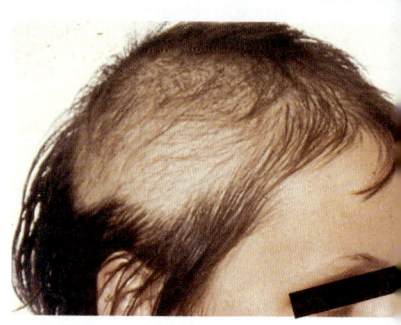

Erscheinungsbild Im Scheitel-
bereich befindet sich ein großes
Areal mit nur noch wenigen Haaren. Die wenigen Haare im betroffenen Areal haben unterschiedliche Längen. Sie sind teilweise
frisch nachwachsend, teilweise abgebrochen. Bei genauem Hinsehen
wird man im Bereich einzelner
Haarfollikel kleine Hämorraghien finden, die auf ein gewaltsames Aus-
ziehen der Haare hinweisen. Es wachsen gesunde Haare nach, die, solange sie noch kurz sind, nicht ausgezogen werden können. Der Zupftest ist negativ.

Ähnliche Krankheitsbilder
- Alopecia areata (s. Kap. 1.12);
- Androgenetische Alopezie vom weiblichen Typ: durch männliche
  Hormone bedingter Haarausfall, der sich bei Frauen (selten auch bei
  Männern) statt mit Geheimratsecken und Tonsur mit einer Ausdünnung der Scheitelplatte äußert. Bei längerem Bestand gehen die
  Haarfollikel durch Atrophie unter bzw. bilden nur noch Vellushaare
  aus (kürzer, dünn und marklos im Vergleich zum kräftigen Termi-
  nalhaar des normalen Kopfhaarkleides). Der frontale Haaransatz
  bleibt stehen. Im Trichogramm findet sich eine erhöhte Zahl an
  Telogenhaaren. Das Trichogramm ist eine mikroskopische Haarwur-
  zelanalyse. Zuvor dürfen die Haare 5 Tage lang nicht gewaschen
  werden, damit nicht schon alle Haare im Ausfallstadium ausfallen.
  Es werden mehrere Haarbüschel ruckartig ausgezupft. Im Mikroskop
  kann beurteilt werden, ob die Haare im Wachstums-, Ruhe- oder
  Ausfallstadium sind und ob die Wurzeln Wachstumsstörungen auf-

weisen. Das Telogenstadium dauert 3–4 Monate, dann fallen die Haare von selbst aus – 100 Haar pro Tag sind normal.

Kommentar Die Patienten sind oft neurotische Kinder und Frauen mit psychischen Auffälligkeiten. Sie haben in der Regel eine lange Arzt-anamnese hinter sich. Die langen, gut mit den Händen erreichbaren Haare werden zwanghaft herausgezogen (bewusst oder unbewusst). Meist sind die Veränderungen temporo-parietal lokalisiert. Das Haar ist an sich völlig gesund. In einem Trichogramm würde man keine Telo-genhaare finden, da diese sich leicht herausziehen lassen (Haare kurz vor dem Ausfallen, sind nur noch locker im Follikel verankert), son-dern es sind vorwiegend gesunde Anagenhaare (Haare in der Wachs-tumsphase mit kräftiger Verankerung in der Wurzelscheide).

Therapie
- Aufklärung und Psychotherapie;
- Bei Kindern kann der Versuch unternommen werden, durch radika-les Kurzschneiden der Haare die Angewohnheit abzutrainieren, den Tic zu durchbrechen.

Praxistipp Es gibt auf Haarkrankheiten spezialisierte Hautärzte und Zentren. Die Diagnostik ist relativ aufwändig und auch die Interpreta-tion des Trichogramms erfordert Erfahrung.

1.14   Tinea capitis profunda

Lokalisation   Kopfhaut

Erscheinungsbild   Auf der ehemals behaarten Kopfhaut findet sich ein rundes, haarloses Areal mit tiefreichenden, entzündlichen Knoten im Bereich der Haarfollikel. Es handelt sich um eine schwere, einschmelzende, abszedierende Entzündung, bei der sich auf Druck aus zahlreichen Poren Eiter ent-

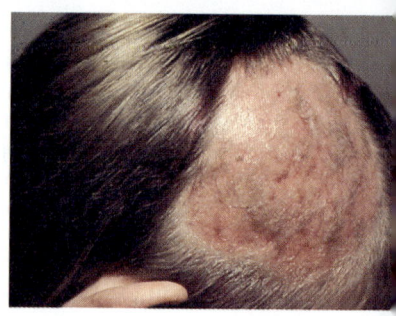

leert. Einzelne noch vorhandene Haare lassen sich leicht herausziehen.

Ähnliche Krankheitsbilder

- Folliculitis decalvans: chronische Staphylokokkeninfektion der Haarfollikel, sie führt zur Vernarbung;
- Furunkel, Karbunkel (s. Kap. 15.3);
- Lichen ruber follicularis: chronisch entzündliche Erkrankung unklarer Genese mit Juckreiz. Neben der Kopfhaut können die Haut, die Schleimhäute und die Nägel befallen sein (s. Kap. 6.5, 12.5);
- Basaliom;
- Chronisch diskoider Lupus erythematodes;
- Nicht vernarbende Alopezie: Alopecia areata;
- Trichotillomanie (s. Kap. 1.13).

Kommentar   Die Diagnose wird mittels Nativ-Mikroskopie und Kultur der herausgezupften Haare gestellt. Die Erreger sind meist Fadenpilze der Spezies Trichophyton, seltener Mikrosporum. Durch die schwere Entzündung vernarben die Haarfollikel und es kommt zum dauerhaften Haarverlust im befallenen Areal.

Therapie Es werden systemische Antimykotika, wie Fluconazol, Itraconazol, Terbinafin oder Griseofulvin über 8–12 Wochen, auch über Erscheinungsfreiheit hinaus verabreicht. Ergänzend kann eine antimykotische Lokaltherapie und bei bakterieller Superinfektion ein Antibiotikum (systemisch) hinzugefügt werden.

1.15   Poliose (Vitiligo capillitii)

Lokalisation Behaare Kopfhaut

Erscheinungsbild Weiße (depigmentierte) Haarsträhne.

Ähnliche Krankheitsbilder Unverwechselbar.

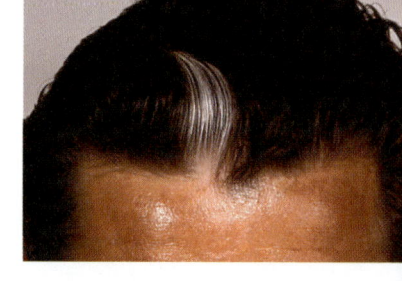

Kommentar Es handelt sich um eine fleckförmige Vitiligo (Weißfleckenkrankheit), die sich im behaarten Bereich mit weißen Haaren zeigt. Harmlos.

Therapie Nicht möglich. Haare färben.

2.1 Gerstenkorn (Hordeolum)

Lokalisation Oberlid

Symptome Rötung und Pustel um eine Zilie (Wimper) am Lidrand. Fremdkörpergefühl, Lidschwellung, Schmerzen möglich.

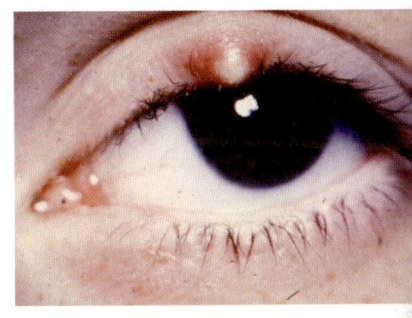

Ähnliche Krankheitsbilder

- Chalazion (Hagelkorn): schmerzloser chronischer Knoten innerhalb eines Lides durch Verstopfung des Ausführungsgangs einer Meibom-Drüse;
- Talgdrüsentumor.

Kommentar Abszedierung eines Talgdrüsen-Wimpernhaarfollikels durch Schmierinfektion (Augenreiben), meist durch *Staphylococcus aureus*. Prädisponiert sind Atopiker, Patienten mit Rosazea und seborrhoischem Ekzem.

Therapie Spontanheilung abwarten, kühlende Umschläge. Nach Reifung Stichinzision.

2.2   Herpes simplex

Lokalisation Oberlid

Symptome Rötung und Schwellung des Oberlids mit gruppiert stehenden, teils konfluierenden trüben Bläschen. Schmerzhaft.

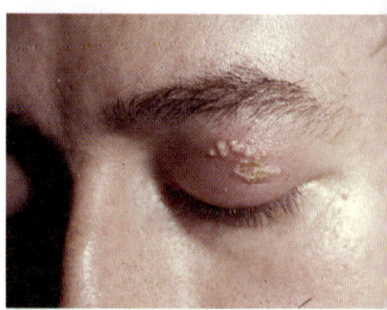

Ähnliche Krankheitsbilder
- Pyodermie (Eitererkrankung der Haut – s. Kap 7.11).

Kommentar Im Verlauf einer Woche werden die Bläschen verkrusten und eintrocknen. Herpes-simplex-Viren verbleiben nach Erstinfektion zeitlebens im sensiblen Trigeminusganglion (Nervenschaltstelle eines Gesichtsnervs) und wandern bei Reaktivierung durch Auslösefaktoren, wie UV-Licht, Fieber, Infekte, Menstruation oder Stress in die Haut ein. Der Patient spürt häufig kurz vor dem klinischen Ausbruch ein Kribbeln im betroffenen Areal.

Therapie Im Bläschenstadium helfen abtrocknende, antientzündliche Maßnahmen, z.B. mit Lotio zinci. Bei milden Verläufen ist keine weitere Therapie nötig, erst bei häufigen Rezidiven (> 10/Jahr) ist eine Prophylaxe mit z.B. Valaciclovir empfehlenswert. Auch lokale Zinksulfatlösung (0,05%) wirkt virustatisch, mehrmals täglich Umschläge über 10 Minuten.

Praxistipp Prophylaxe des Herpes simplex recidivans mit wässriger Zinksulfatlösung (0,05%): Einmal pro Woche wird ein mit der Lösung getränktes Läppchen auf die erkrankte Stelle aufgelegt, über eine Dauer von etwa 10 Minuten. Nach drei Monaten einmal pro Monat. Sollte zwischenzeitlich ein Rezidiv auftreten, beginnt man von vorne. Diese Behandlung führt häufig zu einer deutlichen Abnahme der Rezidivhäufigkeit, oder gar zum Verschwinden.

2.3   Basaliom

Lokalisation Augeninnenwinkel

Symptome Hautfarbenes, leicht rötliches, schmerzloses Knötchen, das glasig-durchscheinend wirkt und von Teleangiektasien durchzogen ist.

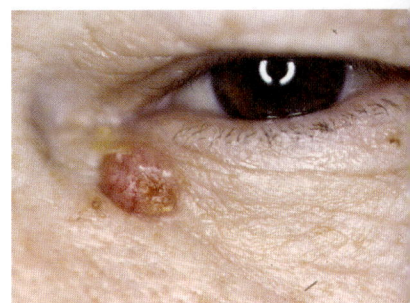

Ähnliche Krankheitsbilder
- Plattenepithelkarzinom (s. Kap. 7.46);
- Dermaler Naevus (Pigmentmal);
- Follikulitis (Haarbalgentzündung);
- Atherom (Grützbeutel);
- Amelanotisches malignes Melanom (schwarzer Hautkrebs ohne Pigmentbildung).

Kommentar Es handelt sich um einen langsam und lokal destruierend wachsenden Tumor, der keine Metastasen bildet. Er tritt bei chronischer UV-Exposition, daher meist in höherem Lebensalter auf und typischerweise auf den exponierten sog. Sonnenterrassen: Schläfen, Nase, Stirn usw.

Therapie Exzision im Gesunden (s. Kap. 1.5).

2.4 Atherom (Grützbeutel)

Lokalisation Unterlid

Symptome Schmerzloser, zystischer Tumor von prall-elastischer Konsistenz, hautfarben, mit Teleangiektasien (sichtbaren winzigen erweiterten Blutgefäßen) überzogen.

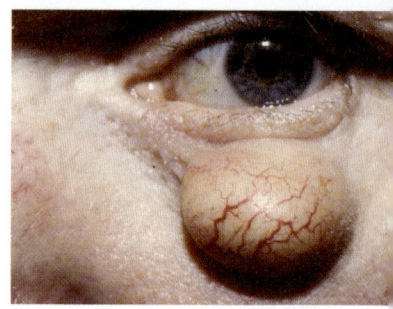

Ähnliche Krankheitsbilder Basaliom (s. Kap. 2.3).

Kommentar Gutartige epitheliale Retentionszyste einer Talgdrüse, gefüllt mit Talg und Hornmassen.

Therapie Exzision.

3.1 Rhinophym (Knollennase)

Lokalisation Nase

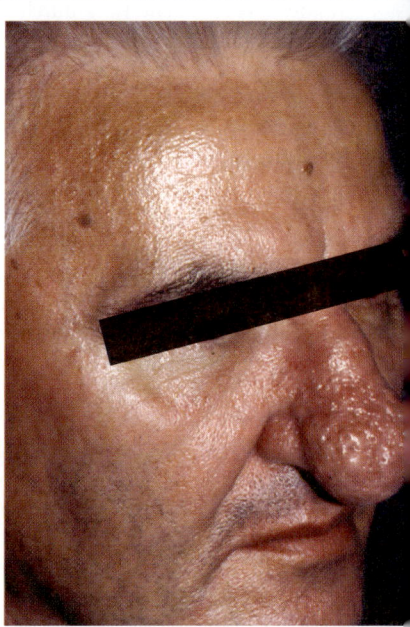

Erscheinungsbild Knollig deformierte, gerötete Nase, fettig glänzende Haut mit stark vergrößerten Talgdrüsenostien (Poren) und Teleangiektasien (kleine Blutgefäße sind erweitert). Auf Druck entleeren sich Talgfäden. Auf dem Bild erkennt man neben der ausgeprägten Seborrhoe (Fettglanz) vereinzelt entzündliche Papeln am Kinn.

Ähnliche Krankheitsbilder

- Pernionen (s. Kap. 3.3): durch länger andauernde Kälteeinwirkung, auch über 0 °C, mit livider Verfärbung der Akren (äußerste Spitze), z.B. der Nase, Finger;
- Lupus pernio: Granulomatöse Entzündung (Akkumulation spezieller Immunzellen) mit rötlich-livider Schwellung im Rahmen der Sarkoidose der Haut.

Kommentar Das Rhinophym tritt meist im Rahmen der Rosazea (Kupferfinne) auf, welche auch durch Teleangiektasien, entzündliche Papeln und Pusteln besonders im zentralen Anteil des Gesichtes gekennzeichnet ist. Histologisch stellt das Rhinophym eine Bindegewebs- und Talgdrüsenhyperthrophie mit Gefäßerweiterungen dar und geht mit Seborrhoe (gesteigerten Talgfluss) einher. Ursächlich wird eine immunologische Reaktion auf Haarbalgmilben (Demodex) in Zusammenhang mit einer gestörten Gefäßmotilität angenommen. Häufig neigen die Patienten zu Augenentzündungen, vor allem Konjunktivitis (Entzündung des Bindehautsackes) und Blepharitis (Entzündung des Lidrandes). Verschlechterung durch Wärme, Sonne, Alkohol, scharfe Gewürze, Kaffee. Die Erkrankung wird jedoch nicht durch Alkohol ausgelöst, der Begriff „Säufernase" ist demnach irreführend.

Therapie
Des Rhinophyms
- Operativ abtragen oder schleifen;

Der Rosazea
- Lokal: Metronidazol, Tetracyclin oder Ichthyol in fettarmer Grundlage;
- Systemisch: Tetracycline, Isotretionin gegen die Rosazea;

Allgemeine Maßnahmen: am besten physikalischer Lichtschutz; Vermeiden gefäßirritierender Noxen (s.o.).

Praxistipp Rosazeapatienten sind sehr hautempfindlich. Kosmetikartikel speziell für Rosazeahaut sollten angewendet werden. Vermieden werden sollten Duftstoffe, Konservierungsstoffe und Emulgatoren. Günstig sind nanodisperse Emulsionen.

3.2   Basaliom

Lokalisation Nase

Symptome a) Schmerzloser, geröteter Knoten mit zentralem Ulkus und Teleangiektasien (Gefäßerweiterungen). Der Tumorrandwall ist erhaben und wird als „perlschnurartig" bezeichnet;
b) Flache Plaque, zentral glatt mit flacher Papel, peripher erosiv mit teils blutiger Schuppenkruste.

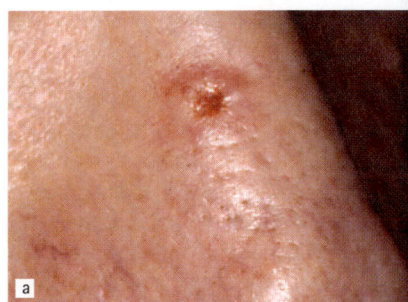

Ähnliche Krankheitsbilder
a) ■ Follikulitis: Talgdrüsenhaarfollikel-Entzündung durch Bakterien;
  ■ Fibrom;
  ■ Talgdrüsenzyste; hypertrophe Talgdrüsen
  ■ Atherom;
  ■ Verletzung;
  ■ Hautfarbener Naevus;
  ■ Spinaliom.

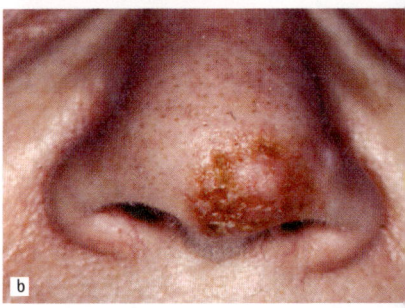

b) ■ Aktinische Keratose;
  ■ Verletzung an der Nasenspitze;
  ■ Abheilender Herpes simplex.

Kommentar Semimaligner Tumor, der zwar nicht metastasiert, jedoch über Jahre lokal destruierend wächst. Er entsteht typischerweise in höherem Alter in Hautarealen mit chronischer Sonnenexposition. Die Nase ist eine sog. Sonnenterrasse.

Therapie Exzision (s. Kap. 1.5).

3.3   Pernionen (Frostbeulen) und Rosazea

Lokalisation Nase

Erscheinungsbild Livides Erythem
(roter Fleck) der Nase und Wangen
(hier noch Salbenreste auf der Nasenspitze). Subjektiv: brennende
Missempfindung bis Schmerzen
beim Betreten warmer Räume, mit
teigigem Anschwellen der Haut.
Gleichzeitig bestehen entzündliche
Papeln an der Wange, die sebor-
rhoisch glänzt (erhöhter Talgfluss)
und Teleangiektasien perinasal. Es
besteht gleichzeitig eine Rosazea
(s. Kap. 7.26 und 7.27).

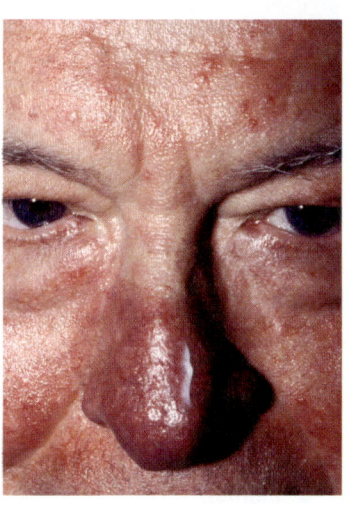

Ähnliche Krankheitsbilder

- Rosazea;
- Sarkoidose (Lupus pernio);
- Systemischer Lupus erythematodes (s. Kap. 7.49).

Kommentar Es handelt sich um einen chronischen Kälteschaden
(z. B. durch Arbeit im Kühlhaus, Obdachlose) der im Bereich der kälte-
exponierten Areale, wie Gesicht, Akren (z. B. Nasenspitze, Finger,
Zehen), Unterschenkel und Knie, auftritt. Durch abnorme Gefäß-
reagibilität auf Temperaturreize kommt es zur Mastzelldegranulation
und Permeabilitätssteigerung mit Ödembildung.

Therapie
- Schutz vor Kälte;
- Verbesserung der Hautdurchblutung: wechselwarmes Duschen;
- Ichthyolsalbe;
- Ätherische Öle;
- Capsaicin-Creme; 0,05–0,10% (NRF 11.125.);
- Systemisch: Pentoxifyllin, Nifedipin.

4.1   Borreliose Stadium II, Lymphadenosis cutis benigna Bäfverstedt

Lokalisation Ohr

Erscheinungsbild Am Ohrläppchen befindet sich eine unscharf begrenzte, lividrote, schmerzlose Schwellung.

Ähnliche Krankheitsbilder
- B-Zell-Lymphom;
- Insektenstich;
- Erysipel (Wundrose – s. Kap. 7.35).

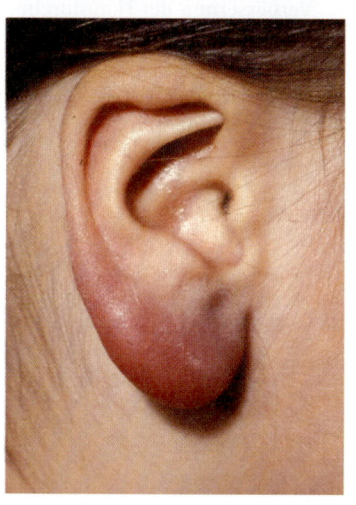

Kommentar Durch einen Zeckenstich können Borrelien (bestimmte Bakterien) übertragen werden. Die Infektion führt im Verlauf von Tagen bis Wochen zum lokalisierten Erythema chronicum migrans (s. Kap. 7.40), das nicht immer bemerkt wird. Im Verlauf der kommenden Monate gelangen die Bakterien durch Dissemination z.B. ins Ohrläppchen, in den Nacken oder in die Brust-/Mamillenregion. Es empfiehlt sich eine Borrelienserologie zum Nachweis von IgG- und IgM-Antikörpern und eine Ausschlussdiagnostik bezüglich Arthritis, Herz- oder Nervenbeteiligung.

Therapie
- Bei Erwachsenen: Doxycyclin 2 × 100 mg über 3 Wochen;
- Bei Kindern: Erythromycin oder Amoxicillin.

Praxistipp Vorsicht! Klinisch und sogar feingeweblich Ähnlichkeit mit einem B-Zell-Lymphom der Haut. Molekularbiologische Untersuchung sichert die Diagnose.

4.2   Psoriasis (Schuppenflechte)

Lokalisation   Ohr

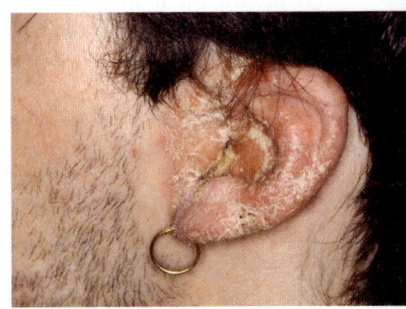

Erscheinungsbild   Rötung, fest
haftende Schuppung, auch retroaurikulär (hinter dem Ohr), Gehör-
gänge ebenfalls befallen, kein bis
geringer Juckreiz.

Ähnliche Krankheitsbilder
- Seborrhoisches Ekzem;
- Kontaktekzem (z. B. durch Ohr-
  ring);
- Atopisches Ekzem (s. Kap. 4.7).

Kommentar   Weitere Prädilektionsstellen: Streckseiten der Extremitäten (Knie, Ellenbogen), Sakralregion, Kopfhaut, seltener Befall der Körperfalten. Nagelveränderungen. Leiteffloreszenz: erythematosquamöse
(mit Rötung und Schuppung einhergehende) Plaques.

Therapie
- Lokal:
  Dithranol in aufsteigender Dosierung, bei Bedarf in Kombination
  mit Steinkohleteeren, Schieferöl (Ichthyol), bei Hautreizungen
  durch Dithranol eignet sich Lotio zinci oxidati oder eine Behand-
  lungspause, Vitamin-D_3-Analoga.
  UV-Therapie mit Substanzen, die die Haut für UV-Licht empfäng-
  lich machen:
  PUVA-Therapie: UVA-Strahlen mit Meladinine-Creme oder Lösung
  (Bad oder Dusche) (s. a. Systemische Therapie).
  Selektive UVB- (nur 311 nm Wellenlänge) oder UVB-Therapie
  (gesamtes UVB-Strahlenspektrum) mit hypertonem (Meer)salz-Bad,
  Steinkohleteersalben oder -bädern.

Gesicht und Genitalbereich:
Hier kann kurzfristig auch eine niedrigpotente Glukokortikoidcreme, wie Methylprednisolonaceponat, verwendet werden. Im Gesicht eignen sich auch Tacrolimus oder Pimecrolimus. Auch Mahonia aquifolium Creme ist bei milden Formen oder unterstützend
sinnvoll.
Grundsätzlich ist man mit Glukokortikoiden bei Psoriasis jedoch
sehr zurückhaltend, da es nach Absetzen zu einem noch stärkeren
Rückfall kommt. Daher sollte man sich vorsichtig ausschleichen
(Dosierung reduzieren, bzw. Applikations-Intervalle vergrößern)
und gleichzeitig eines der oben genannten Basistherapeutika verabreichen, das dann die erzielte Wirkung aufrechterhalten kann.
Bei schwerer entzündlicher Psoriasis mit Pusteln oder Erythrodermie (Ganzkörperrötung) sind Glukokortikoide (lokal oder systemisch, s.u.) für die Anfangsphase jedoch oft angezeigt.
Kopfhaut:
Die Kopfhaut wird mit Salicylölkappen, niedrig oder hochpotenten
Glukokortikoidlösungen, Dithranol und Viatmin-D_3-Analoga be-
handelt. Teer- und Schieferöl-Shampoos, Salicylsäurelösungen
oder Pyrithion-Zink- oder antimykotische Shampoos zur Keimre-
duktion unterstützen die Behandlung. Auch ein UV-A-Kamm kann
verwendet werden.
- Systemisch:
In schwereren und hartnäckigen chronischen Fällen wird lokal und
systemisch behandelt. Fumarsäureester, Cilosporin A, Methotrexat,
Retinoide (Acitretin), Prednisolon, PUVA mit oraler Einnahme von
Meladinine.
Immunmodulatoren („Biologicals") sind inzwischen zugelassen
(Etanercept, Alefacept, Infiximab, Efalizumab). Die kurz- und langfristigen Folgen auf das Immunsystem, z.B. Infekt- und Tumor-
abwehr, sind noch nicht abschätzbar, die Therapiekosten noch sehr
hoch.
- Pflege: Fettsalben mit Harnstoff.

4.3   Ekzem

Lokalisation Ohr

Erscheinungsbild Rötung, Nässen, Schuppung, Juckreiz.

Ähnliche Krankheitsbilder
- Aktinische Keratose (durch UV-Strahlen ausgelöste Verhornung – s. Kap. 1.7);
- Kontaktekzem (s. Kap. 4.8).

Kommentar Es kommen unterschiedliche Ekzemtypen infrage: atopisches, seborrhoisches, irritativ-toxisches, Exsikkations- oder Kontaktekzem. Zur Differenzierung sollten Anamnese und Untersuchung der gesamten Haut herangezogen werden.

Therapie Lokal: Glukokortikoide.

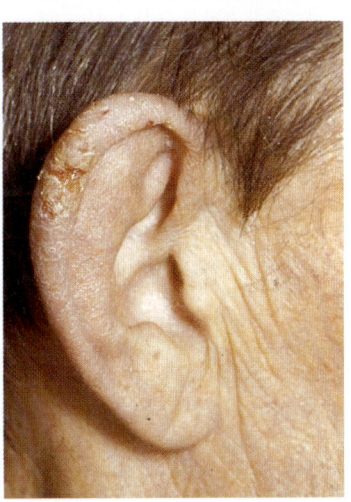

4.4   Chondrodermatitis nodularis helicis

Lokalisation Ohr

Erscheinungsbild Kleines, hautfarbenes Knötchen mit zentraler
Kruste auf der Ohrhelix (umgebo-
genem Rand der Ohrmuschel).
Derber Tastbefund. Charakteristisch ist der starke Druckschmerz,
der Betroffene kann nicht mehr
auf dem Ohr liegen.

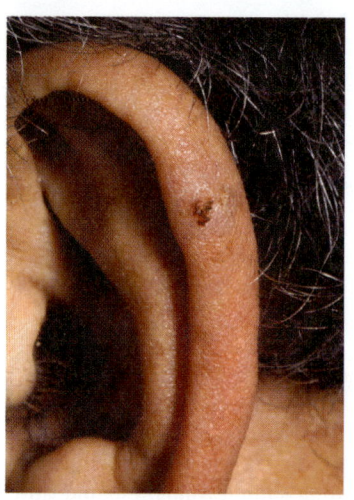

Ähnliche Krankheitsbilder
- Plattenepithelkarzinom;
- Aktinische (UV-Strahlen-
  bedingte) Keratose;
- Follikulitis (Haarbalgentzün-
  dung).

Kommentar Ätiologie unklar.

Therapie Keilexzision.

4.5   Zylindrom

Lokalisation Ohr

Erscheinungsbild Hinter dem Ohr ragt ein runder hautfarbener bis livider, prallelastischer Tumor (größerer Knoten) hervor, der von Teleangiektasien (winzigen Gefäßerweiterungen) übersät ist. Er ist schmerzlos und kann solitär oder gehäuft am Capillitium (behaartem Kopf) auftreten.

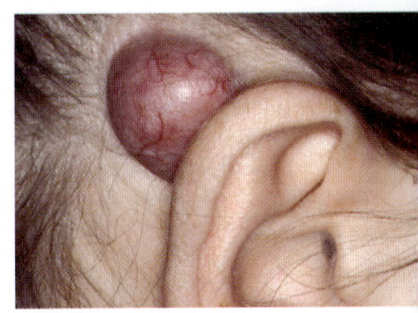

Ähnliche Krankheitsbilder

- Atherom (s. Kap. 2.4);
- Basaliom (s. Kap. 7.45);
- Lipom (Fettgewebsgeschwulst);
- Andere Schweißdrüsentumoren;
- Hautmetastase.

Kommentar Gutartiger Adnextumor (Tumor der Hautanhangsgebilde).

Therapie Exzision, da die Tumoren sehr groß werden können und zu Rezidiven neigen.

Praxistipp Es gibt Personen, die eine genetische Veranlagung für die Entwicklung von Zylindromen haben.

4.6   Akanthoma fissuratum

Lokalisation Ohr

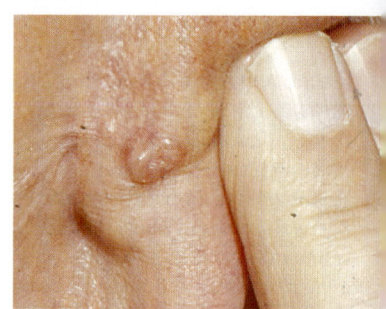

Erscheinungsbild Auf der Ohr-
rückseite ist ein kleines hautfarbenes Knötchen gewachsen, das
keine Schmerzen verursacht. Es
befindet sich direkt im Auflagebe-
reich der Brillenbügel.

Ähnliche Krankheitsbilder
- Basaliom (s. Kap. 7.45);
- Atherom (s. Kap. 2.4);
- Narbenkeloid (s. Kap. 15.36);
- Verruca vulgaris (gewöhnliche Warze – s. Kap. 9.12).

Kommentar Durch den chronisch-mechanischen Druck des Brillen-
bügels kommt es zu einer gutartigen Epithelwucherung, die auch Rhagaden und Entzündungen hervorrufen kann.

Therapie Beseitigung des chronischen Drucks: Es genügt in der Regel
ein leichteres Brillengestell mit anders geformten Bügeln.

4.7   Ohrläppchenrhagade

Lokalisation Ohr

Erscheinungsbild Blutig tingierter Hauteinriss am Ohrläppchen.

Ähnliche Krankheitsbilder Allergisches Kontaktekzem (s. Kap. 4.8).

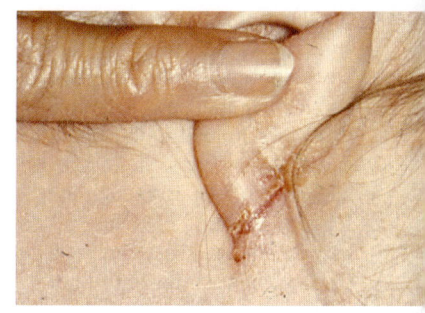

Kommentar Es handelt sich um ein typisches Symptom beim atopischen Ekzem. Die Haut in diesem Bereich ist häufig ekzematös verändert, trocken, leicht vulnerabel. Die exponierte Gesichts- und Ohrhaut wird z. B. durch Aeroallergene gereizt, aber auch durch kalte Luft, Sonnenlicht, Haarshampoos.

Therapie Lokal: Pflege mit rückfettenden und harnstoffreichen sowie antiseptischen Externa; antientzündlich mit milden Glukokortikoiden, Calcineurin-Inhibitoren.

4.8   Nickel-Kontaktekzem

Lokalisation Ohr

Erscheinungsbild Im Kontakt-
bereich der Haut mit nickelhaltigem Ohrschmuck und über dieses
Areal hinaus hat sich ein akutes
bis chronisches, erythematöses,
schuppendes und nässendes Ekzem
entwickelt. Es besteht Juckreiz, am
Ohrläppchen ist die Haut blutig
gekratzt.

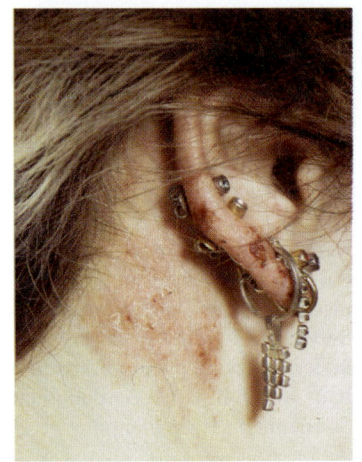

Ähnliche Krankheitsbilder
- Seborrhoisches Ekzem
  (s. Kap. 7.15);
- Psoriasis vulgaris (s. Kap. 1.3);
- Läuseekzem (s. Kap. 1.2).

Kommentar Nickel ist eine der häufigsten Ursachen für Kontaktallergien, in Modeschmuck, Jeansknöpfen, Töpfen, Schlüsseln, aber auch in
einigen Nahrungsmitteln enthalten.

Therapie
- Lokal: Im akuten Zustand externe Glukokortikoide;
- Allgemeine Maßnahmen: Allergenmeidung.

5   Lippen

5.1   Cheilitis actinica

Lokalisation Lippe

Erscheinungsbild Weißliche Ver-
färbungen und Verdickung des
Lippenrots, Erosionen, die nicht
abheilen. Keine Beschwerden.

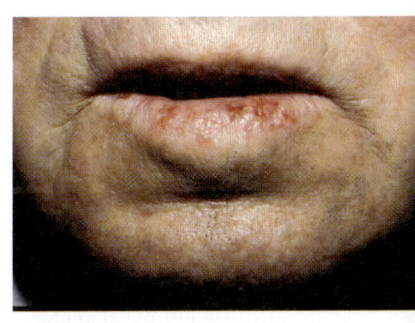

Ähnliche Krankheitsbilder
- Artefakte durch Kauen auf den
  Lippen, Zahnspange, schlecht
  sitzende Prothese;
- Herpes labialis (Kruste auf sonst gesundem Lippenrot);
- Lichen ruber mucosae (Knötchenflechte der Schleimhaut –
  s. Kap. 6.5).

Kommentar Durch chronische UV-Exposition, Veränderung im Sinne
aktinischer (durch UV-Strahlen verursachter) Keratosen (als Vorstufe
des Lippenkrebses [Spinaliom]), oft auch in Verbindung mit Rauchen.
Typisch: fehlende Abheilung, Blutung, sonst keine Beschwerden.

Therapie Exzision des krankhaft veränderten Lippenrots, plastische
Rekonstruktion des Lippenrots.

5.2   Plattenepithelkarzinom (Spinaliom), Cheilitis actinica

Lokalisation Lippe

Erscheinungsbild Plattenepithel-karzinom: Knotige Aufwerfungen, Erosionen; Cheilitis actinica: Krus-tige Auflagerungen, weißliche Ver-färbungen des Lippenrots, Hyper-keratosen.

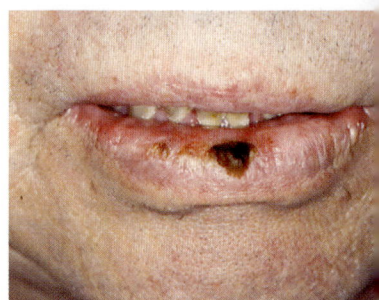

Ähnliche Krankheitsbilder Herpes labialis (Kruste auf gesundem Lippenrot) heilt nach ca. 1 Woche wieder ab.

Kommentar Die Veränderungen der Lippe rechts und links des mitti-gen Spinalioms entsprechen einer aktinische Keratose. Ausgelöst durch chronische UV-Exposition, oft auch in Verbindung mit Rauchen. Typisch: fehlende Abheilung, Blutung, sonst keine Beschwerden. Das Plattenepithelkarzinom der Lippe kann in bis zu 5 % in die Lymph-knoten metastasieren.

Therapie
- s. Kap. 5.3
- Cheilitis actinica: Kryotherapie (–196 °C), 5-Fluorouracil, Imiqui-mod, operative Vermillektomie (operative Entfernung des Lippen-rots).

5.3   Plattenepithelkarzinom (Spinaliom)

Lokalisation Lippe

Erscheinungsbild Schmerzloser, hautfarbener Tumor mit Erosionen und Blutkrusten.

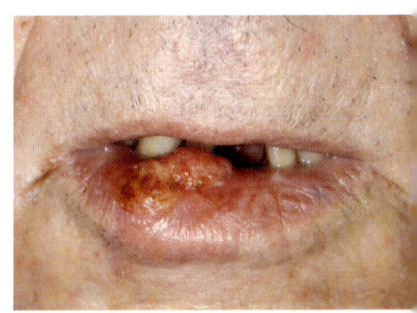

Ähnliche Krankheitsbilder Amelanotisches malignes Melanom: schwarzer Hautkrebs, der so entartet ist, dass er nicht mehr zur Pigmentbildung fähig ist. Der Tumor ist dann rötlich.

Kommentar Meist Folge chronischer UV-Lichtexposition, daher meist auf der Unterlippe lokalisiert, die als sog. „Sonnenterrasse" intensiv bestrahlt wird. Vorstufe ist eine Cheilitis actinica (Entzündung der Lippe infolge chronischen UV-Strahlenschadens). Begünstigende Faktoren sind Rauchen (besonders Pfeife durch langen Kontakt und damit lange Einwirkzeit der Kanzerogene), Alkohol, scharfe Speisen, chronisch mechanische Irritation (Prothesen). Wächst lokal invasiv und kann über die Lymphwege metastasieren. Schmerzlos.

Therapie Exzision und plastische Lippenrekonstruktion. Ab einem gewissen Tumorstadium evtl. Neckdissection (Ausräumung der Halslymphknoten).

5.4   Angiom

Lokalisation Lippe

Erscheinungsbild Unscharf begrenzter, hautfarbener bis bläuli-
cher Blutgefäßknoten mit lividem
Zentrum, teilweise wegdrückbar.
Schmerzlos.

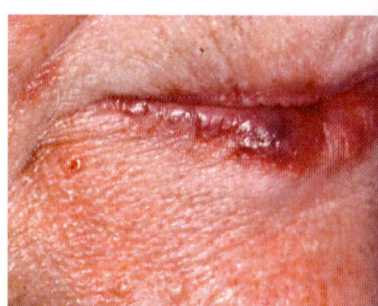

Ähnliche Krankheitsbilder
- Melanom (s. Kap. 15.28);
- Plattenepithelkarzinom
  (s. Kap. 5.2).

Kommentar Gutartige Gefäßvermehrung. Wenn die vielfach geknäuel-
ten und verschlungenen Gefäße thrombosiert sind, ist der Farbton
nicht immer wegdrückbar.

Therapie Bei einem größenkonstanten Zustand im Erwachsenenalter
ist keine Therapie notwendig, da kein Krankheitswert besteht.
Das Hämangiom des Kleinkindes ist anders zu bewerten (siehe dort).
Mögliche Therapien: Exzision, Farbstofflaser, der selektiv Blutgefäße
zerstört.

5.5   Quincke-Ödem (syn. Angioödem) mit Mittelrhagade

Lokalisation Lippe

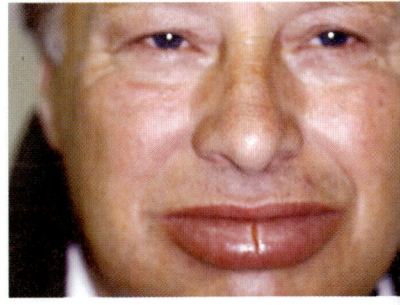

Erscheinungsbild Plötzliches Auftreten einer Lippenschwellung, meist Spannungsschmerz, eventuell Juckreiz. Rückbildung innerhalb von Stunden bis 3 Tagen. Kann von Urtikaria (Nesselfieber) begleitet sein und auch an den Augenlidern, Zunge, Rachen und Kehlkopf auftreten. Die Rhagade (Hautriss) ist aufgrund der massiven Gewebespannung entstanden.

Ähnliche Krankheitsbilder
- Angioneurotisches Ödem;
- Erysipel (s. Kap. 7.35);
- Kontaktdermatitis;
- Cheilitis granulomatosa.

Kommentar Bei Befall von Rachen und Kehlkopf können Schluckbeschwerden und Atemnot auftreten, es handelt sich dann um eine lebensbedrohliche Situation, Notfall! Ursächlich kommen eine Allergie vom Soforttyp oder ein Pseudoallergie infrage, z. B. durch eine Unverträglichkeit von Lebensmitteln oder Medikamenten. Auch toxische Einwirkungen durch einen Wespenstich o. Ä. können verantwortlich sein. Eine massive Ausschüttung des Botenstoffs Histamin führt zur Gefäßerweiterung mit *Ödem*bildung im Gewebe. Es können daher Haut, Schleimhaut und das Herzkreislaufsystem betroffen sein. Schlimmstenfalls kommt es zum anaphylaktischen (allergischen) Schock. Seltener wird es durch einen Enzymmangel ausgelöst, der angeboren oder erworben sein kann („C1-Esterase-Inhibitor-Mangel").

Therapie

- Notfalltherapie: Glukokortikoide, Antihistaminika. Überwachung;
- Bei bekanntem C1-Esterase-Inhibitor-Mangel: Substitution eines C1-Esterase-Inhibitor-Konzentrats i. v.

Praxistipp Empfehlen Sie dem Patienten das Führen eines Tagebuchs – was wurde gegessen und getrunken, welche Medikamente eingenommen. Auch, ob gerade oder vor kurzem ein Infekt bestand, kann dem Hautarzt weiterhelfen.

5.6 Perlèche, Cheilitis angularis und Lippenrhagade

Lokalisation Lippen, Mundwinkel

Erscheinungsbild Ekzem der Mundwinkel mit Rötung, Schuppung, Rissen und blutigen Krusten, die sehr schmerzen. Die Lippen sind trocken, die Unterlippe weist eine mittelständige Rhagade auf.

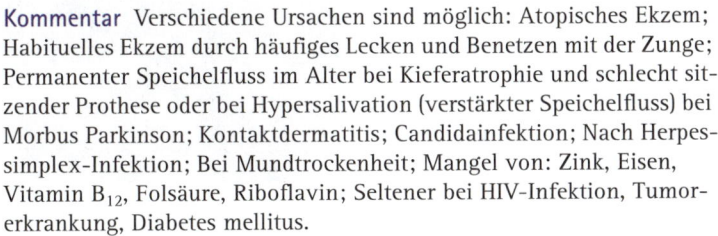

Ähnliche Krankheitsbilder
- Cheilitis actinica (s. Kap. 5.1);
- Candidainfektion (Soor);
- Mangel von Spurenelementen, z. B. Zink, Eisen, Vitamin B;
- Kontaktekzem, z. B. gegen Lippenpflegemittel.

Kommentar Verschiedene Ursachen sind möglich: Atopisches Ekzem; Habituelles Ekzem durch häufiges Lecken und Benetzen mit der Zunge; Permanenter Speichelfluss im Alter bei Kieferatrophie und schlecht sitzender Prothese oder bei Hypersalivation (verstärkter Speichelfluss) bei Morbus Parkinson; Kontaktdermatitis; Candidainfektion; Nach Herpes-simplex-Infektion; Bei Mundtrockenheit; Mangel von: Zink, Eisen, Vitamin B_{12}, Folsäure, Riboflavin; Seltener bei HIV-Infektion, Tumorerkrankung, Diabetes mellitus.

Therapie
- Lokal: Bei Xerosis (trockener Haut): rückfettende Pflege; Bei Nässen und Mykose: Pasta zinci mit darin eingearbeitetem Antimykotikum (z. B. Nystatin); Bei bakterieller Superinfektion: antibakterielle Creme, z. B. mit Fusidinsäure; Bei atopischem oder kontaktallergischem Ekzem: Cremes und Salben mit Glukokortikoiden oder mit Calcineurin-Antagonisten;
- Allgemeine Maßnahmen: Anpassung des Zahnersatzes; Substitution bei Mangelerkrankung.

6.1 Aphthen

Lokalisation Mundschleimhaut

Erscheinungsbild Flache, fibrinös belegte Ulzeration, umgeben von geröteter und geschwollener Mundschleimhaut (a) bzw. einem geröteten Randsaum (b) im Bereich der Unterlippe. Sehr schmerzhaft.

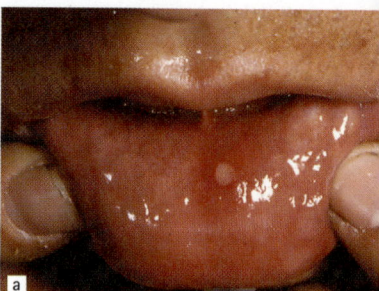

Ähnliche Krankheitsbilder

- Herpes simplex (s. Kap. 7.6) oder zoster: meist mehrere Läsionen, gruppiert angeordnet;
- Coxsackievirus-Infektionen;
- Ulcus durum bei Syphilis (s. Kap. 17.12). Primäraffekt an der Eintrittspforte bei Oralverkehr. Schmerzlos;

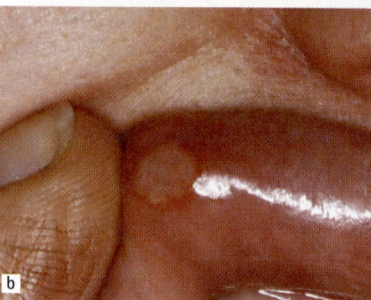

- Schleimhautpemphigoid: Antikörper gegen Interzellularsubstanz führen an der Schleimhaut zu vernarbenden, flachen Ulzerationen. Meist sind die Konjunktiven schwer befallen;
- Pemphigus vulgaris (s. Kap. 6.3): Autoantikörper gegen Interzellularsubstanz führen an der Schleimhaut zu Erosionen und an der Haut zu intraepidermaler Blasenbildung;
- Lichen ruber mucosae (Knötchenflechte der Schleimhaut – s. Kap. 7.30): lymphozytäre Entzündung mit zytotoxischem Untergang basaler Epidermiszellen, die erosive Form ist sehr schmerzhaft und gilt als Präkanzerose;
- Erythema exsudativum multiforme majus (ausgeprägter Ausschlag): durch antigene Strukturen von Arzneimitteln oder (seltener) Herpes

simplex ausgelöste zytotoxische Reaktion an der Epidermis, in schweren Fällen auch an der Schleimhaut;
- Plattenepithelkarzinom (s. Kap. 5.2): derber Randwall, nicht heilend, Diagnosesicherung durch Biopsie.

Kommentar Aphthen sind nicht-infektiöse oberflächliche Defekte des Schleimhautepithels im Mund oder Genitalbereich. Ursachen: Habituelle (wiederkehrende) Aphthen, oftmals chronisch rezidierend ohne erkennbare Ursache, aber auch als Vorbote grippaler Infekte, Menstruation, bei Ernährungsmangelzuständen, nach Genuss irritativ wirkender Nahrungsmittel, Magenerkrankungen; Im Rahmen einer Grunderkrankung: Autoimmunerkrankungen, wie Morbus Behçet, Morbus Crohn, Colitis ulcerosa oder bei HIV-Infektion.

Therapie
- Lokal: Glukokortikoid-Haftsalbe oder -Lutschtablette; Lokalanästhetische Lutschbonbons; Antiseptische Mundspülungen mit Kamillen- oder Chlorhexidindigluconat-Lösung; Betupfen mit Kristallviolettlösung;
- Systemisch: In schweren Fällen Versuch mit Colchicin oder Dapson;
- Allgemeine Maßnahmen: Vermeiden von scharfen und sauren Speisen und Getränken; Behandlung eines möglichen Mangelzustandes.

6.2 Speichelzyste

Lokalisation Mundschleimhaut

Erscheinungsbild Leicht geröteter,
zystischer Knoten mit durchschim-
merndem weißlichem Inhalt.

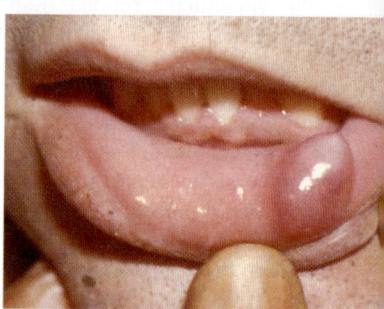

Ähnliche Krankheitsbilder
- Tumor anderer Genese;
- Insektenstich;
- Folge eines Traumas mit Ödem
  und Hämatom (Biss).

Kommentar Bissverletzung führt zu einer Verlegung des Speicheldrü-
senausführungsganges, so dass der Speichel nicht abfließen kann und
die Drüse anschwillt.

Therapie Inzision, ggf. Exzision.

6.3   Pemphigus vulgaris

Lokalisation Wangenschleimhaut

Erscheinungsbild Großflächige,
mit Fibrin belegte Erosionen mit
sehr gerötetem Randsaum, stark
schmerzhaft.

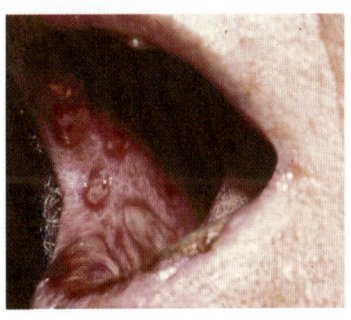

Ähnliche Krankheitsbilder
Aphthen sowie die weiteren dort
(s. Kap. 6.1) genannten Krankheitsbilder.

Kommentar In 50 % der Fälle beginnt der Pemphigus vulgaris im
Bereich der Mundschleimhaut. Autoantikörper gegen Interzellularsub-
stanz führen an der Haut zu intraepidermaler Blasenbildung, an der
Schleimhaut zu Erosionen.

Therapie
- Lokal: Glukokortikoid-Haftsalbe; Lokalanästhetische Lutschbon-
  bons; Antiseptische Mundspülungen mit Kamillen- oder Chlorhexi-
  dindigluconat-Lösung;
- Systemisch: Glukokortikoide, evtl. in Kombination mit Azathioprin;
- Allgemeine Maßnahmen: Vermeiden harter, scharfer und saurer
  Speisen und Getränke.

6.4 Pemphigus vegetans

Lokalisation Zunge

Erscheinungsbild Papillomatöse Wucherungen der Zunge mit medianer Längsfurche. Lippen und Nasenschleimhaut sind ebenfalls betroffen und hämorrhagisch tingiert. Mundgeruch durch Superinfektion mit Bakterien und Pilzen. Schmerzen.

Ähnliche Krankheitsbilder

- Erythema exsudativum multiforme majus (s. Kap. 7.30): zytotoxisch bedingte Haut- bzw. Schleimhautentzündung und -ablösung bei Arzneimittelunverträglichkeit oder nach Herpessimplex-Infektion;
- Lingua plicata (s. Kap. 6.10);
- Plattenepithelkarzinom (s. Kap. 5.3);
- Zahnimpressionen (s. Kap. 6.12).

Kommentar Diese Unterform des Pemphigus vulgaris ist durch vegetierende (wuchernde) Hautveränderungen gekennzeichnet, die zu Superinfektionen neigen und in erster Linie in den intertriginösen Hautarealen auftreten, selten auch die Schleimhaut befallen können. Es kommt, wie beim Pemphigus vulgaris, zu Zerstörung der Interzellularsubstanz im Bereich der Epidermis (intraepidermal) durch Autoantikörper. Die resultierenden Erosionen bilden, anstatt abzuheilen, vegetierende Granulationen aus.

Therapie
- Lokal: Glukokortikoid-Haftsalbe; Lokalanästhetische Lutschbonbons; Antiseptische Mundspülungen mit Kamillen- oder Chlorhexidindigluconat-Lösung;
- Systemisch: Immunsuppressiv mit Glukokortikoiden, evtl. in Kombination mit Azathioprin.

6.5   Lichen ruber mucosae

Lokalisation Zunge

Erscheinungsbild Weiße, nicht ab-
wischbare, subjektiv asymptomatische Beläge an der Zunge (a) und
an der Wangenschleimhaut (b),
teils plaqueartig erhaben, teils
streifig mit entzündlich geröteten
Säumen.

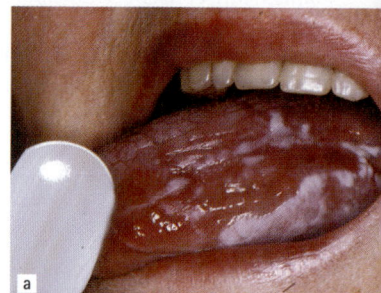

Ähnliche Krankheitsbilder
- Soor (s. Kap. 6.7): Candidainfektion, Beläge sind abwischbar, riechen süßlich;
- Orale Haarleukoplakie: bei HIV-
  Patienten auftretende Infektion
  mit Epstein-Barr-Virus: die
  seitlichen Zungenränder weisen
  weißliche Längsstreifen auf;
- Leukoplakie (s. Kap. 6.6): verrukös oder erosiv (warzenartig)
  als Ausdruck plattenepithelialer

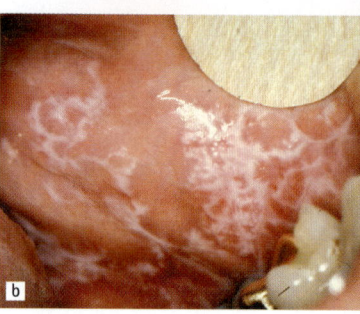

  Dysplasie, besonders bei Rauchern oder Alkoholabusus – Präkanzerose!
- Plattenepithelkarzinom;
- Leucoplacia simplex: bei chronisch-mechanischer Irritation, z.B.
  durch Prothesendruckstellen im Sinne einer Schwiele;
- White sponge nevus: Naevus, der oft erst durch Biopsie von anderen Leukoplakien unterscheidbar wird.

Kommentar In bis zu 75% geht der Lichen ruber planus der Haut mit
Mundschleimhautveränderungen einher. Es handelt sich um eine lymphozytäre Entzündung mit zytotoxischem Untergang von basalen Epi-

dermis- bzw. Mucosazellen. Auch die Speiseröhre und Genitalschleimhaut sowie Nägel und Haare können betroffen sein. Es kann zu Haarausfall kommen. Die kahlen Stellen bleiben für immer haarlos, weil die Haarkanäle vernarben. Die weißen, streifigen Veränderungen kommen durch eine Verdickung des Stratum granulosum zustande und werden als „Wickham-Streifen" bezeichnet. Es besteht ein geringes Entartungsrisiko.

Therapie
- Lokal: mit Glukokortikoid-Haftsalbe; Ciclosporin-Haftsalbe;
- Systemisch bei ausgedehntem Befall: Glukokortikoide; Acitretin; Ciclosporin;
- Allgemeine Maßnahmen: Vermeiden von Irritanzien, wie scharfen und sauren Speisen, Alkohol, Nikotin; Korrektur schlecht sitzenden Zahnersatzes.

6.6   Leukoplakie

Lokalisation Wangenschleimhaut

Erscheinungsbild Verdickte, weißlich verfärbte Wangenschleimhaut.
Subjektiv asymptomatisch.

Ähnliche Krankheitsbilder Lichen
ruber mucosae sowie die dort
(s. Kap. 6.5) genannten Krankheitsbilder.

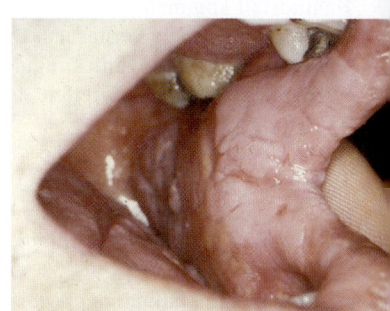

Kommentar Es handelt sich um
eine Reaktion auf ein chronisches Irritans, z.B. Nikotin, evtl. in Verbindung mit Alkohol, desolatem Zahnstatus. Die Schleimhaut entwickelt eine reaktive verstärkte und beschleunigte Verhornung, ggf. mit
Dysplasien (Präkanzerose).

Therapie Noxe abstellen! Bei fehlender Rückbildung ggf. chirurgische
Exzision.

6.7   Soor

Lokalisation Zunge

Erscheinungsbild Weiße, krüme-
lige Beläge, teilweise abwischbar,
süßlicher Geruch. Kann brennen.

Ähnliche Krankheitsbilder Lichen
ruber mucosae sowie die dort
(s. Kap. 6.5) genannten Krankheitsbilder.

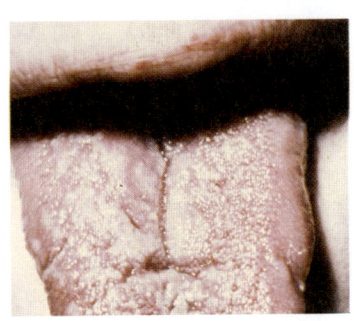

Kommentar Durch *Candida albi-*
cans hervorgerufene Infektion. Sie wird durch Immunsuppression, Diabetes mellitus, Glukokortikoid-Sprays, Antibiotikatherapie begünstigt.

Therapie
- Lokal: Nystatin oder Amphotericin B als Haftsalbe, Lutschtablette,
  Lösung, Gel;
- Systemisch: Bei Befall des gesamten Gastrointestinaltrakts mit
  Dragees oder Tropfen kombinieren.

Praxistipp Nach Anwendung eines Glukokortikoidsprays sollte direkt
danach gegessen, getrunken oder der Mund ausgespült werden, damit
das Glukokortikoid nicht schon auf der Zunge seine immunsupressiven
Eigenschaften entwickeln kann und sich ein Soor entwickelt.

6.8 Schwarze Haarzunge (Lingua villosa nigra)

Lokalisation Zunge

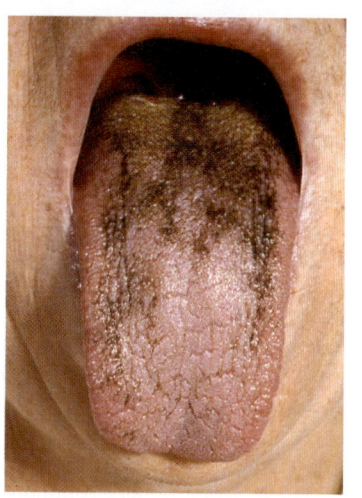

Erscheinungsbild Braun-schwarz verfärbte, wie Haare der Zunge aufsitzende Hyperkeratosen (übermäßige Verhornung). Subjektiv asymptomatisch.

Ähnliche Krankheitsbilder Aromatische Beläge bei mangelnder Mundhygiene oder nach dem Lutschen eines braunen Bonbons.

Kommentar Verstärkte Verhornung und verringerte Hornabstoßung der Zungenpapillen. Auftreten bei Rauchern, schlechter Mundhygiene, Magen-Darm-Erkrankungen, Einnahme von Glukokortikoiden oder Antibiotika. Gleichzeitige Superinfektion mit Candida und Bakterien ist die Regel.

Therapie
- Lokal: Nystatin oder Amphotericin B als Haftsalbe, Lutschtablette, Lösung, Gel;
- Allgemeine Maßnahmen: Tägliches Abbürsten der Zunge beim Zähneputzen; Lutschen von Vitamin-C-Tabletten; Rauchen aufgeben.

6.9 Lingua geographica

Lokalisation Zunge

Erscheinungsbild Erythematöse Areale mit ringförmigen, weißlichen, erhabenen Rändern. Kann leicht brennen oder ist asymptomatisch.

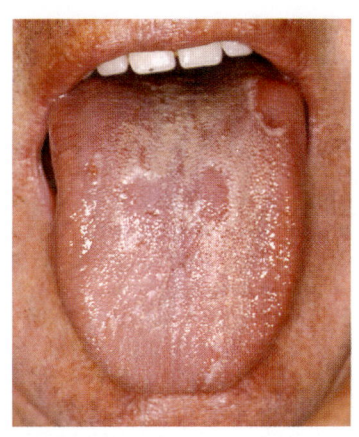

Ähnliche Krankheitsbilder
- Soor (s. Kap. 6.7);
- Lichen ruber mucosae (s. Kap. 6.5);
- Orale Haarleukoplakie: bei HIV-Patienten auftretende Infektion mit Epstein Barr Virus;
- Plattenepithel-Karzinom;
- Leucoplacia simplex: bei chronisch-mechanischer Irritation, z.B. durch schlecht sitzende Prothese im Sinne einer Schwiele;
- verruköse Leukoplakie: durch chemische und physikalische Noxen, wie Tabak, Alkohol, desolater Zahnstatus, schlecht sitzender Zahnersatz;
- Zahnimpressionen am Zungenrand.

Kommentar Harmlose, in der Ausdehnung innerhalb von Tagen wechselnde unregelmäßige Abschilferung der oberen Schleimhautschichten im Bereich der filiformen Papeln der Zunge. Öfter bei Psoriasis vulgaris.

Therapie Nicht notwendig. Meiden scharfer Speisen.

6.10   Lingua plicata

Lokalisation Zunge

Erscheinungsbild Zunge ohne Papillen und Belag mit tiefen Furchen. Subjektiv asymptomatisch.

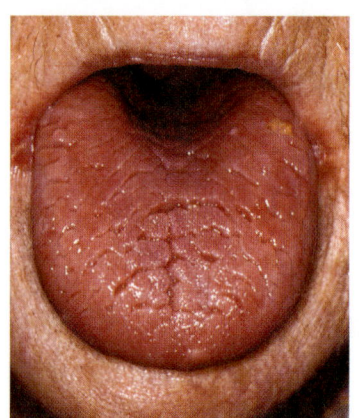

Ähnliche Krankheitsbilder
- Möller-Hunter-Glossitis (s. Kap. 6.11), syn. Lackzunge bei perniziöser Anämie;
- Chronisch-atrophischer Soor;
- Glossitis interstitialis et profunda bei tertiärer Syphilis;
- Pflastersteinrelief der Zunge bei Cowden-Syndrom: Genodermatose mit assoziierten Malignomen und richtungsweisenden Zungenveränderungen.

Kommentar Harmlose, meist angeborene Normvariante ohne Krankheitswert. Eine autosomale Vererbung wird beschrieben. Es kann ein wichtiges Leitsymptom des Melkersson-Rosenthal-Syndroms sein, bei dem außerdem eine Cheilitis granulomatosa (Entzündung der Lippen, mit histologisch nachweisbaren granulomatösem Entzündungsmuster) und eine Fazialisparese (schlaffe Lähmung des Gesichtsnervs) bestehen.

Therapie Nicht erforderlich.

6.11 Lackzunge (Möller–Hunter–Glossitis)

Lokalisation Zunge

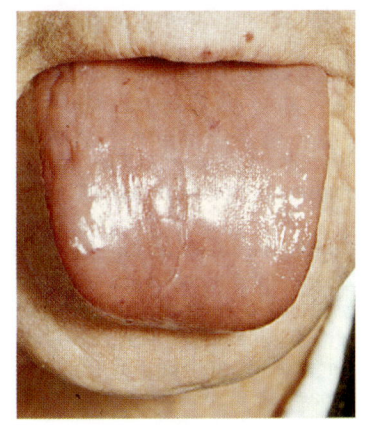

Erscheinungsbild Zunge mit glatt glänzender Oberfläche (Lackzunge). Subjektiv leichtes Brennen. Die Patientin zeigt eine anämische Blässe.

Ähnliche Krankheitsbilder
- Eisenmangel;
- Atrophie bei chronischem Soor.

Kommentar Diese entzündliche Atrophie der Zunge ist ein charakteristisches Merkmal einer perniziösen Anämie bei Vitamin-B_{12}- oder Folsäuremangel.

Therapie Mangelzustand behandeln.

6.12 Zahnimpressionen

Lokalisation Zunge

Erscheinungsbild Impressionen
der Zähne am Zungenrand.

Ähnliche Krankheitsbilder
Plattenepithelkarzinom

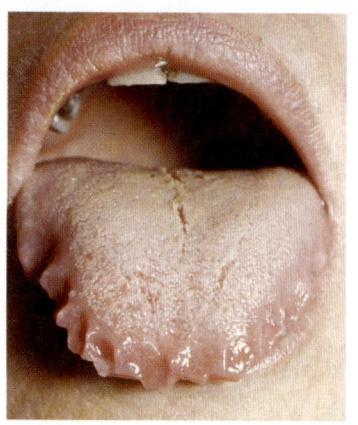

Kommentar Bedingt durch scharfe
Zahnkanten, Zungenpressen oder
krankhafte Zungenvergrößerung
(durch Ablagerung von Amyloid,
Ödem, entzündliche oder tumoröse
Prozesse), in der Regel jedoch
harmloses Symptom.

Therapie
- Wenn möglich, scharfe Zahnkanten durch Zahnarzt glätten lassen.
  Wenn keine krankhafte Zungenvergrößerung vorliegt, ist keine weitere Therapie nötig;
- Ggf. Karzinom durch Biopsie ausschließen.

7.1 Scharlach

Lokalisation Gesicht

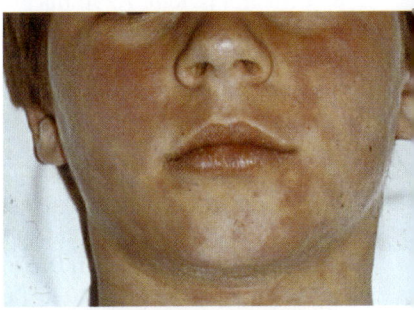

Erscheinungsbild Man erkennt ein hellrotes, fleckiges Exanthem (Ausschlag, von innen kommend), das die periorale Zone freilässt, was ein charakteristisches Zeichen für Scharlach ist. Das Exanthem tritt am gesamten Integument auf, Beginn meist in der Leistenbeuge und an den proximalen (rumpfnahen) Oberschenkeln und Armbeugen. Es kann jedoch genauso gut ein Exanthem aus Stecknadelkopf großen deutlich geröteten einzelstehenden Papeln sein, die zunächst nur am oberen Rumpf auftreten. Die hier abgebildete Zunge zeigt eine Rötung und Schwellung der Papillen, so dass der Eindruck einer „Himbeerzunge" entsteht, ebenfalls ein charakteristisches Zeichen des Scharlachs. Kurz vor Ausbruch des Exanthems bestehen bereits eine Pharyngotonsillitis (Entzündung von Rachen und Rachenmandeln), Fieber und druckdolente Lymphknotenschwellungen. Juckreiz möglich.

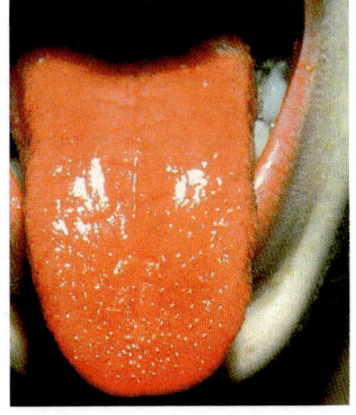

Ähnliche Krankheitsbilder
- Virusexantheme: Masern, Röteln (s. Kap. 7.3), Epstein-Barr-Virus, Varizellen (s. Kap. 7.4), HIV;

- Arzneimittelexanthem: zentripetale Ausbreitung von den Extremitäten auf den Rumpf;
- Urtikaria (s. Kap. 7.29): flüchtiges intradermales Ödem mit Rötung und Juckreiz als Reaktion auf eine allergische oder pseudoallergische Histaminausschüttung;
- Syphilis-Exanthem im Stadium II der Syphilis (s. Kap. 15.2).

Kommentar Es handelt sich um eine Streptokokkeninfektion des oberen Respirationstraktes, bei dem das von den Bakterien gebildete Scharlacherythrotoxin das charakteristische Exanthem und die Himbeerzunge hervorruft. Der Infekt wird von Fieber und schwerem Krankheitsgefühl begleitet. Die Ansteckung erfolgt über Tröpfcheninfektion, Inkubationszeit 2–5 Tage, Auftreten meist im Kindesalter. Das Immunsystem bildet Antikörper gegen das Scharlachtoxin, nicht jedoch gegen die Streptokokken, so dass auch nicht an Scharlach erkrankte Personen mit Streptokokkeninfekt eine Ansteckungsquelle darstellen. Eine Antibiose ist zu empfehlen, da als Komplikationen rheumatisches Fieber mit Endokarditis (Entzündung der Herzinnenhaut), Arthritis und Glomerulonephritis (bestimmte Form der Nierenentzündung) sowie Otitis (Ohrentzündung), Sinusitis (Entzündung der Stirn- oder Kieferhöhle) und Myokarditis (Herzmuskelentzündung) auftreten können, was zu Dauerschäden führen kann.

Therapie

- Bei akutem, juckenden Exanthem: Polidocanol in Lotio alba aquosa; evtl. Dimetinden-Tropfen;
- Bettruhe;
- Fiebersenkung mit Paracetamol und/oder Wadenwickel;
- Antibiose mit Penicillin über 10 Tage, bei Penicillinallergie: Erythromycin; auch Acithromycin 3 Tage 1 × täglich bietet sich gerade bei kleinen Kindern an.
- Das Exanthem heilt unter Zurücklassen sehr rauer Papeln und manchmal großflächiger Abschuppung von den Handflächen ab. Hier sollte eine milde Salbe verwendet werden, bitte kein Harnstoff am Anfang, denn der kann brennen.

Praxistipp Scharlach kann sehr unterschiedliche Symptome hervorbringen. Fieber muss nicht sehr hoch sein, mnachmal geht der Krankheit schon 3–4 Tage eine auffällige Wangenrötung voraus und es tritt unter Umständen kein typischer Ausschlag im Gesicht auf. Auch Halsschmerzen müssen nicht stark sein. Die Himbeerzunge ist oft nur sehr dezent ausgeprägt. Der Beweis ist schnell und einfach beim Arzt mittels Rachenabstrich und Sofort-Test-Kit zu erbringen. Trotz rasch eingeleiteter Antibiose, bei der die Beschwerden und die Abgeschlagenheit schnell rückläufig sind, ist der Organismus geschwächt und auffällig für virale Zweitinfekte. Es sollte mindestens 1 Woche Erholung (ohne Kindergarten oder Schule) eingeplant werden.

7.2 Masern

Lokalisation Gesicht

Erscheinungsbild Dunkelrotes, teils konfluierendes, großfleckiges Exanthem, das meist retroaurikulär beginnt und sich auf Stamm und Extremitäten ausbreitet. Die hier abgebildete Mundschleimhaut zeigt ebenfalls erythematöse Flecken im Sinne eines Enanthems (Ausschlag der Schleimhäute) sowie weiße Flecken, die als sog. „Koplik-Flecken" charakteristisch für Masern sind. Es besteht ein reduzierter Allgemeinzustand, Fieber, Infekt der oberen Luftwege, oft auch Konjunktivitis, verbunden mit Lichtscheu.

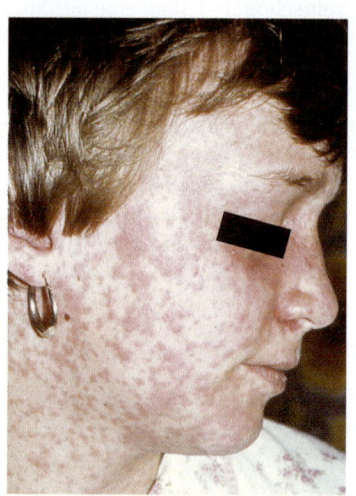

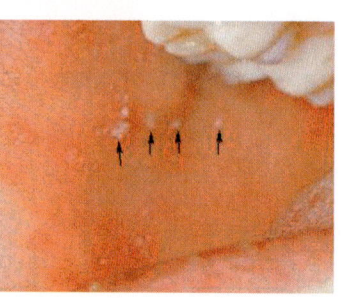

Krankheitsbilder
- Andere Virusexantheme: Röteln (s. Kap. 7.3), Epstein-Barr-Virus, Varizellen (s. Kap. 7.4), HIV;
- Scharlach (s. Kap. 7.1);
- Arzneimittelexanthem: zentripetale (von der Peripherie zum Zentrum ziehende) Ausbreitung von den Extremitäten auf den Rumpf;
- Urtikaria (s. Kap. 7.29): flüchtiges intradermales Ödem mit Rötung und Juckreiz als Reaktion auf eine allergische oder pseudoallergische Histaminausschüttung;
- Syphilisexanthem im Stadium II der Syphilis (s. Kap. 15.2).

Kommentar Erreger ist das Masernvirus, welches durch Tröpfcheninfektion übertragen wird. Inkubationszeit 10–14 Tage. Es wird empfohlen, Kinder ab dem 15. Lebensmonat mit einem Lebendimpfstoff
gegen Masern zu impfen, da Masern von schweren Komplikationen
begleitet werden können: Masern-Krupp mit Atemnot, Otitis media mit
Trommelfellperforation, Bronchopneumonie, Enzephalitis mit Folge-
schäden, wie erhöhtem Hirndruck, Krämpfen, Koma, kindlichen Ent-
wicklungsstörungen.

Therapie

- Symptomatisch: Bettruhe;
- Fiebersenkung mit Paracetamol und/oder Wadenwickeln;
- Bei Immundefizienten kann innerhalb der ersten Woche nach
  Exposition eine passive Immunisierung mit Immunglobulinen i. v.
  erfolgen;
- Lotio alba aquosa auf die Hautveränderungen, um einen kühlenden
  Effekt zu erzielen.

7.3   Röteln

Lokalisation Gesicht

Erscheinungsbild Stecknadelkopf-
große, erythematöse, flache Papeln, die nicht konfluieren. Beginn
schmetterlingsförmig im Gesicht,
Ausbreitung nach retroaurikulär
und auf den Rumpf, dann zentrifugal auf die Extremitäten. Fieber
maximal 38 °C, zervikale (am Hals
gelegene) und okzipitale (am Hinterhaupt gelegene) Lymphknotenschwellung, Arthralgien (Gelenk-
schmerzen), Milzschwellung möglich. Der Allgemeinzustand ist nur
leicht verschlechtert, es besteht ein
leichter respiratorischer Infekt.

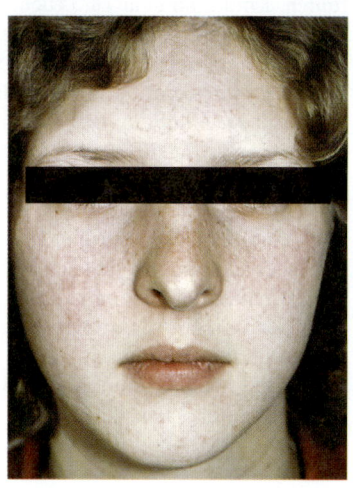

Ähnliche Krankheitsbilder
- Andere Virusexantheme: Röteln (s. Kap. 7.3), Epstein-Barr-Virus,
  Varizellen (s. Kap. 7.1), HIV;
- Scharlach;
- Arzneimittelexanthem: zentripetale (von der Peripherie zum Zen-
  trum ziehende) Ausbreitung von den Extremitäten auf den Rumpf;
- Urtikaria (s. Kap. 7.29): flüchtiges intradermales Ödem mit Rötung
  und Juckreiz als Reaktion auf eine allergische oder pseudoallergi-
  sche Histaminausschüttung;
- Syphilisexanthem im Stadium II der Syphilis (s. Kap. 15.2).

Kommentar Das Rötelnvirus wird über Tröpfcheninfektion übertragen,
Inkubationszeit 2–3 Wochen. Eine Rötelnimpfung mit Lebendimpfstoff
wird bei Mädchen spätestens vor der Pubertät empfohlen, da im Falle
einer Schwangerschaft die sonst eigentlich subjektiv leichte Erkran-

kung zur gefürchteten Rötelnembryopathie (Erkrankung des Embryos) mit schweren Behinderungen oder zum Fruchttod führen kann. Aus diesem Grund stellt eine Rötelninfektion in der Schwangerschaft eine Indikation zu Abruptio dar. Es ist möglich innerhalb von 14 Tagen nach Kontakt einer Schwangeren mit einer infizierten Person mit der vorsorglichen Gabe von Immunglobulinen (i.v. und i.m.), den Krankheitsausbruch zu verhindern. Bei konzeptionsfähigen Frauen muss 3 Monate nach der Impfung eine sichere Kontrazeption gewährleistet sein. Seltene Komplikation bei Röteln: Enzephalitis.

Therapie

- Meist ist keine Therapie erforderlich, außer Kindergarten- und Schulverbot bis eine Woche nach Abblassen des Exanthems;
- Symptomatisch: Bettruhe;
- Ggf. Fiebersenkung mit Paracetamol und/oder Wadenwickeln;
- Lotio alba aquosa auf die Hautveränderungen, um einen kühlenden Effekt zu erzielen.

7.4   Windpocken, Varizellen

Lokalisation Gesicht

Erscheinungsbild In Schüben auftretende, stark juckende, klare
Bläschen, die eintrüben und innerhalb einer Woche abtrocknen und
Krusten bilden. Die Effloreszenzen
können hämorrhagisch (einbluten)
und nekrotisch werden. Es findet
sich ein Nebeneinander von Bläschen in allen Entwicklungsstadien,
weshalb man auch von „Sternhimmel" spricht. Die Effloreszenzen
befallen auch die Kopfhaut und
die Schleimhäute mit fibrinös be-
legten Erosionen mit gerötetem
Saum. Beim Aufkratzen der juckenden Bläschen verbleiben
schüsselförmige Narben.

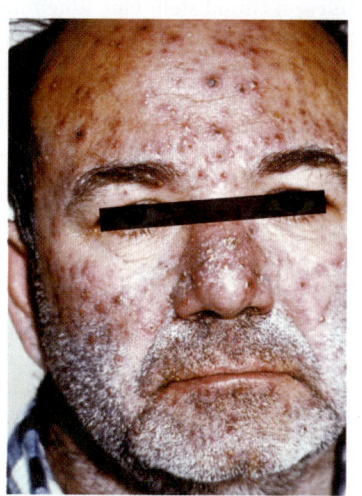

Ähnliche Krankheitsbilder
- Ekzema herpeticatum (s. Kap. 9.5): Ungebremste Ausdehnung von
  Herpesbläschen im Gesicht eines Neurodermitikers;
- Arzneimittelexanthem;
- Erythema exsudativum multiforme (s. Kap. 7.30);
- Andere Virusexantheme bei: Röteln (s. Kap. 7.3), Epstein-Barr-
  Virus, Varizellen (s. Kap. 7.4), HIV;
- Scharlach (s. Kap. 7.1).

Kommentar Hochkontagiöse Erkrankung durch Varicella-Zoster-
Virus. Der Bläscheninhalt ist hochinfektiös. Doch auch im Prodromal-
stadium (Phase vor Ausbruch der Erkrankung) mit leichtem Fieber und
Kopfschmerzen besteht schon 2 Tage vor Exanthemausbruch Infektiö-

sität! Tröpfcheninfektion, Inkubationszeit 11–21 Tage. Die Viren können zeitlebens in den Nervenganglien persistieren und im Falle einer
Immunsuppression oder im Alter als Gürtelrose (Herpes zoster) erneut
klinisch manifest werden. Komplikationen: Superinfektion der Bläschen mit Bakterien, Enzephalitis, Pneumonie, beides eher im Erwachsenenalter. Im ersten Trimenon der Schwangerschaft einer seronega-
tiven Frau besteht die Gefahr einer Varizellenembryopathie. Die
Infektion der Mutter vor der Entbindung bedeutet eine große Gefahr
für das Kind, weshalb die Geburt hinausgezögert oder eine passive
Immunisierung empfohlen wird. Eine Immunisierung einer Schwangeren kurz vor der Entbindung ist mit Immunglobulinen innerhalb von
3 Tagen nach Kontakt mit einer infizierten Person möglich.

Therapie

- Lokal: Juckreiz mit externer 5% Polidocanol-haltiger Lotio alba
  aquosa behandeln, welche auch bakteriellen Superinfektionen vor-
  beugt;
- Systemisch: Bei schweren Verläufen oder Immunsuppression: Valaciclovir über 7 Tage 3 × 1000 mg/Tag p.o.; Symptomatische Therapie von Fieber und Kopfschmerzen, z.B. mit Paracetamol. Gegen
  den Juckreiz orale Antihistaminika.

7.5   Herpes zoster (Gürtelrose)

Lokalisation Gesicht

Erscheinungsbild Die Hautveränderungen sind streng auf eine Körperhälfte (hier im Gesicht) beschränkt und überschreiten nicht
die Mittellinie. Befallen werden die
sensiblen Hautnerven, wie hier zu
sehen der 1. und 2. Ast des linken
Nervus trigeminus (Gesichtsnerv).
Zu einem ganz frühen Zeitpunkt
findet sich nur eine umschriebene
Rötung bei oft stärkeren Schmerzen. Dann treten in den entsprechenden Dermatomen (von einem
Rückenmarksnerv versorgtes
Hautsegment) gruppiert stehende
Bläschen auf entzündlich geröteter

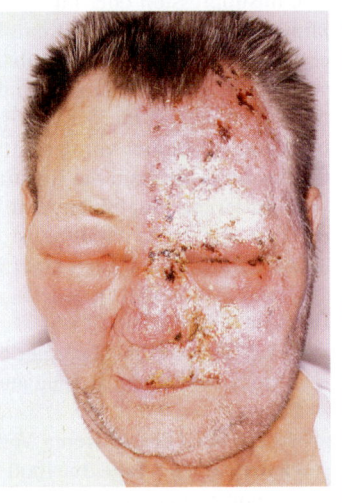

Haut auf, wie auch beim Herpes simplex (siehe dort). Auf dem Foto ist
das Bläschenstadium bereits abgeklungen und man sieht das Krustenstadium, in dem es zur Abtrocknung mit Ausbildung von Krusten
kommt. In diesem Fall sind sogar Nekrosen (Zelluntergänge, kenntlich
an den schwarze Krusten) aufgetreten, die unter Ausbildung von Narben abheilen werden. Die Erkrankung verläuft über 2–3 Wochen. Meist
starke Schmerzen.

Ähnliche Krankheitsbilder
- Herpes simplex (s. Kap. 2.2, 7.6, 15.7);
- Pyodermie (Hauteiterung – s. Kap. 7.11);
- Erysipel (Wundrose – s. Kap. 7.35).

Kommentar Der Bläscheninhalt enthält Varicella-Zoster-Viren und ist
hochkontagiös! Varizellen (Windpocken) sind die Erstmanifestation ei-

ner Infektion mit dem Varizella-Zoster-Virus. Die Viren persisitieren nach der Erstinfektion in den meisten Spinalganglien (Nervenschaltstellen des Rückenmarks) und können im Falle einer Immunschwäche oder im Alter reaktiviert werden und führen dann nicht mehr zu Windpocken, sondern zur Gürtelrose. Die Ausbreitung erfolgt entlang derjenigen Nerven, die ein Dermatom (Hautsegment) sensibel innervieren. Es treten zunächst radikuläre (von der Nervenwurzel ausgehende) Schmerzen und bald darauf die typischen Hautveränderungen auf. Die Schmerzen machen sich aber auch diffus als Kopf- oder bei Auftreten am Rumpf als Rückenschmerzen bemerkbar. Komplikationen sind gefürchtet und treten besonders bei chronisch immundefizienten Patienten mit Diabetes mellitus, immunsuppressiver Medikation, Krebsleiden oder HIV-Infektion auf. Befallen sein können die Augenhornhaut, das Gehör, der Nervus facialis, der Nervus glossopharyngeus oder mehrere Dermatome gleichzeitig. Bei Ausbildung von Nekrosen bilden sich Narben aus.

Therapie

- Lokal: Bei immunkompetenten Personen und klinisch mildem Verlauf genügt eine antiseptische austrocknende Lokaltherapie, z.B. Chlorhexidingluconat 2% in Lotio alba aquosa, Capsaicin 0,025% in DAC-Basiscreme;
- Systemisch: Schmerztherapie: z.B. Paracetamol und Acetylsalicylsäure reichen oft nicht aus, man benötigt niedrigpotente Opioide wie z.B. Tramadol. Bei schweren Verläufen, Immunsupprimierten und Befall des Gesichts wird innerlich mit Virustatika, z.B. Aciclovir, Valaciclovir, Famaciclovir, Penciclovir, Brivudin behandelt.

7.6   Herpes labialis (syn. Herpes simplex)

Lokalisation Lippe, perioral

Erscheinungsbild Trübe Bläschen, gruppiert angeordnet auf entzündlich gerötetem Grund. Schmerzhaft.

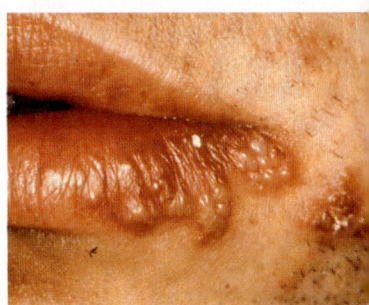

Ähnliche Krankheitsbilder
- Impetigo (s. Kap. 7.11): bakterielle Infektion mit Staphylokokken oder Streptokokken;
- Follikulitis: Pusteln im Bereich der Follikelöffnungen bei bakterieller oder mykotischer Infektion;
- Akne (s. Kap. 7.22): Pusteln im Bereich der Talgdrüsen-Haarfollikel, gleichzeitig Seborrhö, Mitesser.
- Periorale Dermatitis, syn. rosazea-artige Dermatitis: gerötete Papeln und Bläschen von ca.

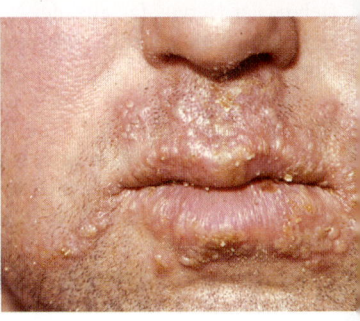

1–2 mm Durchmesser um Mund, in der Nasolabialregion und gelegentlich auch um die Augen mit Juckreiz. Ursächlich ist ein Entgleisen der gesunden Hautflora und bakterieller Besiedlung der Poren durch übermäßige Hautpflege mit Feuchtigkeitscremes oder nach längerer Verwendung von Glukokortikoidcremes im Gesicht (über 10 Tage) (s. Kap. 7.28).

Kommentar Ca. 90 % aller Menschen weisen Antikörper gegen Herpes-simplex-Viren auf, Tendenz steigend mit dem Lebensalter. Im Verlauf von einer Woche verkrusten die Bläschen und trocknen ab. Herpes-simplex-Viren verbleiben nach Erstinfektion zeitlebens im sensiblen Ganglion (Nervenknoten) und wandern bei Reaktivierung durch Auslösefaktoren, wie UV-Licht, Fieber, Infekte, Menstruation oder Stress zurück in die Haut. Der Patient spürt häufig kurz vor dem klinischen Ausbruch ein Kribbeln im betroffenen Areal.

Therapie
- Bei noch fehlenden Bläschen im Vorstadium (Kribbelsensationen) helfen Aciclovir-, Idoxuridin-, Foscarnet-Natrium-Creme sowie 0,05 % Zinksulfatlösung;
- Im Bläschenstadium sind nur noch abtrocknende, antientzündliche Maßnahmen wirksam, z.B. Lotio zinci, um eine Superinfektion mit Bakterien zu verhindern. Die Viren lassen sich dann jedoch nicht mehr zurückdrängen, die Keratinozyten sind bereits von den Viren befallen;
- Bei milden Verläufen ist keine weitere Therapie nötig, erst bei häufigen Rezidiven (> 10/Jahr) ist eine Prophylaxe mit z.B. Valaciclovir empfehlenswert. Auch 0,05 % Zinksulfatlösung wirkt prophylaktisch virustatisch Umschläge einmal täglich 10 Minuten (vgl. Kap. 2.2).

Praxistipp Prophylaxe des Herpes labialis mit wässriger Zinksulfatlösung (0,05 %): Einmal pro Woche wird ein mit der Lösung getränktes Läppchen auf die erkrankte Stelle aufgelegt, über eine Dauer von etwa 10 Minuten. Nach drei Monaten einmal pro Monat. Sollte zwischenzeitlich ein Rezidiv auftreten, beginnt man von vorne. Diese Behandlung führt häufig zu einer deutlichen Abnahme der Rezidivhäufigkeit, oder gar zum Verschwinden.

7.7   Ekzema herpeticatum bei atopischem Ekzem (Neurodermitis)

Lokalisation Gesicht

Symptome a) Auf der Nase und Oberlippe noch zu erkennende Bläschen, die teilweise konfluieren und im übrigen Gesicht bereits geplatzt sind und zu multiplen Erosionen mit Verkrustungen geführt haben. b) Hämorrhagische und nekrotische Krusten mit Schwellung von Augen und Gesicht. Herpesblasen sind nicht mehr erkennbar.

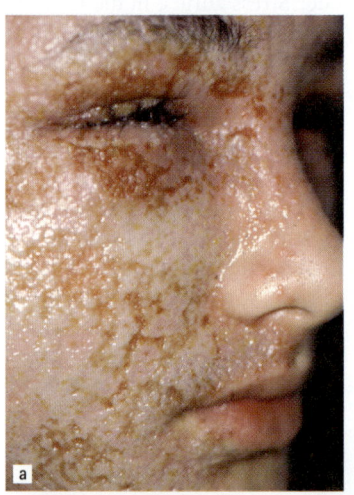

Ähnliche Krankheitsbilder
a) Impetiginisiertes (borkiges) Ekzem: mit Staphylokokken besiedeltes und infiziertes eitriges Ekzem, dadurch gelbliche Krusten.
b) Erythema exsudativum multiforme: Allergische Reaktion mit zytotoxischen T-Zellen bei Arzneimittelunverträglichkeit oder nach Herpes-simplex-Infektionen.

Kommentar Schweres Krankheitsbild mit hohem Fieber und schwerem Krankheitsgefühl. Gefahr der Herpesenzephalitis besteht. Es entsteht meist durch Autoinokulation bei Patienten mit atopischem Ekzem und bestehendem Herpes labialis. Es kommt zu einer Superinfektion der durch das atopische Ekzem vorgeschädigten und abwehrgeminderten Haut mit Herpes-simplex-Viren. Es besteht gleicher-

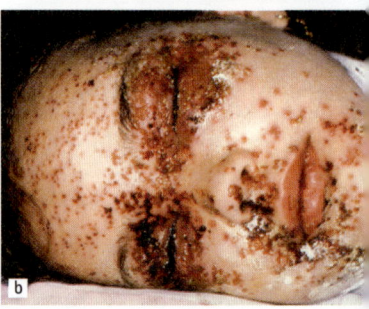

maßen Ansteckungsgefahr bei Kontakt des Neurodermtitis-Patienten mit einer Person, die an einem Herpes labialis leidet.

Therapie

- Lokal: Antiseptika; Zinkschüttelmixtur, Lotio alba aquosa;
- Systemisch: Aciclovir, Valaciclovir, Famciclovir, Brivudin.

7.8   Verrucae planae (plane juvenile Warzen)

Lokalisation Gesicht

Erscheinungsbild Es zeigt sich keine „typisch warzenartige" Oberfläche dieser Warzen. Es sind vielmehr nur recht flache, 1–3 mm große Papeln, hautfarben, sehr unscheinbar. Immer multipel, oft strichförmig angeordnet infolge einer Kratz-Autoinokulation. Fast immer bei Jugendlichen.

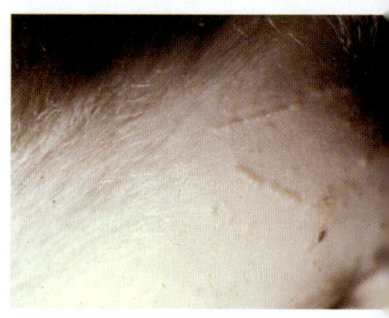

Ähnliche Krankheitsbilder Aknepapeln.

Kommentar Infektion durch HPV 3 (Humanes Papillom-Virus vom Typ 3) oder HPV 10. Nicht nur im Gesicht, sondern auch auf den Handrücken auftretend.

Therapie Schlecht ansprechende Therapie. Versuch mit Vitamin-A-Säure oder Kryotherapie, auch Laser möglich. Man kann auch abwarten, da es meist zu spontanen Abheilungen kommt.

7.9   Lupus vulgaris (Tuberkulose)

Lokalisation Wange

Erscheinungsbild a) Plaqueförmiger, erhabener braun-roter Herd mit kleinen Knötchen, randwärtig betont, von 2–3 mm Durchmesser. Diese Knötchen sind das Leitsymptom, sie werden auf Druck mit einem Glasspatel, durch den man hindurchssehen kann apfelgeleefarben. Die Lymphknoten des Halses der befallenen Seite sind vergrößert. b) Durch Ulzeration, Atrophie und Narbenausbildung ist es zur Zerstörung des Nasenknorpels und Bindegewebes mit Ektropium (Auswärtskehrung des Augenlides) gekommen, daher auch „Lupus mutilans" genannt.

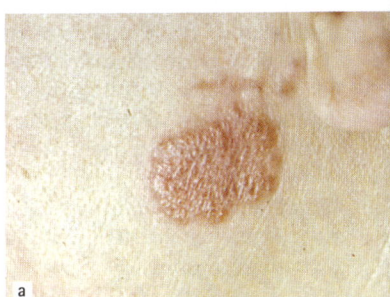

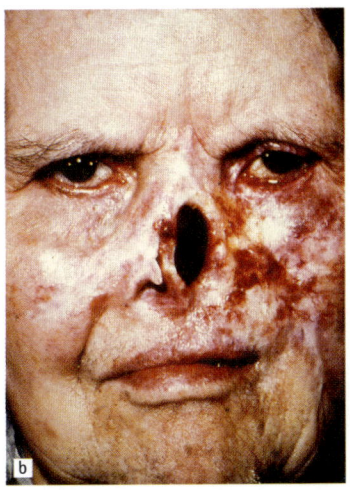

Ähnliche Krankheitsbilder
zu Bild a)
- Tinea faciei (s. Kap. 7.12),
- Syphilid,
- Tumorplaque,
- Sarkoidose,
- Leishmaniose;
zu Bild b)
- Ulcus terebrans: zerstörendes Basaliomwachstum.

Kommentar Es handelt sich um eine chronische Form der Hauttuberkulose, Infektion mit Mycobacterium tuberculosum. Der Lupus vulgaris war jahrzehntelang fast verschwunden, seit wenigen Jahren ist er aber wieder häufiger zu sehen. Beim Druck mit dem Glasspatel auf die Knötchen werden die Blutgefäße entleert und die Eigenfarbe des Tuberkuloseherdes tritt unverfälscht hervor. Die ganz typische apfelgeleeartige Farbe entspricht einer granulomatösen Entzündung mit zentraler Nekrose (Verkäsung) des Gewebes. Wenn man mit einer dünnen Knopfsonde (Stahlstäbchen von 1 mm Dicke mit einem ca. 2 mm dicken Kopf) auf solch ein Knötchen drückt, bricht diese in die Haut in den verkäsenden Herd ein: Sondeneinbruchphänomen.

Therapie Kombination aus INH + Rifampicin + Ethambutol oder Pyrazinamid über mindestens 6 Monate. Ein kleiner Herd kann auch operativ entfernt werden.

7.10   Pseudofollikulitis barbae

Lokalisation Bartbereich, Kinn, Wangen

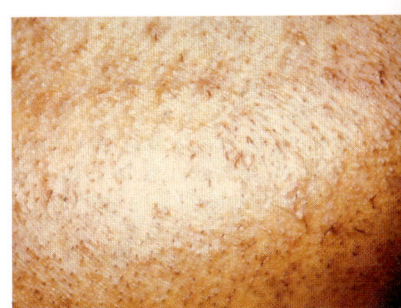

Erscheinungsbild Einige Tage nach der Rasur rückwärts wieder in die Haut einwachsende Barthaare führen zu kleinen erythematösen Papeln und Pusteln.

Ähnliche Krankheitsbilder Follikulitis: bei Akne, Tinea barbae, Pityrosporum-ovale- oder Staphylokokken-Infektion.

Kommentar Harmlose Erkrankung, die kosmetisch störend ist.

Therapie
- Trocken- statt Nassrasur;
- Rasur vor dem Waschen des Gesichtes und Benutzung eines Rasierpudersteins vor der Rasur, damit die Bartstoppeln trocken und hart sind;
- Elektrorasierer mit schlitzförmigen Scherblättern und rotierenden Messern benutzen, damit auch gekrümmte Haare erfaßt werden können;
- Desinfektion nach Rasur mit Chlorhexidindigluconat-Lösung oder Octenidin, um Hautkeime zu reduzieren.

7.11   Impetigo contagiosa (Grindflechte)

Lokalisation Gesicht

Erscheinungsbild Schlaffe, eitrige Blasen, erodierte Areale an den Stellen, an denen das Blasendach nicht mehr vorhanden ist. Honiggelbe Krusten.

Ähnliche Krankheitsbilder Superinfiziertes Ekzem.

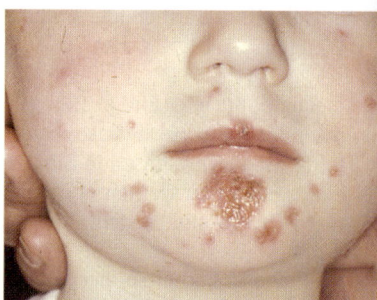

Kommentar Eine hochkontagiöse Infektion der Haut von (überwiegend kleinen) Kindern mit überwiegend Streptokokken, aber auch Staphylokokken. Die Ausbreitung erfolgt durch Schmierinfektion (Fingernägel!). Charakteristisch sind die honiggelben Krusten. Solange noch Krusten vorhanden sind, ist das Kind ansteckend. Da es sich um meist eine Streptokokkeninfektion handelt, muss immer an eine Mitbeteiligung der Nieren gedacht werden – darum systemische Therapie mit Penicillin. Das erkrankte Kind darf nicht in Kontakt zu anderen Kindern kommen (Kindergarten), da sich die Impetigo epidemieartig ausbreiten kann. Kinder mit Neurodermitis sind besonders anfällig.

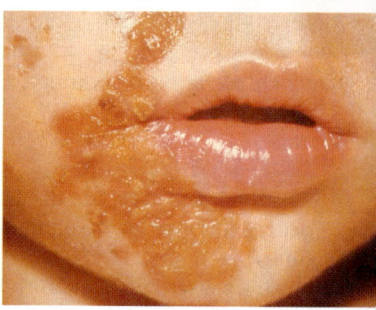

Therapie
- Systemisch: Penicillin bei Allergie Makrolide;
- Lokal: Pyokraninlösung 0,10 %, Lotio alba aquosa, bei Staphylokokken wirkt auch Fusidinsäurecreme oder Tyrothricin;

- Allgemeine Maßnahmen: Äußerste Hygiene; Abdeckung der Herde mit Gaze zur Vermeidung einer Schmierinfektion;
- Bei Juckreiz: Dimetinden-Tropfen.

Praxistipp

- Händewaschen nach Kontakt mit dem erkrankten Kind verhindert eine weitere Keimausbreitung, Händewaschen auch in Kindergarten und Schule besonders bei Ausbruch dieser Erkrankung!
- Die Fingernägel der Kinder sollten kurz geschnitten sein.
- Wäsche und Handtücher sollten bei 60 °C gewaschen werden.

7.12 Tinea faciei

Lokalisation Wange

Erscheinungsbild Ringförmiger
Herd mit peripher gerötetem und
schuppendem Randwall. Zentral
abgeblasstes Areal und eine zweite
innenliegende, blassrote Ring-
struktur.

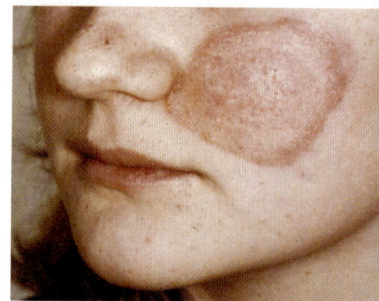

Ähnliche Krankheitsbilder
- Ekzem;
- Fixes Arzneimittelexanthem;
- Lupus erythematodes der Haut (s. Kap. 7.49);
- Erythema anulare centrifugum;
- Erythema chronicum migrans (s. Kap. 7.40).

Kommentar Durch Dermatophyten (Fadenpilze) verursachte Infektion
der Haut, die sich von zentral nach peripher ausbreitet. Der gerötete
äußere Ring entspricht dem aktiven Herd, die zentrale Abblassung einer Abheilung. Der innenliegende Ring entspricht einer weiteren Ausbreitung eines aktiven Herdes vom Zentrum ausgehend. Es empfiehlt
sich eine Pilztypisierung mittels Nativpräparat und Pilzkultur. Die Ent-
nahme erfolgt aus Schuppen des aktiven Randwalls. Ergibt die Kultur
einen zoophilen Pilz (Hauptwirt Tier), sollten die Haustiere mitunter-
sucht und ebenfalls behandelt werden.

Therapie
- Lokal: 4–7 Wochen 2 × täglich, z.B. mit Ciclopiroxolamin, Azolen
  oder Tolnaftat in Creme oder Salbe;
- Systemisch: Bei ausgedehnten Befunden wie in diesem Fall Kombination mit systemischen Antimykotika. Dauer der p.o. Behandlung 2–
  6 Wochen: Griseofulvin (mikronisiert) 2×250 mg pro Tag; Fluconazol
  1–2 mg/kg Körpergewicht pro Tag; Itraconazol 2×200 mg pro Tag,
  Terbinafin 1 × 250 mg pro Tag.

7.13 Tinea barbae (tiefe Trichophytie)

Lokalisation Wange

Erscheinungsbild Umschriebene,
stark entzündliche, fast kreisrunde
Hautveränderung, einhergehend
mit einer ausgeprägten Verdickung
der Haut. Es finden sich an die
Follikel gebundene eitrige Abszesse, die Haare lassen sich leicht
herausziehen. Die Lymphknoten
am Hals sind meist verdickt.

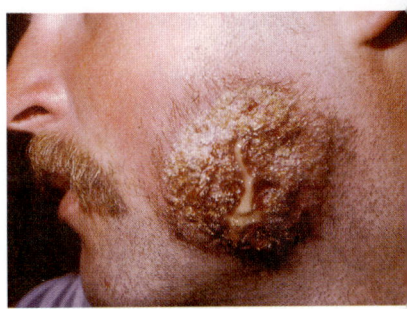

Ähnliche Krankheitsbilder
- Pyodermie (s. Kap. 7.11)
- Tumor.

Kommentar Oft kommt es zu Verwechslungen mit einer primär bakteriellen Infektion, da viel Eiter gebildet wird. Primär liegt aber eine
Pilzinfektion vor, bei der es allerdings leicht zu einer sekundären bakteriellen Superinfektion kommen kann. Die Pilzelemente wandern
längs der Barthaare in die Tiefe vor und bewirken so eine tief liegende
Infektion der Haut. Daher reicht auch eine alleinige topische Therapie
nicht mehr aus, da die Wirkstoffe nicht so tief eindringen können. Eine
systemische antimykotische Therapie ist unumgänglich.

Therapie
- Systemisch: Antimykotika, wie Griseofulvin (mikronisiert)
  2×250 mg pro Tag, Fluconazol 1–2 mg/kg Körpergewicht pro Tag,
  Itraconazol 2×200 mg pro Tag, Terbinafin 1×250 mg pro Tag.
  Dauer der Behandlung 4–7 Wochen;
- Lokal: Ergänzend Ciclopiroxolamin und Triphenylmethanfarbstoffe.

7.14   Candidose

Lokalisation Mund/Kinn

Erscheinungsbild Erythematöse,
entzündlich geschwollene Haut
mit Pusteln, Schuppen und Krusten. Brennen und Juckreiz.

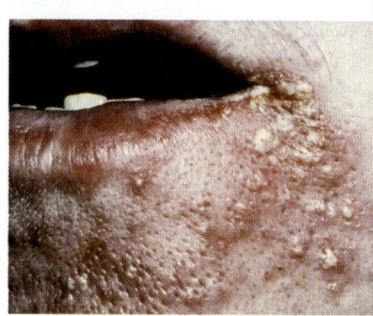

Ähnliche Krankheitsbilder
- Follikulitis, Pyodermie
  (s. Kap. 7.11);
- Herpes labialis/simplex
  (s. Kap. 7.6);
- Akne papulopustulosa (s. Kap. 7.22);
- Rosacea papulopustulosa (s. Kap. 7.26);
- Periorale Dermatitis (s. Kap. 7.28).

Kommentar In der Regel durch *Candida albicans* hervorgerufene Infektion infolge einer Störung der Immunabwehr bei Diabetikern, Tu-
morerkrankten, Einnahme von Immunsuppressiva oder Antibiotika.
Der saprophytäre Hefepilz kann unter begünstigenden Umständen aus
seiner nicht pathogenen Sprossform, in der er beim Menschen häufig
auf Haut und Schleimhäuten anzutreffen ist, in die pathogene Myzelform auswachsen und zu Entzündungen führen. Dies geschieht insbesondere, wenn ein feuchtwarmes Klima vorherrscht und das normale
Gleichgewicht der Hautkeimflora, z. B. durch Antibiotika oder Glukokortikoide, gestört wird.

Therapie
- Lokal: 2–3×/Tag über ca. 2–3 Wochen: Nystatin-, Natamyzin- oder
  Azol-haltige Zinkpaste; Triphenylmethanfarbstoffe;
- Allgemeine Maßnahmen: Provokationsfaktoren ausschalten.

7.15   Seborrhoisches Ekzem

Lokalisation Gesicht

Symptome a) + c) Im zentralen
Stirnbereich, an den Augenbrauen
und in der Nasolabialfalte treten
fettig-gelbliche, kleieförmige
Schuppen auf scharf begrenztem
Erythem auf. Vereinzelt erkennt
man, dass die Rötungen follikulär
betont sind. b) Maximalvariante.
Erythematöse Plaques, die mit fettig gelben Schuppen belegt sind.

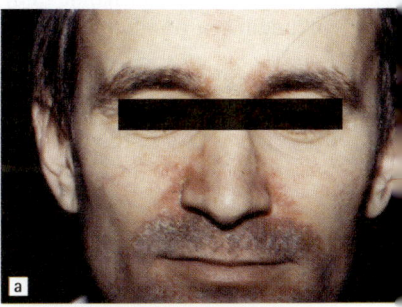

Ähnliche Krankheitsbilder

- Psoriasis vulgaris
  (s. Kap. 1.3, 4.2);
- Atopische Dermatitis (s. Kap.
  7.17 und 7.18);
- Kontaktekzem (s. Kap. 4.8);
- Rosazea (s. Kap. 7.26).

Kommentar Auch befallen sind
häufig behaarter Kopf, Ohren und
die Schweißrinne an Brust und
Rücken. Ursächlich vermutet man
verstärkte Talgsekretion (Seborrhö)
und ein Aussprossen des Sapro-
phyten *Pityrosporum ovale*, der
zur physiologischen Flora des

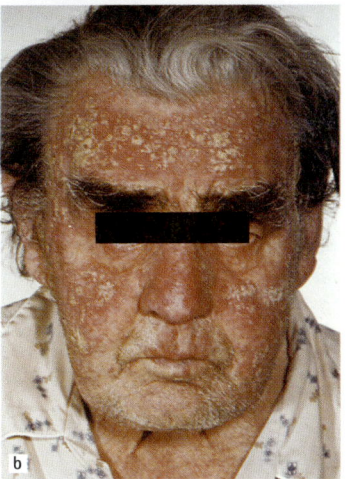

Talgdrüsenfollikels gehört. Es ist ein Sprosspilz, der erst durch Auswachsen in seine Myzelform zu entzündlichen Hautreaktionen führt.

Therapie Lokal: Antimykotika:
Azole, Ciclopiroxolamin; Dithranol 0,05%; Glukokortikoide in der
entzündlichen Anfangsphase.

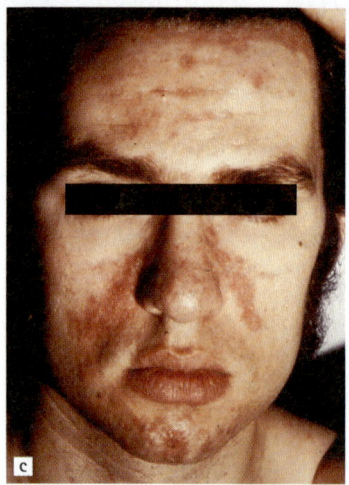

7.16   Milchschorf

Lokalisation Gesicht

Erscheinungsbild Zentrofazial betonte, erythematös schuppende Herde bei einem Kleinkind. An den Augenrändern erkennt man große gelbliche Schuppen. Es finden sich einzelne Streupapeln im Randbereich der großflächigen Plaques. Ausgeprägter Juckreiz, Spannungsgefühl.

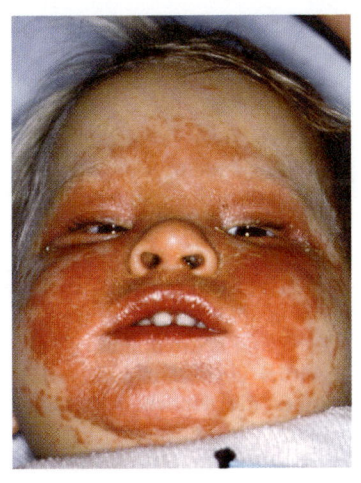

Ähnliche Krankheitsbilder Seborrhoisches Ekzem, das deutlich weniger juckt.

Kommentar Eine besonders exsudative Form der Neurodermitis, die, wegen der heftigen Entzündung, mit Nässen einhergeht und zu Krusten führen kann (vgl. Kap. 7.19). Nicht mir Gneis zu verwechseln. Betroffen sind nur Säuglinge und Kleinkinder.

Therapie
- Lokal: Harnstoffcremes 2 × täglich; Milde, nicht halogenierte Glukokortikoide 1–2 × täglich;
- Allgemeine Maßnahmen: Antihistaminika bei Juckreiz; Potentielle Allergene meiden.

7.17 Atopisches Ekzem (Neurodermitis)

Lokalisation Gesicht, Hals

Symptome An den luft- und licht-exponierten Arealen von Gesicht, Hals, Dekolletée zeigen sich ery-thematöse Papeln, Schuppung, gelbliche Krusten und Exkoriatio-nen (Kratzeffekte) sowie trockene, rissige Lippen (a). Bei diesem Pa-tienten (b) finden sich ausgedehnte erythematös-gelbliche Krusten. Nässen und Krustenbildung sind Ausdruck eines akuten Ekzem-schubes, die gelbliche Färbung spricht für eine bakterielle Super-infektion mit Staphylokokken.

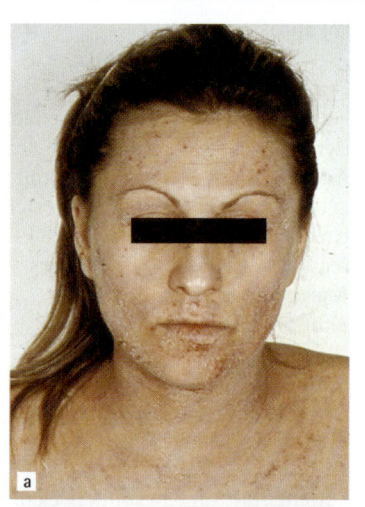

Ähnliche Krankheitsbilder
- Periorale Dermatits (s. Kap. 7.28);
- Kontaktdermatitis (s. Kap. 4.8).

Kommentar Es handelt sich um eine chronische oder chronisch-rezidivierende Erkrankung mit ge-netischer Prädisposition für die Entwicklung von Allergien und einer reduzierten Erregerabwehr. Sie geht mit leicht irritierbarer, tro-ckener Haut, Ekzemen und Juck-reiz, Pollinosis, allergischer Rhino-konjunktivitis und Asthma bron-chiale allergicum oder Nahrungs-

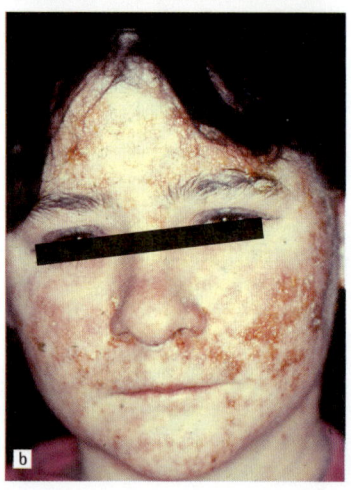

mittelallergien einher. Entsprechend der genetischen Determinierung ist die Familienanamnese für Allergien meist positiv. Die Erregerabwehr der atopischen Haut ist herabgesetzt, sie ist verstärkt mit Staphylokokken besiedelt und neigt zu bakteriellen, aber auch viralen und mykotischen Superinfektionen. Staphylokokken produzieren Toxine, welche gleichzeitig als sog. Superantigene wirken und eine pathologische Immunantwort auslösen. Ein Ekzem wird so getriggert oder zusätzlich verschlechtert.

Therapie

- Lokal: Harnstoffsalben; Fettsalben; Glukokortikoide; Calcineurin-Inhibitoren; Antiseptika;
- Systemisch: Antihistaminika; Antibiotika; UV-Strahlentherapie; Hyposensibilisierung; Glukokortikoide oder andere Immunsuppressiva;
- Allgemeine Maßnahmen: Meidung von Allergenen und Irritanzien (häufiger Wasserkontakt, Chemikalien, Detergenzien, Wolle, Kosmetika, Schweiß); Meidung von Inhalationsallergenen (ermittelbar durch Allergietests); bei Nahrungsmittelunverträglichkeiten entsprechende Diät; Behandlung chronisch-bakterieller Infekte im Hals-Nasen-Ohrenbereich, da sie als Trigger-Faktor gelten.

7.18 Atopisches Ekzem mit chronischen Veränderungen (syn. Neurodermitis)

Lokalisation Gesicht

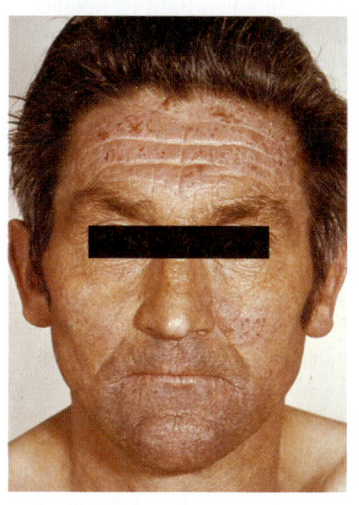

Erscheinungsbild Im Gesicht, besonders an der Stirn, findet sich eine trockene, leicht schuppende Haut mit verdickten Hautfalten (Lichenifikation) und mit blutigen Krusten. Die lateral ausgedünnten Augenbrauen sind ein typisches Charakteristikum für die zugrunde liegende atopische Diathese. Es besteht chronischer Juckreiz.

Ähnliche Krankheitsbilder
- Aktinisches Retikuloid: bei chronischer UV-Exposition und verstärkter Lichtempfindlichkeit auftretende chronisch-entzündliche Hauterkrankung;
- Kontaktekzem (s. Kap. 4.8);
- Psoriasis vulgaris (s. Kap. 1.3, 4.2).

Kommentar Die Lichenifikation weist auf chronisch entzündete Haut mit einhergehendem Juckreiz hin. Die Auslöser sind in erster Linie Aeroallergene und Irritanzien, die die exponierte Gesichtshaut bei gleichzeitig bestehender genetischer Prädiposition (atopische Diathese) reizen. Die Haut des Neurodermitikers ist in erhöhtem Maße mit Staphylokokken besiedelt, die Keimdichte kann bis zu 10^6 Keime pro cm^2 betragen. Die Staphylokokken produzieren Toxine, die als sogenannte Superantigene wirken und eine pathologische Immunantwort auslösen, was zu einer Verschlechterung des Ekzems führt.

Therapie

- Lokal: Harnstoffsalben und Fettsalben im chronischen Stadium; Lösungen, feuchte Umschläge, O/W-Grundlagen im akuten Stadium, Glukokortikoide; Calcineurin-Inhibitoren; Antiseptika;
- Systemisch: Antihistaminika; Antibiotika; UV-Strahlentherapie; Hyposensibilisierung; Glukokortikoide oder andere Immunsuppressiva;
- Allgemeine Maßnahmen: Allergene und Irritanzien meiden (s. Kap. 7.17).

7.19 Atopisches Ekzem des Kleinkindes (Neurodermitis)

Lokalisation Gesicht

Erscheinungsbild Im Gesicht erkennt man fleckige, unscharf begrenzte Erytheme mit Schuppen, die wie gekochte Milch aussehen. Es besteht starker Juckreiz. Das Kind weint viel und trinkt schlecht.

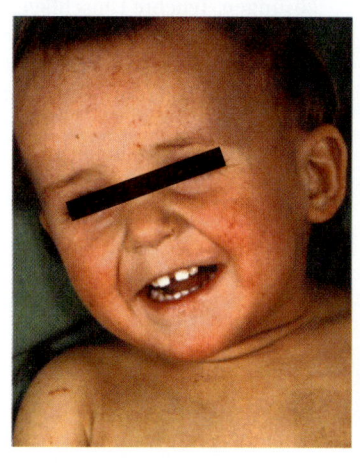

Ähnliche Krankheitsbilder
■ Seborrhoisches Ekzem (s. Kap. 7.15);
■ Kontaktekzem (s. Kap. 4.8).

Kommentar Es handelt sich um ein Kind mit atopischer Diathese, das auf typische Neurodermitis-Triggerfaktoren mit Hautekzemen reagiert. Triggerfaktoren sind:
■ Nahrungsmittel, wie Eier, Milcheiweiß, Nüsse, Fisch, Zitrusfrüchte, Soja;
■ Bakterielle Infekte mit bakteriellen Superantigenen;
■ Irritanzien, wie trockene Luft, Wasser, Reinigungsmittel, Wolle;
■ Aeroallergene, wie Pollen, Tierhaare, Hausstaubmilben;
■ Psychische Stresssituation. Michschorf ist eine sehr typische ekzematöse Erscheinung im Gesicht des kleinen Kindes und wird oft mit Gneis verwechselt, obwohl Gneis völlig anders aussieht. Gneis ist eine umschriebene Ansammlung von fettigen gelblichen Schuppenkrusten auf dem noch

sehr schwach behaarten Kopf des Säuglings, ohne Entzündungszeichen (Rötung usw.). Gneis ist völlig harmlos – man braucht die
Krusten nur abzuölen.

Therapie

- Lokal: Harnstoffsalben und Fettsalben; Glukokortikoid-Cremes und
  -Salben; Calcineurin-Inhibitoren; Antiseptika, z.B. Eosinlösung;
- Allgemeine Maßnahmen: Meiden von verschlechternden Nahrungs-
  mitteln, Allergenen und Irritanzien.

7.20 Fazies atopica

Lokalisation Gesicht

Symptome Hier finden sich mehrere typische Veränderungen auf einem Bild: diffuse unscharf begrenzte Rötungen an der Stirn und den Wangen als Ausdruck eines akuten Ekzems, lateral ausgedünnte Augenbrauen (Hertoghe-Zeichen), halonierte (dunkel umrandete) Augen, die eingefallen wirken, und die Dennie-Morgan-Falten (doppelte Unterlidfalten). Nebenbefundlich finden sich bei (a) in typischer Lokalisation ca. 1–2 mm durchmessende weiße, kugelige Hornzysten (Milien). Die trockenen, ekzematisierten Lippen und die Mundwinkelekzeme (Perlèches) bei (b) sind ebenfalls charakteristische Stigmata des Atopikers.

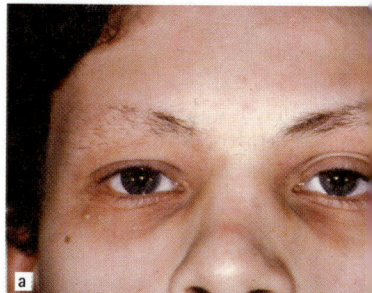

Ähnliche Krankheitsbilder Keine.

Kommentar Es handelt sich um charakteristische Zeichen für das Vorliegen einer atopischen Diathese (genetisch determinierte Veranlagung für die Entwicklung von Allergien, wie Heuschnupfen,

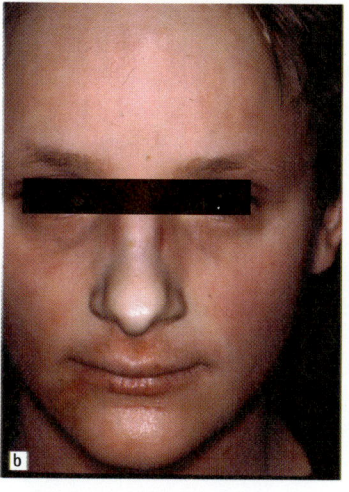

Asthma und Ekzemen). Die Stigmata an sich sind harmlos und verursachen keine Beschwerden. Sie verweisen allerdings auf die bestehende Neurodermitis (atopisches Ekzem). Dabei handelt es sich um eine chronische oder chronisch-rezidivierende Erkrankung, die mit leicht irritierbarer, trockener Haut, Ekzemen, Pollenallergie (Heuschnupfen, allergischer Konjunktivitis und Asthma bronchiale) oder Nahrungsmittelallergien einhergeht. Das chronische Ekzem wird durch Entzündungsinfiltrate in Dermis und Epidermis unterhalten. Die Haut ist verdickt und leicht geschwollen, weshalb die Unterlidfalte deutlich hervortritt. Die lateral ausgedünnten Augenbrauen sind einerseits genetisch angelegt, werden aber andererseits durch chronisches Schaben auf der juckenden Haut ausgedünnt. Entsprechend der genetischen Determinierung sind in der Familie oft Allergien zu finden.

Ein Milium ist eine Keratinretentionszyte. Sie kann durch Anritzen der Epidermis exprimiert werden. Milien sind unabhängig von einer bestehenden Neurodermitis.

Therapie
- Lokal: Lokaltherapie: Harnstoffsalben; Fettsalben; Glukokortikoide; Calcineurin-Inhibitoren; Antiseptika; UVA-, UVB-Strahlentherapie;
- Systemisch: Antihistaminika; Antibiotika; Hyposensibilisierung; In ausgeprägten Fällen Glukokortikoide, Immunsuppressiva;
- Allgemeine Maßnahmen: Meidung von Irritanzien (häufiger Wasserkontakt, Chemikalien, Detergenzien, Wolle, Kosmetika, Schweiß); Meidung von Inhalationsallergenen (ermittelbar durch Allergietests); Bei Nahrungsmittelunverträglichkeiten entsprechende Diät; Behandlung chronisch-bakterieller Infekte im Hals-Nasen-Ohrenbereich, da sie als Triggerfaktor gelten.

7.21   Acne conglobata

Lokalisation Gesicht

Symptome Auf Wangen, Schläfen und Kinn, geringer auf der Stirn, finden sich stark entzündliche Knoten und Pusteln, die an den Wangen zu entzündlichen Plaques konfluieren. Bei genauem Hinsehen finden sich im Bereich von Nase und Stirn geschlossene (b und e) und offene (c und d) Komedonen (Mitesser). Die Gesichtshaut glänzt durch vermehrte Talgproduktion (Seborrhoe). Tief entzündliche Knoten heilen unter Ausbildung von Narben ab (sichtbar am Kinn).

Ähnliche Krankheitsbilder
- Rosazea (s. Kap. 7.27): auch hier gibt es Papeln, Pusteln und Knoten, jedoch niemals Mitesser!
- Furunkulose;
- Periorale Dermatitis (s. Kap. 7.28).

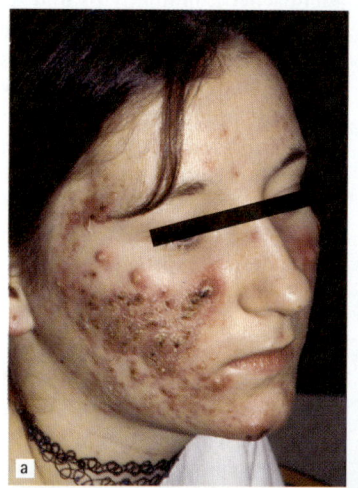

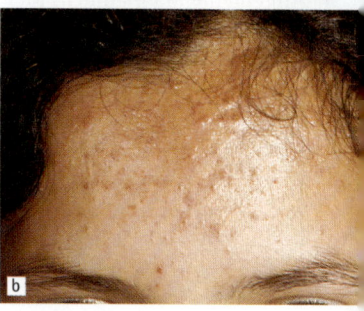

Kommentar Die Akne kann unterschiedlich schwer ausgeprägt sein. Die mildeste Form ist die Acne comedonica, die häufig am Anfang der Pubertät beobachtet wird und ohne Entzündungen verläuft. Acne papulopustulosa kann mild und schwer verlaufen – mit Übergang in Acne nodulocystica und Acne conglobata. Diese stellen die Formen mit den schwersten Entzündungen dar und führen zu verunstaltenden

Narben (f), Fisteln und Keloiden (Wulstnarben). Neben dem Gesicht können alle talgdrüsenreichen Areale befallen werden: Brust, Schultern und Rücken. Zugrunde liegen eine übermäßige Verhornung der Talgdrüsenausführungsgänge, übermäßige Talgsekretion (Seborrhoe), mikrobielle Hyperkolonisation (mit *Propionibacterium acnes*) sowie immunologisch noch nicht völlig erschlossene Entzündungsvorgänge. Die Akne ist eine Erkrankung der Talgdrüse, die reichlich mit Androgenrezeptoren ausgestattet ist. Das Auftreten von Akne steht im direkten Zusammenhang mit dem Anstieg von Androgenen im männlichen und weiblichen Organismus während der Pubertät, dem Hauptausbruchszeitpunkt der Akne. Sie kann sich aber auch im Erwachsenenalter manifestieren (Spätakne). Im Gegensatz zu ähnlichen Krankheitsbildern findet man bei der Akne immer Komedonen.

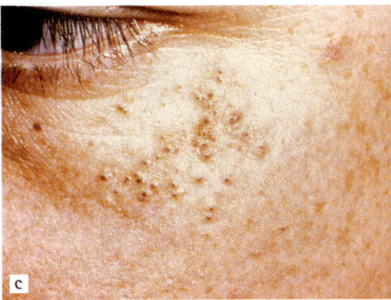

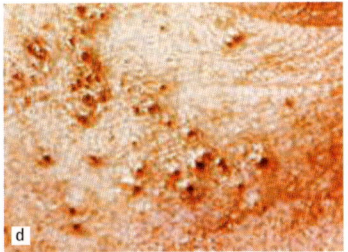

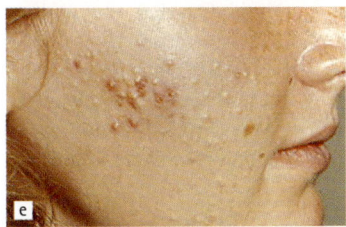

Therapie

- Lokal: Benzoylperoxid; Azelainsäure; Retinoide: Tretinoin, Isotretinoin, Adapalen; Antibiotika (zeitlich begrenzt): Erythromycin, Clindamycin, Tetracyclin; Fruchtsäure- und mechanische Peelings;
- Systemisch: Antibiotika: Tetracycline, Minocyclin; Retinoide: Isotretinoin; Bei Frauen ist Isotretinoin riskant, es wirkt teratogen und darf nur bei hundertprozentiger Kontrazeption verabreicht werden.

Kontrazeptiva mit antiandrogener Wirkung: Cyproteronacetat,
Chlormadinonacetat.

Praxistipp

- Die Unterscheidung der Akne
  von ähnlichen Erkrankungen
  gelingt leicht: Nur bei der Akne
  findet man Mitesser!
- Bei Frauen mit sehr schweren
  Akneformen ist manchmal eine
  Untersuchung der Sexualhormone und ein Ultraschall der
  Eierstöcke sinnvoll, um eine organische Störung auszuschließen. Bei Frauen ist die Kombination Seborrhö, Akne, verstärkter Haarwuchs im Gesicht,

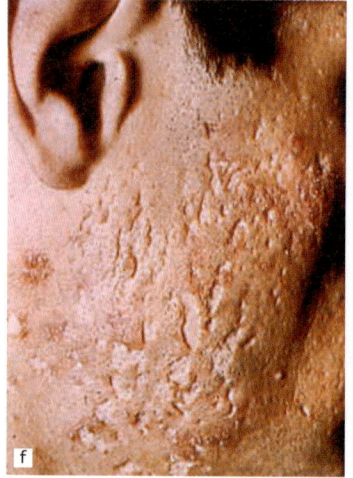

um die Burstwarzen, im Bereich der Mittellinie unter dem Nabel
oder an anderen Körperstellen ein möglicher Hinweis auf polycystische Ovarien oder andere endokrinologische Erkrankungen
(„SAHA-Syndrom").

- Vitamin-B-Präparate können Akne-artige Hautveränderungen hervorrufen. Sie sollten abgesetzt werden.
- Bei Sportlern sollte man nach der Einnahme von Anabolika fragen,
  sie machen schwere Akne.

7.22   Acne papulopustulosa

Lokalisation Gesicht

Erscheinungsbild Entzündlich
gerötete Papeln und Pusteln, feine
Närbchen.

Ähnliche Krankheitsbilder
- Rosazea (s. Kap. 7.27): auch
  hier gibt es Papeln, Pusteln
  und Knoten, jedoch niemals
  Mitesser!
- Periorale Dermatitis (s. Kap.
  7.28).

Kommentar Siehe Kap. 7.21 und
7.23

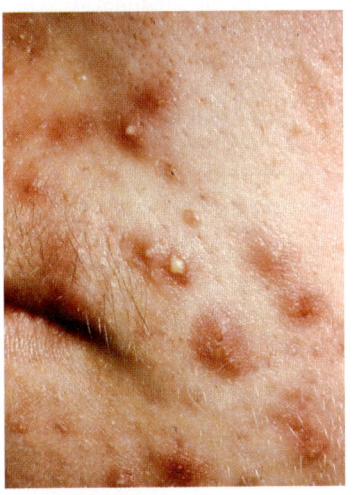

Therapie
- Lokal: Benzoylperoxid; Azelainsäure; Retinoide: Tretinoin, Isotreti-
  noin, Adapalen; Antibiotika (nur eine begrenzte Zeit lang): Erythro-
  mycin, Clindamycin, Tetracyclin; Fruchtsäure- und mechanische
  Peelings;
- Systemisch: Antibiotika: Tetracycline, Minocyclin; Retinoide: Iso-
  tretinoin; Bei Frauen ist Isotretinoin riskant, es wirkt teratogen und
  darf nur bei hundertprozentiger Kontrazeption verabreicht werden.
  Kontrazeptiva mit antiandrogener Wirkung: Cyproteronacetat,
  Chlormadinonacetat.

Praxistipp
- Die Unterscheidung der Akne von ähnlichen Erkrankungen gelingt
  leicht: Nur bei der Akne findet man Mitesser!
- Bei Frauen mit sehr schweren Akneformen ist manchmal eine Untersuchung der Sexualhormone und ein Ultraschall der Eierstöcke

sinnvoll, um eine organische Störung auszuschließen. Bei Frauen ist die Kombination Seborrhö, Akne, verstärkter Haarwuchs im Gesicht, um die Burstwarzen, im Bereich der Mittellinie unter dem Nabel oder an anderen Körperstellen ein möglicher Hinweis auf polycystische Ovarien oder andere endokrinologische Erkrankungen („SAHA-Syndrom").

■ Vitamin-B-Präparate können Akne-artige Hautveränderungen hervorrufen. Sie sollten abgesetzt werden.

■ Bei Sportlern sollte man nach der Einnahme von Anabolika fragen, sie machen schwere Akne.

7.23   Aknezyste

Lokalisation Augeninnenwinkel

Erscheinungsbild In der Tiefe der Haut gelegener zystischer Knoten mit entzündlicher Rötung. An Stirn und Nase befinden sich außerdem erythematöse Papeln und eine Pustel sowie offene Komedonen (Mitesser).

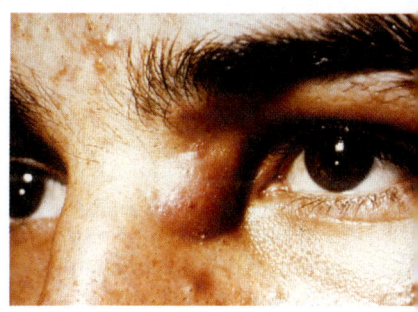

Ähnliche Krankheitsbilder
- Rosazea (s. Kap. 7.27): kann ebenfalls Papeln, Pusteln und Zysten hervorrufen, geht allerdings nicht mit Komedonen einher;
- Subkutanes Hämangiom: ist meist schon beim Neugeborenen vorhanden, nicht schmerzhaft, nicht entzündlich, blau durch die Haut schimmernd.

Kommentar Es handelt sich um die schwerste Form der Akne: Acne nodulocystica. Sie heilt unter Hinterlassung von Narben ab und sollte daher systemisch behandelt werden. Acne vulgaris kann unterschiedlich schwer ausgeprägt sein. Die mildeste Form ist die Acne comedonica, die häufig am Anfang der Pubertät beobachtet wird und ohne schwere Entzündungen verläuft. Acne papulopustulosa kann mild und schwer verlaufen, Acne nodulocystica und Acne conglobata stellen die Formen mit den schwersten Entzündungen dar und führen zu verunstaltenden Narben, Fisteln und Keloiden (Wulstnarben). Neben dem Gesicht können alle talgdrüsenreichen Areale befallen werden: Brust, Schultern und Rücken. Zugrunde liegen eine übermäßige Verhornung der Talgdrüsenfollikel, übermäßige Talgsekretion (Seborrhoe), mikrobielle Hyperkolonisation (mit *Propionibacterium acnes*) sowie immunologisch noch nicht völlig erschlossene Entzündungsvorgänge. Die Akne ist eine Erkrankung der Talgdrüse, die reichlich mit Androgenrezeptoren ausgestattet ist. Das Auftreten von Akne steht im direkten Zusammenhang mit dem Anstieg von Androgenen im männlichen und weiblichen Organismus während der Pubertät, dem Hauptausbruchszeitpunkt der Akne. Sie kann sich aber auch im Erwachsenenalter manifestieren (Spätakne). Im Gegensatz zu ähnlichen Krankheitsbildern findet man bei der Akne immer Komedonen.

Therapie

- Systemisch: Antibiotika: Tetracycline, Minocyclin; Retinoide: Isotretinoin; Bei Frauen ist Isotretinoin riskant, es wirkt teratogen und darf nur bei hundertprozentiger Kontrazeption verabreicht werden. Konzeptiva mit antiandrogener Wirkung: Cyproteronacetat, Chlormadinonacetat;
- Zur Ergänzung Lokal: Benzoylperoxid; Azelainsäure; Retinoide: Tretinoin, Isotretinoin, Adapalen; Antibiotika (nur begrenzte Zeit): Erythromycin, Clindamycin, Tetracyclin; Fruchtsäure- und mechanische Peelings.

Praxistipp Lokale Retinoide werden nicht nennenswert in den Blutkreislauf resorbiert, dennoch sollte bei Kinderwunsch und in der Schwangerschaft zur Sicherheit darauf verzichtet werden. Systemische Retinoide sind äußerst teratogen.

- Die Unterscheidung der Akne von ähnlichen Erkrankungen gelingt leicht: Nur bei der Akne findet man Mitesser!
- Bei Frauen mit sehr schweren Akneformen ist manchmal eine Untersuchung der Sexualhormone und ein Ultraschall der Eierstöcke sinnvoll, um eine organische Störung auszuschließen. Bei Frauen ist die Kombination Seborrhö, Akne, verstärkter Haarwuchs im Gesicht, um die Burstwarzen, im Bereich der Mittellinie unter dem Nabel oder an anderen Körperstellen ein möglicher Hinweis auf polycystische Ovarien oder andere endokrinologische Erkrankungen („SAHA-Syndrom").
- Vitamin-B-Präparate können Akne-artige Hautveränderungen hervorrufen. Sie sollten abgesetzt werden.
- Bei Sportlern sollte man nach der Einnahme von Anabolika fragen, sie machen schwere Akne.

7.24 Acne comedonica

Lokalisation Gesicht

Erscheinungsbild a) An der Wange befinden sich multiple kleine Papeln (offene Komedonen), die zentral einen schwarzen Pfropf erkennen lassen. b) An der fettig glänzenden Stirn eines jungen Mädchens befinden sich zahlreiche gelbliche Papeln, die geschlossenen Komedonen entsprechen. Der Inhalt schimmert weiß-gelblich hindurch, ein Pfropf ist allerdings im Gegensatz zum offenen Komedo nicht zu erkennen.

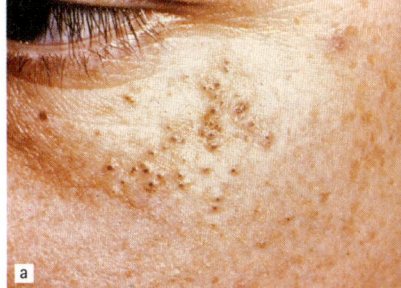

Ähnliche Krankheitsbilder

- Milien: intraepidermale Hornzysten ohne Anschluss an den Talgdrüsen-Haarfollikel;
- Morbus Favre-Racouchot: durch chronischen UV-Licht-

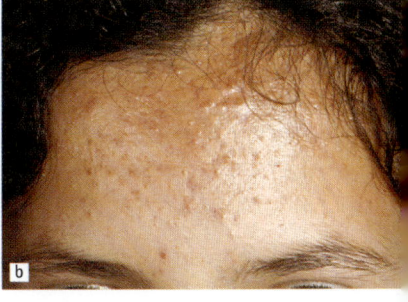

schaden hervorgerufene Komedonen und Elastosis cutis an den sog. Sonnenterrassen des Gesichtes, wie z. B. Jochbeinen, Nase usw.

Kommentar Es handelt sich um die mildeste Form der Acne vulgaris, wie sie meist zu Beginn der Pubertät auftritt. Aus ihr können sich die schwereren, entzündlichen Akneformen entwickeln. Komedonen sind die Leitefloreszenz der Akne und entstehen primär durch Retentionshyperkeratose (übermäßige Verhornung durch nicht abgestoßene Hornlamellen) im Talgdrüsenausführungsgang mit dadurch gestörtem Abfluss von Talg und weiteren Hornzellen. Die Follikelbakterien *(Propionibacterium acnes)* können sich stärker vermehren und bauen die im Talg enthaltenen Triglyceride zu freien Fettsäuren ab. Die freien Fettsäuren wirken irritierend auf das Follikelepithel und fördern die Follikelentzündung. Sekundär kann der Komedo zu einer entzündlichen Aknepapel oder Pustel heranwachsen. Der Komedoneninhalt besteht aus Talg, abgeschilferten Hornzellen, *Propionibacterium acnes* und Melaninpigment. Letzteres führt zur Schwarzverfärbung der offenen Komedonen, es handelt sich entgegen der weitläufigen Meinung nicht um Schmutz.

Therapie

■ Lokal: Die klassische Acne comedonica wird am besten mit topischen Retinoiden wie Tretinoin, Isotretinoin und Adapalen behandelt; Fruchtsäure- und mechanische Peelings. Auch möglich ist Azelainsäure, die allerdings beim Auftragen brennen kann.

Praxistipp Lokale Retinoide wirken nicht sebostatisch, sondern lösen die krankhafte Verhornung der Poren auf. Nur systemische Retinoide wirken gegen die Seborrhoe (gesteigerter Talgfluss) durch eine Verkleinerung der Talgdrüsen.

7.25   Chlorakne

Lokalisation Gesicht

Erscheinungsbild Ausgedehnte offene Komedonen mit dunkel pigmentiertem Hornpfropf.

Ähnliche Krankheitsbilder
- Akne vulgaris (s. Kap. 7.22);
- Morbus Favre-Racouchot: durch chronischen UV-Lichtschaden hervorgerufene Komedonen und Elastosis cutis an den sog. Sonnenterrassen, wie z. B. Jochbeine, Nase usw.

Kommentar Es handelt sich um eine Berufskrankheit, ausgelöst durch Kontakt mit chlorierten Kohlenwasserstoffen. Diese wirken komedogen durch Follikelokklusion, -irritation und übermäßige Follikelverhornung. Auch bei Dioxinvergiftung typisch!

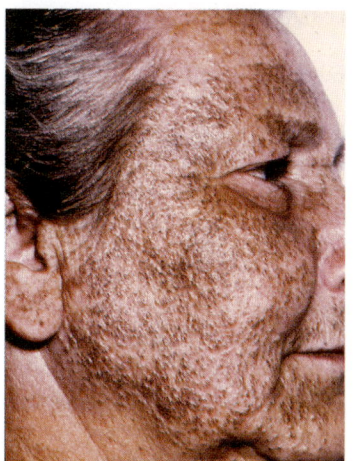

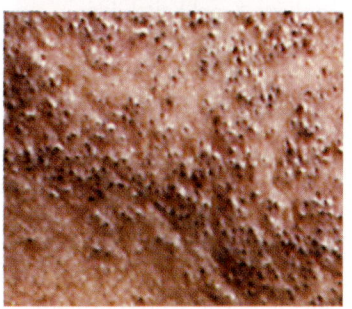

Therapie
- Lokal: Retinoide: Tretinoin, Isotretinoin, Adapalen; Fruchtsäure- und mechanische Peelings;
- Allgemeine Maßnahmen: Meiden der Noxe.

7.26   Rosazea I

Lokalisation   Gesicht

Erscheinungsbild   An den konvexen Arealen des Gesichtes (Stirn,
Wangen, Kinn) mit freigebliebe-
nem Munddreieck und Periorbital-
region finden sich Erytheme und
Teleangiektasien mit erythematösen Papeln, teilweise durch Manipulation hervorgerufene Blutkrusten. Subjektiv besteht gelegentlich
ein Brennen, insbesondere bei
raschem Temperaturwechsel. Die
Entzündungen sind nicht unbedingt follikulär gebunden.

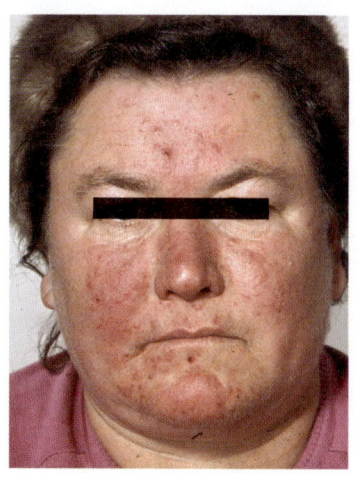

Ähnliche Krankheitsbilder
- Akne vulgaris (s. Kap. 7.22): Keine Teleangiektasien, immer Sebor-
  rhoe, immer Komedonen;
- Periorale Dermatitis (s. Kap. 7.28 – als Kortisonschaden).

Kommentar   Die Rosazea ist eine vermutlich genetisch determinierte
Erkrankung, sie zeichnet sich durch eine gestörte Vasomotorik (Störung der Gefäßnerven) aus, geht daher mit Flush (plötzlicher Rötung),
Teleangiektasien (auf der Haut sichtbarer Erweiterung kleinster Blutgefäße) und Brenngefühlen einher, letzteres wird auch im Zusammenhang mit dem Neurotransmitter Substanz P gesehen. Substanz P und
vermehrte Substanz-P-Rezeptoren können verstärkt bei Rosazeapatienten nachgewiesen werden. Die Betroffenen können unter Seborrhoe leiden, sowie an einer Follikulitis durch *Pityrosporum* ovale oder
Demodex folliculorum, aber auch unter eher trockener Haut. Des weiteren ist eine Assoziation mit Magenerkrankungen, z.B. *Helicobacter-
pylori*-Gastritis beschrieben. In späteren Stadien kann ein Rhinophym

(Knollennase) mit Proliferation von Talgdrüsen sowie Lymphödem der Gesichtshaut eintreten. Die Rosazea wird durch UV-Licht, scharfe Gewürze, Alkohol, Kaffee verstärkt. Komplikationen sind die Ausbildung von Augenentzündungen mit Konjunktivitis, Iritis, Keratitis, Hordeolum (Gerstenkorn), Chalazion (Hagelkorn), Photophobie und an der Haut lokalisierte fulminante Verläufe mit schweren Entzündungen.

Therapie

- Lokal: Metronidazol 2 % in nicht fettiger Grundlage, alternativ auch Erythromycin, Tetracyclin, Clindamycin; Ichthyolhaltige Externa; Ketoconazol-Creme, Ciclopiroxolamin-Creme bei Nachweis von Pityrosporum ovale; Hexachlorcyclohexan bei Nachweis von Demodex folliculorum;
- Systemisch: Tetracyclin, Doxycyclin, Minocyclin, Erythromycin, Metronidazol über 3 Monate; Isotretinoin 0,5–1 mg/kg KG über ca. 6–12 Monate; Bei Frauen: Cyproteronacetat;
- Bei Teleangiektasien: Farbstofflaser;
- Bei Rhinophym: Chirurgische Abtragung, Dermabrasion.
- Allgemein: Physikalischer Lichtschutz, milde Syndets. Meiden von Alkohol, Kaffee und scharfen Gewürzen, da sie gefäßerweiternd wirken.

Praxistipp Die Rosazeahaut ist ausgesprochen empfindlich. Kosmetika sollten frei von Duftstoffen, Konservierungsstoffen und Emulgatoren sein. Empfehlen Sie spezielle Kosmetika für Rosazeahaut. Lotio Cordes® kann man als Make-up-Ersatz und Lichtschutz empfehlen. Manche Patienten mit trockenen oder entzündeten Rosazea-Augen profitieren von Vitamin A und D.

7.27 Rosazea II

Lokalisation Gesicht

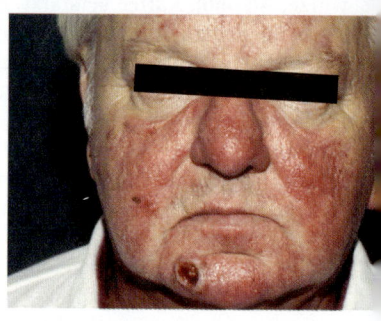

Erscheinungsbild Flächige Rötung und rote Papeln an den konvexen Arealen des Gesichts. Nasen-, Wangen- und Kinnhaut wirkt zudem verdickt. Dies ist auf ein Lymphödem der Haut durch die heftige Entzündung und Vermehrung von Talgdrüsen zurückzuführen.

Die Gewebeflüssigkeit (Lymphe) wird durch die überstarke Durchblutung gespeist und nicht ausreichend abtransportiert.

Am Kinn erkennt man zusätzlich einen exulzerierten (geschwürigen) Tumor (Plattenepithelkarzinom).

Ähnliche Krankheitsbilder
- Lupus erythematodes (s. Kap. 7.49 und 7.51);
- Akne vulgaris (s. Kap. 7.22);
- Periorale Dermatitis (s. Kap. 7.28);
- Kontaktdermatitis/Neurodermitis (s. Kap. 7.18).

Kommentar Es gibt eine teleangiektatische Form der Rosazea mit nur wenigen oder gar keinen Papeln, aber vielen permanent erweiterten kleinen Blutgefäßen (Teleangiektasien) und es gibt die papulopustulöse Form mit zahlreichen Papeln und Pusteln. Im Vordergrund kann außerdem das Rhinophym stehen (Knollennase), verursacht durch eine erhebliche Talgdrüsenhyperplasie. Das Krankheitsbild kann mit Erythemen beginnen und erst später Papeln und Pusteln entwickeln. Charakteristischerweise verschlechtert sich der Hautzustand durch gefäßerweiternde Stimuli: Wärme, Alkohol (obwohl das Rhinophym nicht durch Alkoholkonsum ausgelöst wird – wie fälschlicherweise oft angenommen wird, die Bezeichnung „Säufernase" ist falsch), UV-Licht, scharfe Gewürze. Man findet bei den Betroffenen außerdem eine gesteigerte Menge an Substanz P und Substanz-P-Rezeptoren in der Haut. Substanz P ist eine vasoaktive Substanz. Die Rosazea kann mit verminderter oder gesteigerter Talgproduktion assoziiert sein. In letzterem Fall findet man verschiedene Erreger in den Poren: *Demodex folliculorum* und *Pityrosporum ovale* sowie Bakterien. Möglicherweise spielen diese Erreger ebenfalls eine pathogenetische Rolle. Die Unterscheidung zur Akne gelingt besonders dadurch, dass bei der Rosazea im Gegensatz zur Akne nie Mitesser (Komedonen) auftreten.

Therapie
- Lokal: Metronidazol 2 % in nicht fettiger Grundlage, alternativ auch Erythromycin, Tetracyclin, Clindamycin; Ichthyolhaltige Externa; Ketoconazol-Creme, Ciclopiroxolamin-Creme bei Nachweis von Pityrosporum ovale; Hexachlorcyclohexan bei Nachweis von Demodex folliculorum;
- Systemisch: Tetracyclin, Doxycyclin, Minocyclin, Erythromycin, Metronidazol über 3 Monate; Isotretinoin 0,5–1 mg/kg KG über ca. 6–12 Monate; Bei Frauen: Cyproteronacetat;
- Bei Teleangiektasien: Farbstofflaser;
- Bei Rhinophym: Chirurgische Abtragung, Dermabrasion.
- Allgemein: Physikalischer Lichtschutz, milde Syndets. Meiden von Alkohol, Kaffee und scharfen Gewürzen, da sie gefäßerweiternd wirken.

Praxistipp Bei Verdickung der Haut von Nase, Kinn, Zwischen-Augenbrauenbereich, Wangen, manchmal auch der Ohren empfiehlt sich eine spezielle Rosazea-Massage. Hier wird im Sinne einer Lymphdrainage die Gesichtshaut von Zentral (Nase) zur Seite ausmassiert.

7.28   Periorale und periorbiculare Dermatitis, rosazeaartige Dermatitis

Lokalisation Gesicht

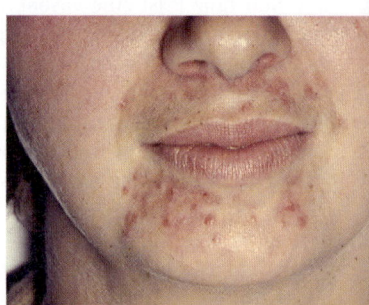

Erscheinungsbild Am Kinn, perioral und im gesamten Gesicht, also
auch periorbicular (um die Augen
gelegen) finden sich erythematöse
Papeln und Papulovesikel, um das
Kinn trockene Krusten. Ein schmaler Saum gesunder Haut ist um das
Lippenrot freigeblieben. Brennen,
leichter bis starker Juckreiz.

Ähnliche Krankheitsbilder

- Rosazea (s. Kap. 7.26 und 7.27);
- Akne vulgaris (s. Kap. 7.22);
- Kontaktekzem (s. Kap. 4.8);
- Atopisches Ekzem (s. Kap.
  7.17);
- Kutaner Lupus erythematodes
  (s. Kap. 7.50 und 7.51);
- Arzneimittelexanthem (s. Kap.
  7.29).

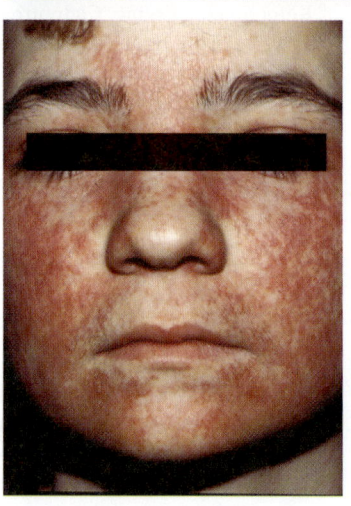

Kommentar Die periorale Dermatitis tritt gehäuft bei Frauen auf,
die eher zu trockener Haut neigen.
Sie ist die Folge einer länger dau-
ernden Anwendung (über 2 Wochen) von topischen Glukokorti-
koiden, aber auch der Anwendung von Feuchtigkeitscremes, Sonnen-
schutzcremes, Make-ups und fluorierten Zahnpasten. Ursächlich ist
eine Veränderung der physiologischen Hautflora und eine übermäßige
Hydratisierung der Follikelöffnungen, so dass diese zuquellen. Da-

durch vermehren sich die Bakterien im Follikel und rufen entzündliche Papeln und Pusteln hervor.

Therapie

- Lokal/Systemisch: In den ersten Tagen können folgende Substanzen zur Unterstützung hilfreich sein: Metronidazol 2% in Unguentum emulsificans aquosum, Erythromycin, Ketoconazol. Problematisch ist allerdings, dass diese Wirkstoffe in einer Grundlagenmixtur verabreicht werden müssen, die ja eigentlich grundsätzlich unerwünscht ist; Schwarztee- oder Eichenrindenumschläge und in ganz ausgeprägten Fällen interne Tetracycline über mehrere Wochen bis 3 Monate;
- Allgemeine Maßnahmen: Weglassen aller Externa, insbesondere der Glukokortikoide, aber auch aller Feuchtigkeits-, Fettcremes und Make-ups. Nach Absetzen der Glukokortikoide kommt es zunächst zu einem Glukokortikoidentzug mit manchmal ganz massivem Aufflammen der Hautveränderungen. Die erneute Gabe bewirkt einen kurzfristigen Therapieerfolg mit danach folgender weiterer Verschlechterung. Diesen Teufelskreis gilt es zu unterbrechen. Eine Manipulation an den Papeln und Vesikeln sollte wegen der Gefahr der Verschlechterung unterbleiben. Wichtig ist die Aufklärung über die Ursachen, Hartnäckigkeit und Rezidivfreudigkeit der Erkrankung.

Praxistipp Der wohlgemeinte Versuch einer äußerlichen Therapie führt oft sogar zu einer weiteren Verschlechterung des Hautbildes und zum Unmut der Betroffenen.

7.29 Urtikaria

Lokalisation Gesicht, Hals

Erscheinungsbild Anulär (ringförmig) konfigurierte Quaddeln mit
erythematösem Randsaum. Abklingen der einzelnen Effloreszenzen innerhalb mehrerer Stunden.
Neue Quaddeln können an gleicher
oder anderer Stelle entstehen.
Juckreiz, der zum Scheuern, nicht
zum Kratzen verleitet.

Ähnliche Krankheitsbilder Urtikarielles Arzneimittelexanthem.

Kommentar Quaddeln entstehen
durch Ausschüttung von Histamin,
welches als Botenstoff Vasodilatation, Ödem und Juckreiz verursacht. Ursächlich kommt eine allergische Reaktion auf Nahrungsmittel, Medikamente oder Infekte
infrage, aber auch pseudoallergische Mechanismen durch Medikamente (bei (a) war der Auslöser

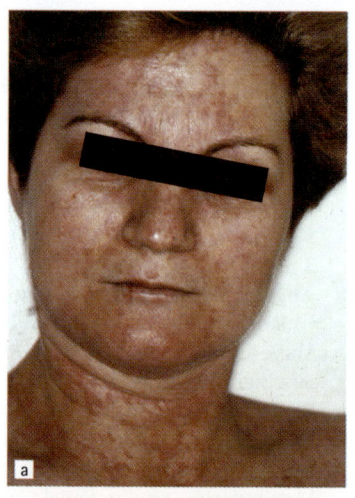

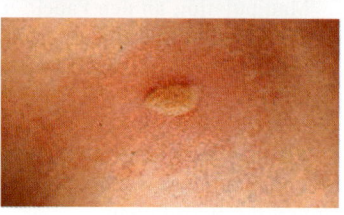

Metamizol), Nahrungsmittelzusatzstoffe, die ohne Sensibilisierung zu
einer Histaminausschüttung führen, desweiteren physikalische Ursachen, wie Hitze, Kälte, Schwitzen, Druck, Wasser. Beim Kontakt mit
Latex (bei Latexallergie) oder mit Brennesseln entsteht eine allergische
bzw. toxische Kontakturtikaria.

Therapie

- Lokal: Kühlen;
- Systemisch: In erster Linie Antihistaminika in hoher Dosis, in schweren Fällen Glukokortikoide, falls auch Kreislaufsymptome oder Schleimhautschwellung mit Atemnot oder Schluckstörungen auftreten.
- Allgemeine Maßnahmen in Abhängigkeit von der Grunderkrankung.
- Ursache eliminieren.

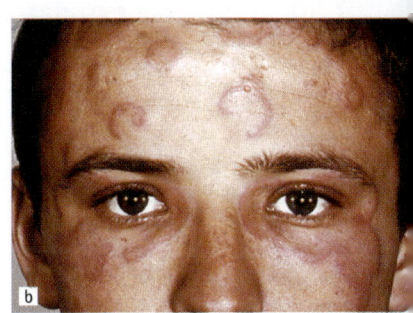

7.30   Erythema exsudativum multiforme (EEM) majus

Lokalisation Gesicht, Schleimhäute

Erscheinungsbild a) Hämorrhagische Konjunktivitis (blutige Binde-
hautentzündung) sowie nekrotische (abgestorbene) Krusten der
Lippenschleimhaut. b) Ausgedehn-
terer Befund mit kokardenförmigen
(schießscheibenartigen) Erythemen
an Hals, Brust und Stirn sowie
großflächigen Erosionen im Gesicht mit hämorrhagischen und ne-
krotischen Krusten an den Lippen.

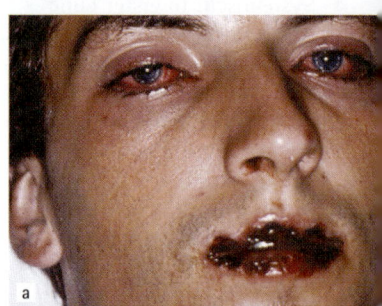

Ähnliche Krankheitsbilder
- Toxisch epidermale Nekrolyse
  (TEN);
- Pemphigus vulgaris (s. Kap.
  7.53);
- Verbrennung, Verätzung.

Kommentar Häufigster Auslöser
des EEM, das Haut und Schleimhaut betrifft, sind Arzneimittel,
insbesondere Antibiotika, Antiepi-
leptika und Schmerzmittel. Auch
nach Infektionen mit Herpes-simplex-Viren kann ein EEM auftre-

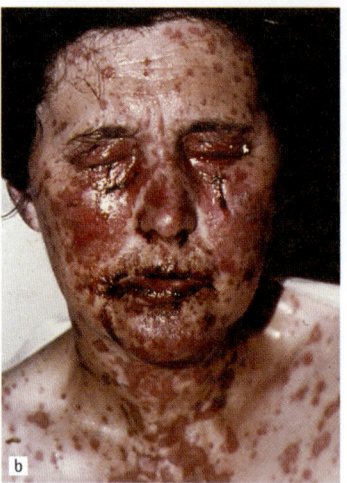

ten, meist jedoch in seiner Minor-Variante, also ohne Schleimhautbe-
teiligung. Die typische Leiteffloreszenz des EEM ist die Kokarde. Es
handelt sich um eine schwere Entzündung der Epidermis bis hin zur

Ablösung von Epidermis- und Mukosazellen durch Angriff zytotoxischer T-Lymphozyten.

Therapie

- Lokal: Nicht auf der Haut brennende, desinfizierende Lösungen und nicht verklebende Wundauflagen;
- Systemisch: Prednisolon, initial 250 mg pro Tag;
- Allgemeine Maßnahmen: Absetzen des auslösenden Medikamentes; Intensivüberwachung von Herz-Kreislaufsystem bei großflächigen Erosionen, Flüssigkeitssubstitution.

7.31   Kontaktdermatitis

Lokalisation Gesicht

Erscheinungsbild a) Nach dem
Kontakt mit Primeln traten bei
dieser Patientin im Kontaktgebiet
stark juckende und brennende Papulovesikel und Blasen mit seröser
Flüssigkeit auf (toxische Kontaktdermatitis), b) Nach dem Kontakt
der Lippen mit Tromantadin-
Creme, die wegen eines Herpes
simplex recidivans angewandt
wurde und gegen die sie inzwischen sensibilisiert war, traten bei
der jungen Frau stark juckende
erythematöse Papeln und nässende
Papulovesikel auf, die über das
Kontaktareal hinaus gestreut haben (allergische Kontaktdermatitis).

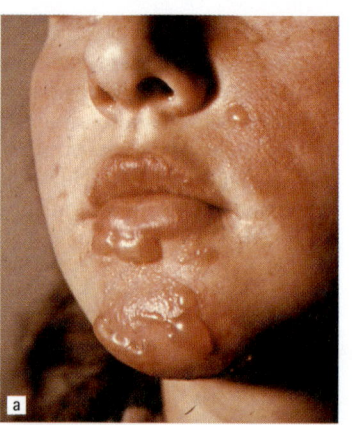

Ähnliche Krankheitsbilder
- Phototoxische Dermatitis zu (a),
  Verbrennung mit Blasenbil-
  dung;
- Herpes simplex (s. Kap. 7.6)
  auch ohne allergisches Kontaktekzem zu (b).

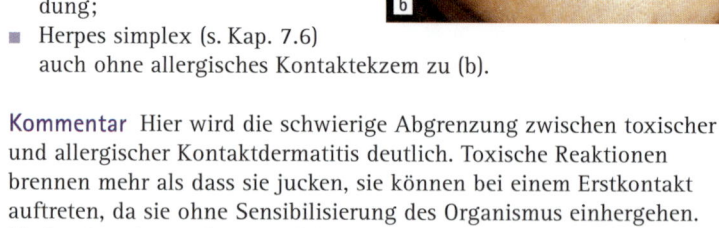

Kommentar Hier wird die schwierige Abgrenzung zwischen toxischer
und allergischer Kontaktdermatitis deutlich. Toxische Reaktionen
brennen mehr als dass sie jucken, sie können bei einem Erstkontakt
auftreten, da sie ohne Sensibilisierung des Organismus einhergehen.
Sie beschränken sich nur auf das Kontaktareal, es gibt keine Streu-

phänomene, der Verlauf hat „Decrescendo"-Charakter – die Dermatitis wird im Laufe von 2–3 Tagen schwächer. Die Allergie juckt dagegen stärker, sie setzt eine Sensibilisierung, also schon mindestens einen früheren Kontakt mit der auslösenden Substanz voraus. Die sensibilisierten Zellen sind nicht ortsständig und wandern über das Kontaktareal hinaus, führen zu Streureaktionen, die auch an ganz entfernten Körperstellen auftreten können, in diesem Fall z.B. an den Füßen. Der Verlauf hat „Crescendo"-Charakter – die Dermatitis verschlimmert sich also innerhalb der ersten Tage noch bevor sie dann abklingt.

Therapie

- Lokal: Im akut nässenden Stadium Externa in wässriger Grundlage wählen; Kühlende feuchte Umschläge; Eosinlösung; Glukokortikoide in Linimentum aquosum;
- Systemisch: Antihistaminika gegen den Juckreiz; Bei schweren Reaktionen Glukokortikoide;
- Chirurgisch: Größere Blasen steril punktieren. Blasendach als abdeckenden „Verband" auf der Erosion (Blasengrund) belassen;
- Allgemeine Maßnahmen: Auslöser meiden.

Praxistipp Empfehlen sie eine Testung auf Externa beim Hautarzt mittels Epikutantest (Läppchentest). Ein verdächtigter Lippenstift kann mitgetestet werden.

7.32   Quincke-Ödem (syn. Angioödem)

Lokalisation Gesicht

Erscheinungsbild Plötzliches Auftreten einer starken Schwellung
des Oberlides am linken Auge,
evtl. mit Juckreiz. Kann von Lippenschwellung und Urtikaria (Nesselfieber) begleitet sein und auch
an Zunge, Rachen und Kehlkopf
auftreten.

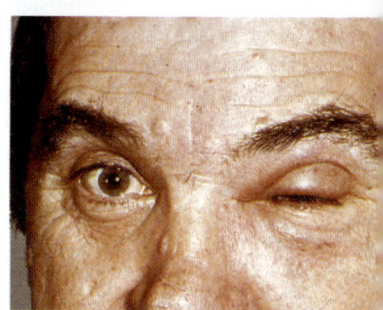

Ähnliche Krankheitsbilder
- Erysipel (s. Kap. 7.35);
- Konjunktivitis (s. Kap. 7.34);
- Kontaktdermatitis (s. Kap. 7.31).

Kommentar Rückbildung innerhalb von Stunden bis 3 Tagen. Bei Befall von Rachen und Kehlkopf können Schluckbeschwerden und Atemnot auftreten, es handelt sich dann u. U. um eine lebensbedrohliche
Situation, Notfall! Ursächlich kommen eine Allergie vom Soforttyp
(durch Histaminfreisetzung) oder eine Pseudoallergie durch Lebensmit-
tel oder Medikamente infrage. Auch toxische Einwirkungen durch
einen Wespenstich o. Ä. können verantwortlich sein. Seltener wird das
Quincke-Ödem durch einen angeborenen oder erworbenen C1-Este-
rase-Inhibitor-Mangel ausgelöst.

Therapie
- Notfall: Glukokortikoide; Antihistaminika; Überwachung;
- Bei bekanntem C1-Esterase-Inhibitor-Mangel: Substitution eines
  C1-Esterase-Inhibitor-Konzentrats i. v.

7.33   Dermatitis solaris (Sonnenbrand)

Lokalisation: Gesicht, Hals, Dekolletée

Erscheinungsbild Scharf auf die sonnenexponierten Areale begrenzte Rötung, Überwärmung, brennende Schmerzen, Hitzegefühl.

Ähnliche Krankheitsbilder

- Phototoxische Dermatitis: Latenzzeit zwischen Lichtexposition und Hautveränderungen ist etwas länger.
- Kontaktekzem (s. Kap. 7.31).

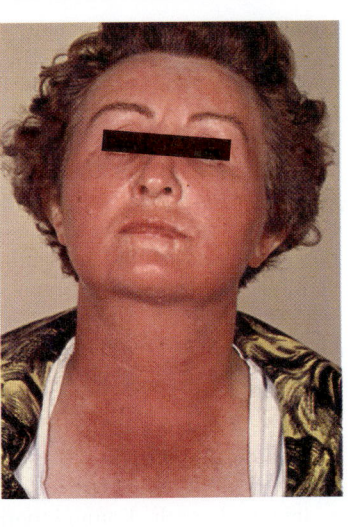

Kommentar Durch UV-Licht ausgelöste Verbrennung, die ca. 6–8 Stunden nach der UV-Exposition auftritt. Das Maximum wird erst nach 24–36 Stunden erreicht: „Crescendo"-Reaktion. In schweren Fällen kommt es zu Blasenbildung. Ursächlich ist die Apoptose der Keratinozyten, eingeleitet durch zerstörerische direkte und indirekte Effekte auf Zell-DNA und Stoffwechsel. Nach einigen Tagen schuppt die verbrannte Haut ab. Leichtere Zellschäden repariert eine zelluläre Endonuklease (DNA-Reparaturenzym).

Therapie

- Systemisch: Acetylsalicylsäure gegen die akute Entzündung, Antihistaminika;
- Lokal: Ergänzend kühlende Lotionen mit oder ohne Glukokortikoide; Feuchte Umschläge;
- Allgemeine Maßnahmen: Lichtschutz; Ausreichende Flüssigkeitszufuhr.

7.34   Conjunctivitis allergica

Lokalisation Gesicht

Erscheinungsbild Gerötete und
geschwollene Augenlider und
Konjunktiven mit gesteigertem
Tränenfluss bei einem Kind mit
atopischer Diathese (Bereitschaft
des Körpers zu atopischen Reaktionen wie Heuschnupfen, Neurodermitis, Asthma). Weitere typische Merkmale der Atopie sind
hier zu erkennen: seitlich ausge-
dünnte Augenbrauen und eine fleckig gerötete Gesichtshaut.

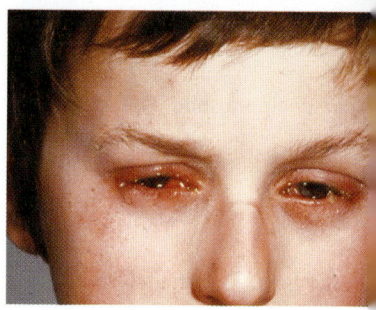

Ähnliche Krankheitsbilder
- Virale Konjunktivitis;
- Bakterielle Konjunktivitis;
- Immunologische Konjunktivitis.

Kommentar Mit verringertem Allgemeinbefinden einhergehende,
allergisch bedingte Konjunktivitis, meist gleichzeitig mit Rhinitis, tritt
gehäuft bei Pollenallergie, also saisonal, aber auch seltener bei Tier-
haar- oder Hausstaubmilbenallergie, also perennial (wiederkehrend),
auf. Ein sog. „Etagenwechsel" von der Rhinokonjunktivitis zu einem
Asthma bronchiale allergicum ist im Laufe des Lebens möglich. Es
handelt sich um Aeroallergene, also solche Allergene, die über die Luft
an Haut und Schleimhäute gelangen.

Therapie

- Lokal: Symptomatisch: Augen- und Nasentropfen mit Antihistaminika und Glukokortikoiden;
- Systemisch: Antihistaminika, möglichst nicht sedierend: z.B. Loratadin, Cetirizin; Mastzellstabilisatoren: Ketotifen; Hyposensibilisierung.
- Allgemeine Maßnahmen: Eine Reduktion der Pollen auf den Schleimhäuten kann durch Anwendung einer Nasendusche erreicht werden.

7.35   Erysipel

Lokalisation Gesicht

Erscheinungsbild a) Fleckige Erytheme mit Schwellungen und Überwärmung. Auf der Nase erkennt man gruppiert angeordnete Blutkrusten abgetrockneter Herpes-simplex-Bläschen. Es handelt sich hier um die Eintrittspforte für die das Erysipel auslösenden Bakterien. b) Ausgedehnte Gesichtsrötung, Schwellung und Überwärmung. Beide Patienten haben Fieber, dolente (schmerzhafte) Lymphknotenschwellungen im Kopf-Hals-Bereich und ein reduziertes Allgemeinbefinden.

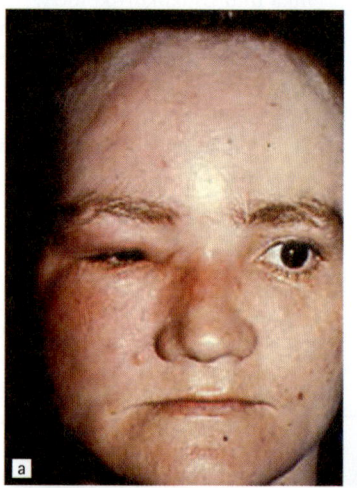

Ähnliche Krankheitsbilder

- Urtikaria (s. Kap. 7.29);
- Angioödem (s. Kap. 5.5, 7.3.2);
- Kontaktdermatitis (s. Kap. 7.31);
- Arzneimittelexanthem;
- Virusexanthem (s. Kap. 7.2 und 7.3).

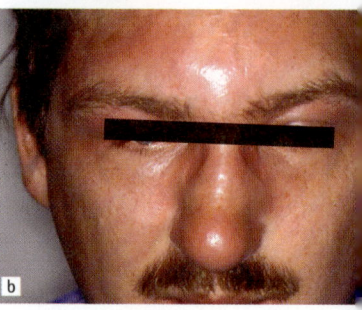

Kommentar Meist durch β-hämolysierende Streptokokken ausgelöste Infektion der Haut und Lymphspalten. Die Eintrittspforte ist nicht immer klar ersichtlich, bei (a) ist es jedoch ein noch nicht abgeheilter Herpes-simplex-Herd, bei (b) eine Sinusitis maxillaris (Entzündung der Kieferhöhle). Häufig sind auch aufgekratzte „Pickel", Rhagaden einer Schnupfennase oder andere Verletzungen zu finden. Ein Gesichtserysipel birgt die Gefahr einer Sinusvenen-Thrombose im Hirnschädel bzw. einer bakteriellen Embolisation.

Bei einem Erysipel besteht immer hohes Fieber (bis 41 °C), eine Schwellung der regionalen Lymphknoten und eine im Blut nachweisbare Vermehrung von weißen Blutkörperchen (Leukozytose).

Therapie

- Lokal: Kühlende, antiseptische Umschläge;
- Systemisch: Penicillin Mega 3 × 10 täglich i. v.; Alternative Antibiotika sind möglich und bei Nichtansprechen auf Penicillin auch erforderlich;
- Allgemeine Maßnahmen: Bettruhe; Sprechverbot (damit wenig Gesichtsbewegung), weiche bzw. flüssige Kost.

7.36   Chloasma (Melasma)

Lokalisation Gesicht

Erscheinungsbild Braune große Flecken an Stirn, Wangen, Kinn und perioral. Meist symmetrisch.

Ähnliche Krankheitsbilder Pigmentverschiebungen nach Entzündungen.

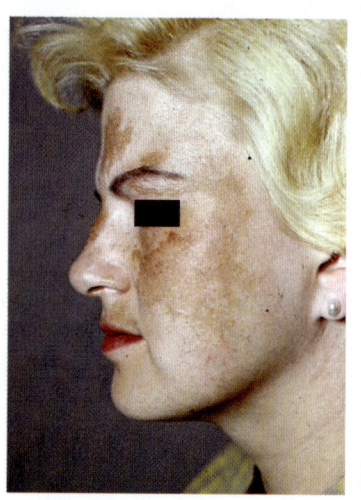

Kommentar Harmlose Pigmentierung ohne eigenen Krankheitswert, kosmetisch u. U. sehr stark störend. Ursächlich kommen infrage: Schwangerschaft, Hormone (Kontrazeptiva), Arzneimittel (Hydantoin, Chlorpromazin), Photodermatitis.

Therapie
- Beseitigung der auslösenden Ursache;
- Lichtschutz;
- Camouflage;
- Bleichcreme mit: Hydrochinon, Tretinoin und Hydrocortison oder Azelainsäure;
- Chemisches Peeling mit Fruchtsäuren.

7.37 Naevus flammeus (Feuermal)

Lokalisation Gesicht

Erscheinungsbild Scharf begrenzter rot-livider Fleck, einseitig im
Gesicht lokalisiert. In beiden Fällen im Bereich des 2. Trigeminus-
astes (2. Gesichtsnerv). Subjektiv
asymptomatisch. Kosmetisch störend.

Ähnliche Krankheitsbilder
Verbrennung.

Kommentar Es handelt sich um
eine angeborene Fehlbildung der
oberflächlichen Kapillaren und
Venolen der Haut, die erweitert
sind.

Therapie
- Bei kosmetischer Beeinträchti-
  gung Abdecken mit Camouflage;
- Farbstoff- oder Argonlaser.

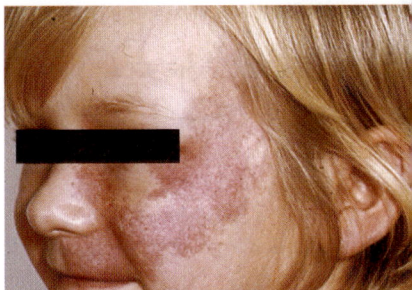

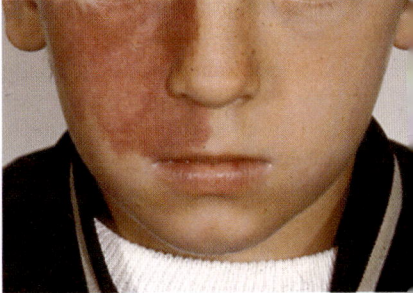

7.38   Alopecia areata

Lokalisation Bartbereich

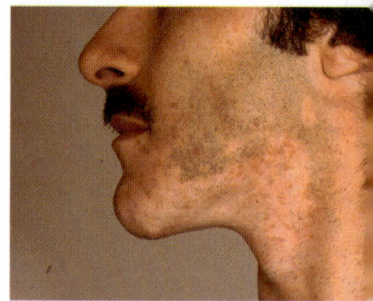

Erscheinungsbild Scharf begrenzte, rundliche, haarlose Areale
inmitten des Bartes. Subjektiv
asymptomatisch (vgl. Kap. 1.12).

Ähnliche Krankheitsbilder Haarausfall anderer Ursache: z. B. Tinea
barbae.

Kommentar Nicht vernarbender,
meist umschriebener, selten gene-
ralisierter Haarausfall. Am Kapillitium (behaarter Kopf) finden sich
die typischen kreisrunden kahlen
Areale, bei denen die erhaltenen
Haarfollikel erkennbar sind, aber
auch Bartbereich, Wimpern,
Augenbrauen, Schamhaare, Extre-
mitätenbehaarung können betroffen sein, meist bei Kindern und
Jugendlichen. Eine Assoziation

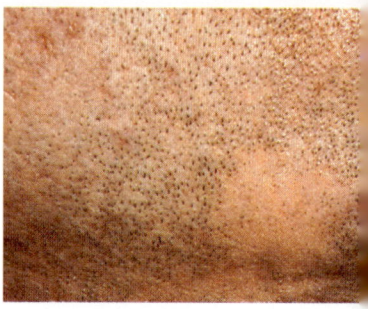

mit Autoimmunerkrankungen, wie Schilddrüsenerkrankung, Diabetes
mellitus, Vitiligo, Morbus Addison findet sich häufig. Die Läsionen
heilen in der Regel innerhalb eines halben Jahres ab. In einigen Fällen
ist der Verlauf allerdings chronisch. Ungünstig bezüglich einer Heilung
wirken sich das Vorhandensein einer Atopie, sehr ausgedehnte Herde,
insbesondere im Okzipitalbereich lokalisierte Herde ("Ophiasis-Typ")
und Beginn in sehr jungem Alter aus. Durch ein lymphozytäres Entzündungsinfiltrat des Haarfollikels kommt es zu einem Stillstand und
zu einer Verringerung des Haarwachstums mit Bildung minderwerti-
gen Keratins. Der Haarausfall wird von einem leichten Ödem der be-

troffenen Kopfhaut, selten auch von Lymphknotenschwellung beglei-
tet. Besteht die Entzündung über lange Zeit, kommt es zur
Follikelatrophie und die Alopezie wird irreversibel. Die Nägel können
Tüpfel, Rillen und Atrophie aufweisen.

Therapie

- Nach Autoimmunerkrankung suchen;
- Abwarten der Spontanheilung über ein halbes Jahr;
- Stimulierung des Haarwiederwachstums durch Irritanzien: Auftra-
  gen von Dithranol als Minutentherapie;
- Erzeugung einer Kontaktallergie mit Diphenylcyclopropenon;
- Immunsuppression: Glukokortikoide als Salbe, als intraläsionale
  Injektion oder in schweren Fällen systemisch; lokale PUVA (Psora-
  len + UVA-Bestrahlung).

7.39   Keloid (Wulstnarbe) nach Verbrennung

Lokalisation Gesicht

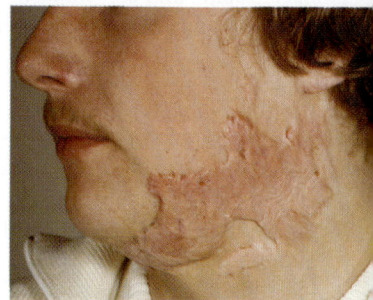

Erscheinungsbild Im Bereich einer ehemaligen Verbrennung hat sich eine hellrote, derbe Wucherung (Narbe) gebildet, die die ursprüngliche Wunde überschreitet. Subjektiv asymptomatisch.

Ähnliche Krankheitsbilder
- Vernarbende Entzündung bei chronisch diskoidem Lupus erythematodes;
- Kutane Tuberkulose;
- Bestrahlungsnarbe;
- Maligner Tumor, wie z. B. Basaliom, Dermatofibrosarcoma protuberans, Hatmetastasen.

Kommentar Keloide sind überschießende Wucherungen von Narbengewebe über das verletzte Areal hinaus. Besonders häufig treten sie nach Verbrennungen auf, aber auch nach chirurgischen Schnitten, sofern dazu eine Veranlagung besteht.

Therapie
- Lokal: Druckapplikation; Silikonwundauflage; Laserbehandlung; Kryotherapie (–196 °C);
- Intraläsional: Glukokortikoidinjektionen.

7.40 Borreliose Stadium I, Erythema chronicum migrans Afzelius (ECM)

Lokalisation Gesicht

Erscheinungsbild Ein sich zentrifugal ausbreitendes, zentral abgeblasstes ringförmiges Erythem mit gerötetem Randsaum. Meist subjektiv asymptomatisch. Regionale Lymphknotenschwellung möglich.

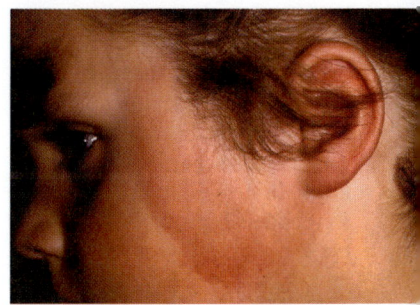

Ähnliche Krankheitsbilder
- Erythema anulare centrifugum;
- Lymphozytäre Infiltration;
- Granuloma eosinophilicum faciei;
- Tinea faciei (s. Kap. 7.12).

Kommentar Borrelien sind Spirochätenbakterien, die über infizierte Zecken übertragen werden können. Frühzeitige Entfernung der Zecke schützt vor Infektion, der Bakterienübertritt findet meist erst nach 1–2 Tagen statt. Das ECM entwickelt sich um die Eintrittsstelle am Ort des Zeckenstiches nach Tagen bis Wochen und kann Wochen bis Monate persistieren. Eine Antibiose ist erforderlich um Spätschäden der Borreliose an Haut, Herz, Gelenken und zentralem und peripheren Nervensystem zu verhindern.

Therapie
- Bei Erwachsenen: Doxycyclin über 3 Wochen 2 × 100 mg täglich p. o.;
- Bei Kindern und in der Schwangerschaft: Amoxicillin;
- Weitere Alternativen sind Cefuroxim und Erythromycin.

7.41   Lentigo maligna mit nodulärem Melanom

Lokalisation Gesicht

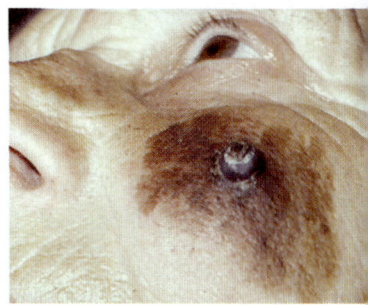

Erscheinungsbild Hier erkennt man eine Lentigo maligna, einen mittelbraunen, unregelmäßig, größtenteils scharf begrenzten Fleck. In dessen immer dunkler werdenden Zentrum befindet sich ein exophytisch wachsender Tumor, der auf der Basis der Lentigo maligna entstanden ist. Asymptomatisch.

Ähnliche Krankheitsbilder Seborrhoische Keratose (s. Kap. 15.30).

Kommentar Typische Pigmentveränderung des höheren Lebensalters (Gipfel über 60 Jahre) im Gesicht. Ursächlich ist chronische Sonneneinstrahlung. Meist entsteht die Lentigo maligna aus einer Lentigo senilis (Altersflecke, gutartig, hellbraun und scharf begrenzt) durch langsame Entartung von Melanozyten. Die Lentigo maligna (Melanomvorstufe) kann dann punktuell, wie hier, oder komplett in ein Lentigo-maligna-Melanom übergehen (s. Kap. 7.42).

Therapie
- Exzision der gesamten Läsion mit ausreichendem Sicherheitsabstand um das Melanom. Der operative Sicherheitsabstand, d.h. Entfernung der Läsion im Gesunden mit einem entsprechenden Abstand von der erkrankten Stelle, sollte bei einer Lentigo maligna 0,5 cm, bei einem Melanom bis zu einer Gesamttumordicke bis 2 mm 1 cm Sicherheitsabstand und ab 2 mm Gesamttumordicke 2 cm Sicherheitsabstand betragen. Die Gesamttumordicke wird mittels Ultraschall annähernd und histologisch absichernd bestimmt.

Bei Metastasenverdacht müssen die Halslymphknoten entfernt werden.

■ Adjuvante Interferon-α-Therapie;

■ Bei Metastasen Chemotherapie (z.B. mit Dacarbazin) und palliative Bestrahlung;

■ Eine alleinige (noch gutartige) Lentigo maligna, noch ohne Anteile eines (bösartigen) Melanoms, ist auch sehr gut mit Röntgenweich-strahlen therapierbar.

■ Siehe Kap. 15.24.

Praxistipp Eine Lentigo maligna ist eine Melanomvorstufe mit dys-plastischen Melanozyten. Da die entarteten Melanozyten in der Epider-mis jedoch noch nicht die Basalmembran durchbrochen haben und so-mit kein Anschluss an Lymph- und Blutgefäße stattgefunden hat, kann sie vollständig geheilt werden. Eine Lentigo maligna kann also noch nicht metastasieren.

7.42   Lentigo-maligna-Melanom (LMM)

Lokalisation Wange

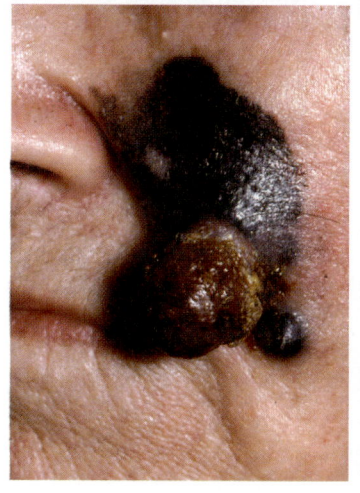

Erscheinungsbild Hier ist aus einer ehemals bestandenen (noch gutartigen) Lentigo maligna ein jetzt bösartiges, malignes Melanom entstanden, das sich auf die gesamte Hautveränderung erstreckt und aus einem flachen, schwarzen Bereich und einem zentralen Tumorknoten besteht. Subjektiv keine Beschwerden.

Ähnliche Krankheitsbilder
Unverwechselbar.

Kommentar Ein zunächst hellbrauner Fleck (Lentigo senilis, Altersfleck) wird unter andauerndem Einfluss von Sonnenstrahlen immer größer und langsam auch dunkler, die enthaltenen Melanozyten können atypisch werden (Lentigo maligna) bis die Hautveränderung tief schwarz ist. Nach jahrelangem horizontalem tritt langsam das vertikale Wachstum in den Vordergrund – der zuvor harmlose Fleck wird so zu einem bösartigen Pigmenttumor, dessen Prognose aber deutlich besser ist als die anderer Typen des malignen Melanoms. Eine alte, aber immer noch oft genannte Bezeichnung für das LMM ist das „Melanoma circumscripta praecancerosa (Praeblastomatose) Dubreuilh".

Therapie Siehe Kap. 7.4.1 und 15.24.

7.43   Spitz-Naevus (juveniles Melanom)

Lokalisation Gesicht

Erscheinungsbild Hellroter, halb-
kugeliger Tumor mit glatter Oberfläche, gelegentlich auch dunkel
pigmentiert (dann Reed-Naevus
genannt). Durchmesser < 1 cm.

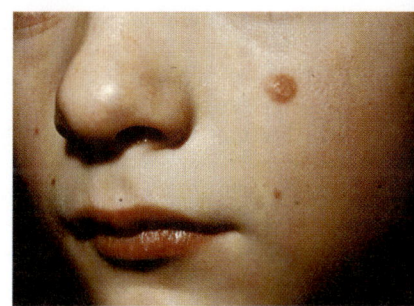

Ähnliche Krankheitsbilder

- Andere Naevi;
- Malignes Melanom;
- Angiom (s. Kap. 7.44).

Kommentar Gutartiger Tumor, der jedoch besonders in seiner dunklen
Variante (Reed-Naevus) mit einem malignen Melanom verwechselt
werden kann. Die genaue Diagnose ist nur feingeweblich zu stellen,
darum muss der Tumor exzidiert werden. Er tritt vorwiegend im Kindesalter auf.

Therapie Exzision.

7.44 Seniles Angiom

Lokalisation Gesicht

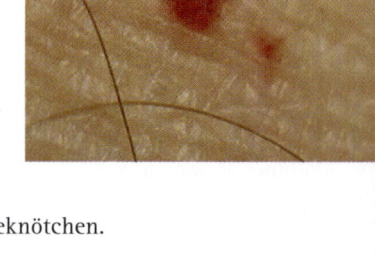

Erscheinungsbild Flaches bis halbkugeliges, rot-glänzendes Knötchen von relativ harter Konsistenz, asymptomatisch.

Ähnliche Krankheitsbilder
- Amelanotisches malignes Melanom;
- Basaliom (s. Kap. 7.45);
- Nävus (Muttermal);
- Fibrom: gutartiges Bindegewebeknötchen.

Kommentar Meist bei älteren Menschen auftretendes rotes oder bläuliches Knötchen durch benigne Gefäßvermehrung und -erweiterung. Meist am Stamm, dort finden sich manchmal bis zu 50 oder gar mehr dieser harmlosen Gefäßveränderungen.

Therapie Nicht notwendig. Bei Therapiewunsch Exzision oder Argonlaser.

7.45 Basaliom

Lokalisation Gesicht

Erscheinungsbild Rötlicher Tumor
mit aufgeworfenem, glänzenden
Randwall, der eine höckrige Oberfläche hat (perlschnurartig). Er ist
von Teleangiektasien (Gefäßerweiterungen) durchzogen. Zentral ist
der Tumor eingesunken und ulzeriert.

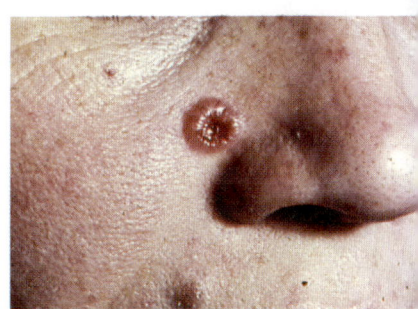

Ähnliche Krankheitsbilder
- Angiom (s. Kap. 7.44);
- Plattenepithelkarzinom (s. Kap. 7.46);
- Keratoakanthom (s. Kap. 9.16);
- Malignes Melanom (amelnaotisch);
- Hyperplastische Talgdrüsen.

Kommentar Es handelt sich um einen Hautkrebs, der allerdings nicht
metastasiert und durch komplette operative Entfernung kuriert wird.
Er tritt typischerweise an lichtexponierten Arealen auf und wird durch
chronische Sonneneinstrahlung gefördert.

Therapie siehe Kap. 1.5.

7.46   Plattenepithelkarzinom (Spinaliom)

Lokalisation   Gesicht

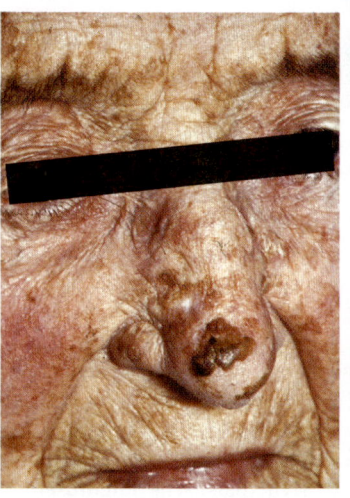

Erscheinungsbild   Auf der Nasenspitze befindet sich ein bräunli-
cher, hyperkeratotischer, unregelmäßig begrenzter Tumor. Die Gesichtshaut zeigt einen starken Sonnenlichtschaden, der Rückschlüsse
auf jahrelange UV-Exposition
zulässt. Die Patientin war in der
Landwirtschaft tätig: ausgeprägte
Elastose mit vielen Runzeln und
Falten sowie multiple hellbraune
Altersflecken (Lentigo senilis).
Am rechten Nasenflügel ist die
Haut teilweise depigmentiert und
narbig eingesunken. Dahinter ver-
steckt sich ein so genanntes „sklerodermiformes" Basaliom, das einer
Narbe ähnelt. Solche Tumoren sind von der gesunden Haut schwer bis
gar nicht abgrenzbar und haben oftmals Ausläufer, die in tieferen Haut-
schichten „unterirdisch" verlaufen. Das macht eine operative Entfer-
nung sehr schwer. Oft muss mehrmals nachgeschnitten werden.

Ähnliche Krankheitsbilder
- Seborrhoische Keratose (s. Kap. 15.30): benigne Hyperproliferation
  des Stratum corneum und des Stratum spinosum;
- Aktinische Keratose (s. Kap. 1.7): Vorstufe eines Plattenepithelkarzinoms, im Bereich der meist atrophisch verdünnten Epidermis
  liegende atypische Keratinozyten mit Hyperkeratose, Folge jahrelanger Sonnenexposition;
- Basaliom (s. Kap. 7.45): Lichtbedingter Hautkrebs ohne Metastasierung. Bei braun pigmentierten Basaliomen hilft oft nur die histolo-

gische Untersuchung zur Abgrenzung gegenüber anderen Hauttumoren.

Kommentar Dieser Tumor ist Folge langjähriger UV-Exposition und
tritt daher typischerweise auf den „Sonnenterrassen" Nase, Stirn,
Wangen, Glatze auf. Er kann in sehr seltenen Fällen metastasieren.

Therapie Exzision.

7.47   Lentigo senilis (syn. Altersfleck)

Lokalisation Gesicht

Erscheinungsbild Hellbrauner, unregelmäßig aber scharf begrenzter Fleck im Bereich der lichtexponierten Gesichtshaut eines älteren Menschen.

Ähnliche Krankheitsbilder
- Lentigo maligna (s. Kap. 7.41): enthält bereits atypische Melanozyten, kann in ein Melanom übergehen;
- Flache seborrhoische Keratose;
- Naevus;
- Pigmentierte aktinische Keratose.

Kommentar Tritt bei älteren Menschen an den chronisch lichtexponierten Arealen auf. Lentigo senilis stellt eine gutartige Veränderung dar. Die Melanozyten sind hyperplastisch und die basalen Keratinozyten der Epidermis mit vermehrtem Melaninpigment angereichert. Wichtig ist die Abgrenzung zur Melanomvorstufe Lentigo maligna.

Therapie
- Nicht notwendig;
- Falls kosmetisch störend, Kryotherapie, Laser, Azelainsäure, Fruchtsäure;
- Lichtschutz zu weiterer Vorbeugung;
- Kontrolle wegen Möglichkeit des Übergangs in Lentigo maligna.

7.48   Malignes Melanom

Lokalisation Gesicht

Erscheinungsbild An der Wange
befindet sich ein schwarzer Tumor
mit scharfer, aber unregelmäßiger
Begrenzung, asymmetrischer
Form, schwarz-grauer Pigmentierung, zentral knotigem, ulzeriertem Anteil (Bild a).
Der Durchmesser beträgt 1 × 2 cm.
Schmerzlos.

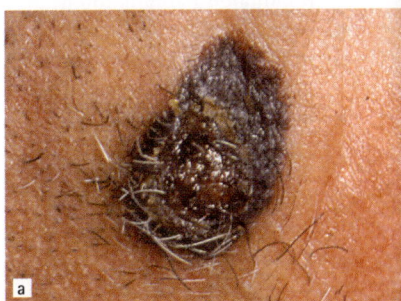

Ähnliche Krankheitsbilder
- Kongenitaler Nävuszellnävus
  (Bild b, s. Kap. 7.54);
- Pigmentierte seborrhoische Ke-
  ratose (s. Kap. 15.30);
- Pigmentiertes Basaliom (s. Kap.
  7.45);
- Pigmentiertes Plattenepithel-
  karzinom (s. Kap. 7.46).

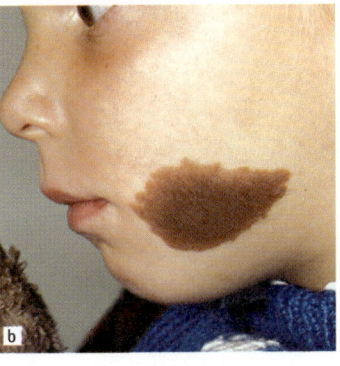

Kommentar Es handelt sich um
einen bösartigen Tumor mit lym-
phogener und hämatogener Metastasierungsneigung. Bereits ab 1 mm
Tumordicke ist das Risiko der Metastasierung hoch. Vorläufer sind
häufig Pigmentmale (Muttermale), die gemäß der ABCDE-Regel beurteilt werden sollten (Asymmetrie, Begrenzung, Coloration, Durchmesser, Erhabenheit): Wenn ein Pigmentmal nicht mehr symmetrisch (A),
unscharf begrenzt (B), in der Farbgebung auffällig (C) (sehr dunkel,
vielfarbig oder scheckig), > 5 mm (D) und erhaben (E) ist, sollte eine
fachärztliche Kontrolle vorgenommen werden.

Therapie

- Exzision mit Sicherheitsabstand, eventuell Mitentfernung der regionalen Lymphknoten;
- Adjuvante Immuntherapie mit Interferon-α;
- In Fällen mit Fernmetastasen kommen auch Chemotherapien, z.B. mit Dacarbazin oder palliative Bestrahlung zum Einsatz;
- Siehe Kap. 15.24.

7.49 Systemischer Lupus erythematodes (SLE)

Lokalisation Gesicht

Erscheinungsbild Erythematöses infiltriertes Erythem, das schmetterlingsförmig Wangen und Nasen einnimmt. Kann brennen. Es besteht erhöhte Lichtempfindlichkeit.

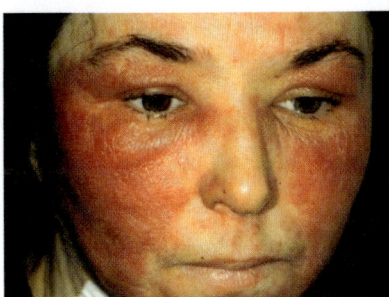

Ähnliche Krankheitsbilder
- Andere Lupus-erythematodes-Formen (s. Kap. 7.50 und 7.51);
- Rosazea (s. Kap. 7.26);
- Periorale Dermatitis (s. Kap. 7.28);
- Kutane Sarkoidose: granulomatöse Entzündung (in der feingeweblichen Untersuchung erkennt man eine Anhäufung von Epitheloidzellen). Die Ursache ist unklar. Häufige Assoziation der Hauterscheinungen mit Organbefall, insbesondere der Lungen, Augen, Nervensystem, Lymphknoten, Myokard, Leber, Milz, Muskulatur, Knochen, Nieren.
- Granuloma eosinophilicum faciei: entzündliche rote Knoten oder Plaques im Gesicht, die leicht jucken oder brennen. Die Ursache ist unbekannt.
- Perniones (s. Kap. 3.3);
- Erysipel (s. Kap. 7.35);
- Kontaktdermatitis (s. Kap. 7.31).

Kommentar Der systemische Lupus erythematodes ist in erster Linie eine Autoimmunerkrankung des Gefäßbindegewebes, der Haut und multipler Organe. Man findet im Serum Antikörper gegen Zellkerne und DNA. Es treten bevorzugt Entzündungen im Bereich von Haut und Schleimhaut, Gelenken, Niere, Herz, Leber, seröser Hüllen, Knochenmark und ZNS auf. Neben einer genetischen Veranlagung, führen Östrogene und Sonnenlicht zur Verschlechterung der Erkrankung. Der klinische Verlauf ist variabel, die Therapie dementsprechend.

Therapie

- Systemisch: Immunsuppression mittels Chloroquin 125–250 mg/ Tag; Prednisolon (Dosis je nach Klinik); Azathioprin; Cyclophosphamid; Methotrexat; Plasmapherese; Intravenöse Immunglobuline;
- Allgemeine Maßnahmen: Lichtschutz; Absetzen östrogenhaltiger Arzneimittel; Rauchen aufgeben.

7.50 Subakuter kutaner Lupus erythematodes (SCLE) I

Lokalisation Gesicht

Erscheinungsbild Im Gesicht finden sich erythematosquamöse Plaques, symmetrisch angeordnet, die konfluieren. Weitere Herde treten an den Armen und am Stamm auf. Vereinzelt Blutkrusten.

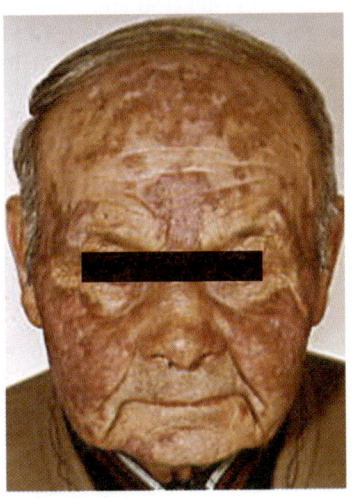

Ähnliche Krankheitsbilder
- Andere Lupusformen (siehe auch Kap. 7.51);
- Psorias vulgaris (s. Kap. 1.3);
- Soborrhoisches Ekzem (s. Kap. 7.15);
- Arzneimittelexanthem (s. Kap. 15.17, 15.18, 15.19);
- Kutanes T-Zell-Lymphom;
- Photodermatitis: Entzündung lichtexponierter Areale durch allergische oder toxische Prozesse nach UV-Licht-Exposition (s. Kap. 13.2);
- Rosazea (s. Kap. 7.2.6, 7.27);
- Tinea faciei (s. Kap. 7.12);
- Dermatomyositis (s. Kap. 7.52).

Kommentar Es handelt sich um eine Autoimmunerkrankung mit überwiegendem Hautbefall. Die inneren Organe sind weniger befallen. Die Prognose ist relativ gut. Es sind überwiegend Frauen betroffen. UV-Licht provoziert den Lupus, daher tritt er besonders im Bereich der lichtexponierten Haut auf. Die Patienten dürfen sich nicht der Sonne aussetzen.

Therapie

- Immunsuppression mittels Chloroquin 125–250 mg/Tag;
- Dapson (100–150 mg);
- Prednisolon (Dosis je nach Klinik);
- Allgemeine Maßnahmen: Lichtschutz, Rauchen aufgeben.

7.51 Subakuter kutaner Lupus erythematodes (SCLE) II

Lokalisation Gesicht

Erscheinungsbild Im Gesicht finden sich erythematöse Herde mit leichter Schuppung. Die Herde konfluieren.

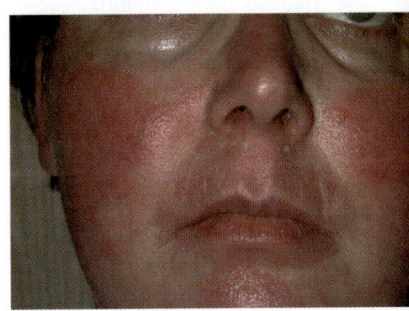

Ähnliche Krankheitsbilder

- Andere Lupus-erythematodes-Formen (s. Kap. 7.49 und 7.50);
- Psorias vulgaris (s. Kap. 1.3);
- Soborrhoisches Ekzem (s. Kap. 7.15);
- Arzneimittelexanthem (s. Kap. 15.17);
- Kutanes T-Zell-Lymphom;
- Photodermatitis: Entzündung lichtexponierter Areale durch allergische oder toxische Prozesse nach UV-Licht-Exposition (s. Kap. 13.2);
- Rosazea (s. Kap. 7.2.6, 7.27);
- Tinea faciei (s. Kap. 7.12);
- Dermatomyositis (s. Kap. 7.52).

Kommentar Es handelt sich um eine Autoimmunerkrankung mit überwiegendem Hautbefall. Organbeteiligung kommt vor, ist jedoch milder als bei einem systemischen Lupus erythematodes. Allerdings kann der nur auf die Haut beschränkte SCLE in einen auch innere Organe einbeziehenden systemischen Lupus erythematodes (SLE) übergehen. Frauen sind häufiger betroffen. UV-Licht provoziert die Erkrankung, daher tritt sie besonders im Bereich der lichtexponierten Haut auf. Daher ist Lichtschutz empfehlenswert. Es werden meist Autoantikörper im Serum nachgewiesen.

Therapie

- Immunsuppression mittels Chloroquin 125–250 mg/Tag;
- Dapson (100–150 mg);
- Prednisolon (Dosis je nach Klinik);
- Azathioprin;
- Cyclophosphamid;
- Lichtschutz;
- Plasmapherese
- Allgemeine Maßnahmen: Lichtschutz, Rauchen aufgeben.

7.52   Dermatomyositis

Lokalisation Gesicht

Erscheinungsbild Fliederfarbene
Erytheme, gelegentlich als isolierte
Lidödeme an den lichtexponierten
Arealen.

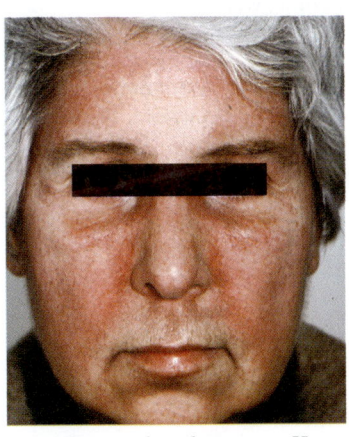

Ähnliche Krankheitsbilder
- Kutaner Lupus erythematodes
  (s. Kap. 7.49 bis 7.51);
- Rosazea (s. Kap. 7.26 und 7.27);
- Kutane Sarkoidose;
- Urtikaria (s. Kap. 7.29);
- Erysipel (s. Kap. 7.35).

Kommentar Es handelt sich um eine Autoimmunerkrankung von Haut
und Muskulatur. Massive, progrediente Muskelschwäche der Schulter-
und Beckengürtel-, seltener Pharynx- und Larynxmuskulatur. Durch
segmentale Nekrose der Muskulatur auch starke Schwellung und
Schmerzhaftigkeit. Der Befall der Muskulatur (schon der Name der
Erkrankung: Dermato**myositis** weißt darauf hin) ist sehr typisch und
zeigt sich bereits im frühen Stadium darin, dass die Arme nicht mehr
über die Horizontale hinaus angehoben werden können – die Patienten
können sich nicht mehr kämmen. Die Hautveränderungen können als
Vorboten vorausgehen. Des Weiteren findet man an den Finger-
knöcheln hyperkeratotische Erytheme und an den Nagelfalzen livide
Maculae, die mikroskopisch Megakapillaren entsprechen. Die Haut
entwickelt häufig ein poikilodermatisches Bild (scheckiger, bunter
Aspekt der Haut), es empfiehlt sich ganz besonders die Inspektion des
häufig mitbetroffenen Dekolletées. Die Erkrankung tritt als Paraneo-
plasie bei Tumorerkrankungen auf oder als Variante des systemischen
Lupus erythematodes oder einer Sklerodermie (Sklerodermie: Auto-
immunkrankheit mit Verhärtung von Haut und Organen durch Ent-

zündung und übermäßige Bindegewebeproduktion). In letzteren Fällen findet man Autoantikörper im Serum. Eine Tumorsuche sollte durchgeführt werden.

Therapie

■ Systemisch: Immunsuppression mit Glukokortikoiden, Azathioprin, Cyclophosphamid, Methotrexat; Plasmapherese; Intravenöse Immunglobuline.

7.53 Pemphigus vulgaris

Lokalisation Gesicht

Erscheinungsbild Auf der rechten
Wange befindet sich eine große
Blase, darunter eine Erosion,
nachdem eine Blase aufgeplatzt
ist. Auf der linken Wange erkennt
man ein Erythem. Die umgebende
Haut sieht unbeeinträchtigt aus.

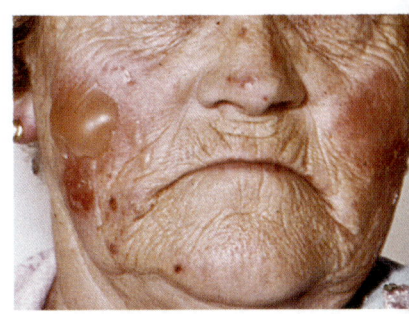

Ähnliche Krankheitsbilder
- Bullöses Pemphigoid (s. Kap. 9.19): Blasen liegen subepidermal,
  sind prall, mit Flüssigkeit gefüllt und stabiler. Die umgebende Haut
  ist entzündlich gerötet. Das Nikolski-Phänomen (s. u.) ist negativ;
- Verbrennung (Verbrühung) 2. Grades;
- Bullöse allergische oder toxische Kontaktdermatitis (s. Kap. 7.31).

Kommentar Es handelt sich um eine Autoimmunerkrankung unklarer
Ätiologie, bei der zirkulierende Antikörper gegen Verankerungsfibrillen
(Desmosomen) der Keratinozyten auftreten. Diese führen zu einer blasigen Ablösung der betroffenen Epidermisschichten. Die Blasen befinden sich intraepidermal, sie sind aufgrund ihrer oberflächlichen Lage
fragil, erscheinen schlaff und platzen schnell. Als Auslöser können
Malignome oder Medikamente infrage kommen. Die Blasen lassen sich
auch an scheinbar unbefallener Haut durch tangentialen Druck mit
dem Finger erzeugen, bestehende Blasen lassen sich im Randbereich
durch Verschieben der Haut vergrößern (Nikolski-Zeichen I und II).

Therapie
- Systemisch: Immunsuppressive Therapie mit Glukokortikoiden, ggf.
  in Kombination mit Azathioprin;
- Lokal: Gleichzeitig mit nicht verklebenden Wundauflagen und antiseptischen Lösungen zur Vermeidung einer bakteriellen Superinfektion.

7.54 Nävuszellnävus, kongenitaler

Lokalisation Gesicht

Erscheinungsbild Nävuszellnävi
(NZN) sind Pigmentmale, deren
Zellen (Nävuszellen) wie die pig-
mentbildenden Melanozyten aus
der Neuralleiste stammen. Man
unterscheidet „normale" NZN, die
bis zum etwa 30. Lebensjahr neu
auftreten können. Sie weisen eine
Größe zwischen wenigen Millimetern und 1-2 cm auf und treten
vereinzelt oder auch in hoher Anzahl (bis zu 50 und mehr) auf.

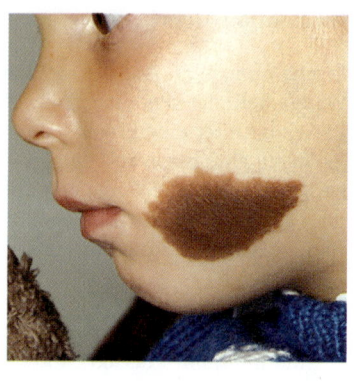

In 1 % der Nävi finden sich wie im Bild dargestellt kongenitale Nävi,
die oft recht groß sind (vgl. 5.295) und, wie der Name sagt, von Geburt
an vorhanden sind.
Aus den NZN können sich maligne Melanome entwickeln, besonders
bei großflächigen, knotigen und behaarten Nävi.

Therapie Exzision. Wegen der Größe gelingt es oft nicht, das Pigmentmal mit einer einzigen Operation zu beseitigen, zumal wenn der Nävus
in einer ungünstigen Lokalisation liegt, wo nicht ausreichend Haut
zum „Zusammenziehen" der Wundränder zur Verfügung steht. Dann
kann die Entfernung des kongenitalen Nävus mittels Serien-Operation
im Abstand von $^1/_2$ bis 1 Jahr unter jeweiliger Mitnahme der alten
Narbe erfolgen.

8.1   Chronisches Nackenekzem bei atopischer Dermatitis

Lokalisation Nacken

Erscheinungsbild Erythematöse Papeln und Plaques im Nacken einer Atopikerin, die Hautspaltlinien treten deutlich hervor, da die Haut chronisch-entzündlich infiltriert und verdickt ist, man spricht von „Lichenifikation". Es besteht chronischer Juckreiz.

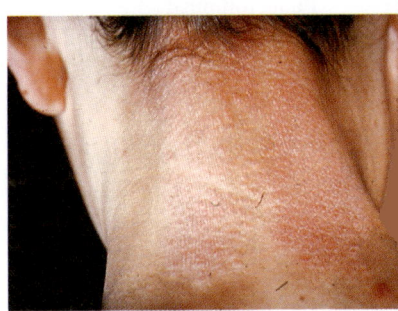

Ähnliche Krankheitsbilder
- Erythrosis interfollicularis colli (s. Kap. 8.2): durch chronische UV-Belastung oder Anwendung hochpotenter Glukokortikoide entstandene Teleangiektasien, wegdrückbare Rötung um die im Kontrast dazu weiß hervortretenden Haarfollikel;
- Kontaktekzem: z.B. durch Abrinnen von Haarfärbemittel;
- Läuseekzem: bei Nackenekzemen nach Nissen in den Haaren suchen;
- Chronisch-phototoxische/photoallergische Dermatitis: bei Kurzhaarträgern im Nacken und an anderen lichtexponierten Arealen auftretende chronisch entzündete Haut durch übermäßige UV-Exposition, evtl. in Verbindung mit phototoxisch wirksamen oder photosensibilisierenden Substanzen. Starke Lichtempfindlichkeit, Juckreiz;
- Muzinosen: Ablagerung von Abbauprodukten der Interzellularsubstanz: Muzin bei verschiedenen Systemerkrankungen, z.B. Skleromyxödem Arndt-Gottron, Sklerödema Buschke, Myxödem bei Hypothyreose.

Kommentar Bei Atopikern neigt besonders die luftexponierte Haut zu Ekzemen, gereizt durch Aeroallergene oder Irritanzien.

Therapie

- Lokal: Glukokortikoide oder Calcineurin-Inhibitoren (Tacrolimus, Pimecrolimus);
- Allgemeine Maßnahmen: Meiden der Allergene; Rückfettende Pflege.

8.2   Erythrosis interfollicularis colli

Lokalisation Hals

Erscheinungsbild Erythem mit
deutlichem Hervortreten der weiß
erscheinenden Haarfollikel. Man
erkennt bei genauem Hinsehen,
dass das Erythem durch zahlreiche
Teleangiektasien zustande kommt.
Subjektiv asymptomatisch.

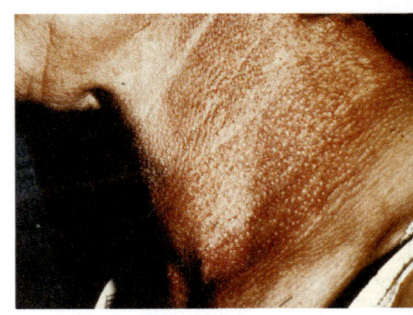

Ähnliche Krankheitsbilder
Chronisches Ekzem.

Kommentar Durch chronische UV-Strahlung, aber auch durch die
langfristige Anwendung von hochpotenten Glukokortikoiden kommt
es zu einer Schädigung der elastischen Bindegewebsfasern Hautgefäße,
die sich sekundär erweitern und ein persistierendes, aber wegdrückba-
res Erythem hervorrufen. Die Follikel treten kontrastreich (hell) hervor.

Therapie
■ Prophylaktisch Lichtschutz;
■ Behandlungsversuch mit Farbstofflaser.

Praxistipp Die Betroffenen haben oft mangelnde Einsicht in die Ursache der „Erkrankung" bzw. ein mangelndes Problembewusstsein in
diesem Punkt.
Das Hautkrebsrisiko ist im Bereich der geschädigten Haut deutlich er-
höht.

8.3   Karbunkel

Lokalisation Nacken

Erscheinungsbild Stark gerötete, schmerzhafte Knoten mit Krusten gefüllt mit Eiter.

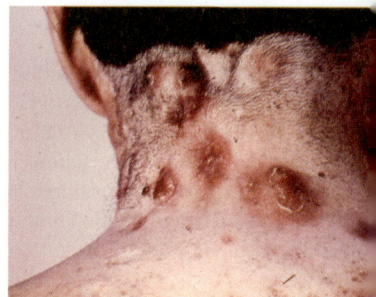

Ähnliche Krankheitsbilder
- Infizierte Atherome (s. Kap. 1.11);
- Tumore;
- Tiefe Trichophytie (s. Kap. 7.13).

Kommentar Furunkel sind Abszesse im Bereich der Talgdrüsen-Haarfollikel, die in schweren Fällen durch Übergreifen der eitrigen Entzündung auf benachbarte Follikel zu Karbunkeln zusammenfließen. Es handelt sich um eine besonders schwere Form von Furunkeln.
Der Nacken stellt eine der Prädilektionsstellen für die Entstehung von Furunkeln und Karbunkeln dar.

Therapie
- Lokal bei Akuterkrankung: Schieferölsalbe 50 % („Zugsalbe"); Bei Fluktuation: Inzision und Spülen der Abszesshöhle;
- Systemisch bei Akuterkrankung: Antibiose;
- Lokal zur Rezidivprophylaxe: Benzoylperoxid, Tretinoin, Isotretinoin, Adapalen;
- Systemisch bei Rezidiv: Isotretinoin; Antibiose z.B. mit Doxycyclin; Bei Frauen antiandrogen wirksames Kontrazeptivum mit Cyproteronacetat;
- Chirurgisch bei Rezidiv: Bei lokalisiertem Befall kann das betroffene Areal auch chirurgisch exzidiert werden.

8.4   Verruköser Naevus

Lokalisation Nacken

Erscheinungsbild Innerhalb der
entwicklungsgeschichtlich ange-
legten Blaschkolinien (spezielle Li-
nien der Haut, längs derer streifige
Pigmentmale verlaufen) verläuft
ein angeborener linearer braun
pigmentierter Naevus (Pigmentmal) mit verruköser Oberfläche.

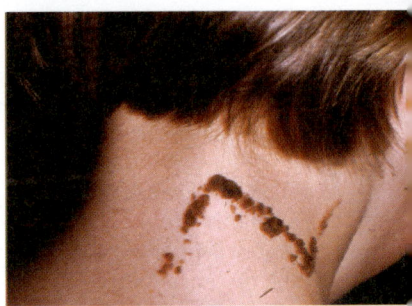

Ähnliche Krankheitsbilder
- Andere Naevi;
- Seborrhoische Keratose;
- Malignes Melanom.

Kommentar Es handelt sich um angeborene gutartige Formationen
von Naevuszellen, die histologisch gelegentlich von Entzündungszellen umgeben sind.

Therapie Exzision, nicht so sehr wegen der Gefahr der Entartung zum
malignen Melanom, sondern mehr aus kosmetischen Gründen.

8.5   Keloide

Lokalisation Nacken

Erscheinungsbild Hautfarbene bis
rötliche, glatte, wulstartige Knoten
bei einem Schwarzhäutigen.

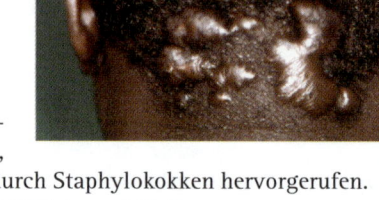

Ähnliche Krankheitsbilder
- Folliculitis keloidales nuchae:
  Chronisch-fibrosierende
  Talgdrüsenhaarfollikel-Entzün-
  dung im Nacken von Männern,
  gehäuft bei Schwarzen. Meist durch Staphylokokken hervorgerufen.
  Im Endzustand liegen ketoidale Wülste und Platten vor.
- Tiefe Trichophytie.

Kommentar Keloide sind benigne Narbenwucherungen, bei denen das
Bindegewebe über die eigentliche Narbe hinauswächst. Ursache für die
Narben war bei diesem Patienten eine (kriegsbedingte) Verletzung.
Keloide entwickeln sich gehäuft bei Schwarzhäutigen.

Therapie
- Exzision mit Keloidprophylaxe: Bestrahlung mit Röntgenweich-
  strahlung direkt nach der Operation und mehrere weitere Sitzungen
  während der Wundheilung;
- Bei weniger ausgeprägten Keloiden: Intraläsionale Triamcinolona-
  cetonidinjektionen und Kryotherapie können zu einer Atrophisie-
  rung des Gewebes führen; Begleitend sind in jedem Fall äußerlich
  ausgeübter Druck und okklusive Silikonauflagen wirksam.

8.6   Urtikaria

Lokalisation Hals

Erscheinungsbild Bizarr konfigurierte Quaddeln, die leicht gerötet
und häufig von einem anämischen
Hof umgeben sind. Abklingen der
einzelnen Effloreszenzen innerhalb mehrerer Stunden. Juckreiz,
der mehr zum Scheuern und weniger zum Kratzen verleitet.

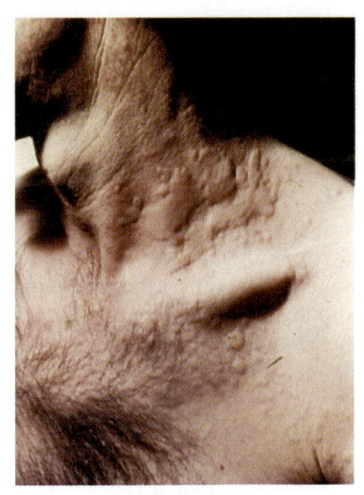

Ähnliche Krankheitsbilder
Unverwechselbar.

Kommentar Quaddeln entstehen
durch Ausschüttung des Boten-
stoffes Histamin, welches eine
Vasodilatation, Ödem und Juckreiz
hervorruft. Ursächlich kommen eine allergische Reaktion auf Nahrungsmittel, Medikamente oder Infekte infrage, aber auch pseudoallergische Mechanismen durch Medikamente, Nahrungsmittelzusatzstoffe,
die ohne Sensibilisierung zu einer Histaminausschüttung führen, des
Weiteren physikalische Ursachen, wie Hitze, Kälte, Schwitzen, Druck,
Wasser. Eine Kontakturtikaria kann beim Kontakt mit Latex (bei Latexallergie) oder Brennnesseln (toxisch) auftreten.

Therapie
- Systemisch: Antihistaminika; Glukokortikoide in schweren Fällen,
  falls auch Kreislaufsymptome oder Schleimhautschwellung mit
  Atemnot oder Schluckstörungen auftreten;
- Allgemeine Maßnahmen: Ursache eliminieren; Kühlen.

9.1   Chronisches Handekzem

Lokalisation Hände, Finger

Erscheinungsbild Rötung, Schwellung, Schuppung mit zum Teil großflächiger Ablösung oberer Epidermisanteile, Hyperkeratosen, Rhagaden, Lichenifikation (Epidermisverdickung durch chronische Entzündung mit Vergröberung der Hautspaltlinien), heftigem Juckreiz und Schmerzen. Ausgeprägte Funktionseinschränkung der Hände.

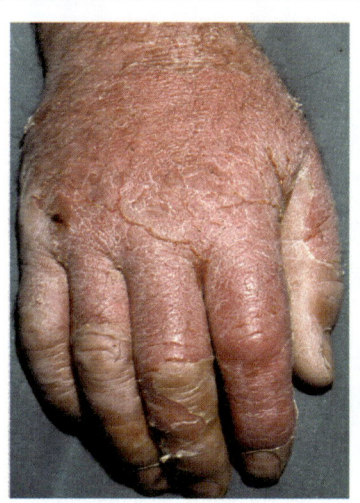

Ähnliche Krankheitsbilder
- Psoriasis (s. Kap. 9.2);
- Mykose (s. Kap. 9.11);
- Atopisches Handekzem (s. Kap. 9.4).

Kommentar Es handelt sich um ein klassisches Maurerekzem, das durch den ständigen Kontakt mit Zement hervorgerufen wurde. Zement enthält 6-wertiges Chromsalz, als potentes Allergen. In schweren Fällen führt die Erkrankung zur Berufsunfähigkeit. Auch andere Kontaktstoffe können zu Handekzemen führen (s. a. Kap. 9.7):
- Allergisch: z. B. durch den täglichen Kontakt mit Nickel (Schmuckstücke, Jeansknöpfe) bei entsprechender Sensibilisierung;
- Irritativ-toxisch, so z. B. beim häufigen Umgang mit Wasser und Detergenzien, wie auch durch Substanzen im Friseurbereich. Ein irritativ-toxisches Handekzem stellt ein großes Risiko für eine Sensibilisierung und Entwicklung einer aufgepfropften Kontaktallergie dar, da die physiologische Hautbarriere zerstört ist. Bei einem chronisch-rhagadiformen Handekzem sind sowohl eine detaillierte

Anamnese über Beruf und Freizeit sowie Atopie als auch Epikutan-Testungen durch den Allergologen notwendig.

Therapie

- Lokal: Hautschutzsalben; Topische Glukokortikoide; Triphenylmethanfarbstoffe; Teer; Creme-PUVA, Bad-PUVA;
- Allgemeine Maßnahmen: Allergenmeidung; Tragen von Schutzhandschuhen. Achtung: Die „üblichen" Arbeitsschutzhandschuhe sind aus Leder und enthalten zur Gerbung verwendete Chromate, so dass das Ekzem weiter unterhalten würde.

9.2 Psoriasis vulgaris

Lokalisation Hände

Erscheinungsbild Rötung, Schwellung, Schuppung, Hyperkeratosen, Rhagaden und Schmerzen. Ausgeprägte Funktionseinschränkung der Hände.

Ähnliche Krankheitsbilder
- Chronisches hyperkeratotisch-rhagadiformes Handekzem (s. Kap. 9.1);
- Atopisches Ekzem (s. Kap. 7.18, 9.3, 9.4, 10.1 u. a.);
- Tinea manum (s. Kap. 9.11).

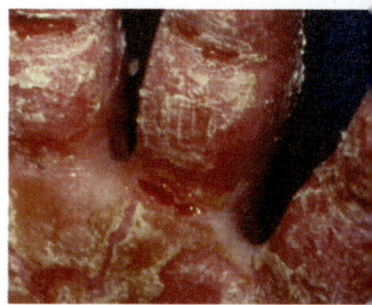

Kommentar Die Psoriasis ist eine chronisch-entzündliche Autoimmunerkrankung der Haut, bei der eine genetische Prädisposition angenommen wird. Es kommt zu einer beschleunigten übermäßigen Verhornung. Typische Herde treten an den Streckseiten der Extremitäten, an Sakralbereich, Kopfhaut und seltener an den Körperfalten auf. Es handelt sich in diesem Fall um einen besonders ausgeprägten Befall der Hände. Das Auftreten an den Prädilektionsstellen wird durch das „Köbner-Phänomen" verursacht: verstärkt mechanisch belastete Regionen, aber auch Infekte, Medikamente oder Stresssituationen können die Psoriasis provozieren. Die Psoriasis hat viele Spielarten von kleinfleckig, lokalisiert, dissemi-

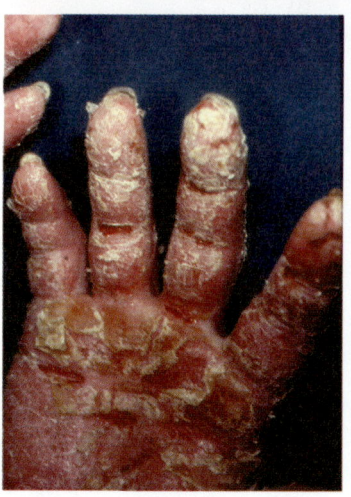

niert oder großflächig bis hin zur Ganzkörperrötung, mit geringer oder starker Schuppung und Gelenkentzündungen. Häufig treten auch Nagelveränderungen auf, wie Dellen „Tüpfel", gelbliche Flecken „Ölflecken", Hyperkeratosen unter dem Nagel oder sogar Nagelverformungen und Wachstumsstörungen (s. Kap. 14.2 und 14.3). Auch Arthropathien und Arthritis können assoziiert sein.

Therapie

- Lokal:
  Dithranol in aufsteigender Dosierung, bei Bedarf in Kombination mit Steinkohleteeren, Schieferöl (Ichthyol), bei Hautreizungen durch Dithranol eignet sich Lotio zinci oxidati oder eine Behandlungspause, Vitamin-D_3-Analoga.
  UV-Therapie mit Substanzen, die die Haut für UV-Licht empfindlicher machen:
  PUVA-Therapie: UVA-Strahlen mit Meladinine-Creme oder Lösung (Bad oder Dusche) (s. a. Systemische Therapie).
  Selektive UVB- (nur 311 nm Wellenlänge) oder UVB-Therapie (gesamtes UVB-Strahlenspektrum) mit hypertonem (Meer)salz-Bad, Steinkohleteersalben oder -bädern.
  Gesicht und Genitalbereich:
  Hier kann kurzfristig auch eine niedrigpotente Glukokortikoidcreme, wie Methylprednisolonaceponat, verwendet werden.
  Im Gesicht eignen sich auch Tacrolimus oder Pimecrolimus. Auch Mahonia-aquifolium-Creme ist bei milden Formen oder unterstützend sinnvoll.
  Grundsäztlich ist man mit Glukokortikoiden bei Psoriasis jedoch sehr zurückhaltend, da es nach Absetzen zu einem noch stärkeren Rückfall kommt. Daher sollte man sie vorsichtig ausschleichen (Dosierung reduzieren, bzw. Applikations-Intervalle vergrößern) und gleichzeitig eines der oben genannten Basistherapeutika verabreichen, das dann die erzielte Wirkung aufrechterhalten kann.
  Bei schwer entzündlicher Psoriasis mit Pusteln oder Erythrodermie (Ganzkörperrötung) sind Glukokortikoide (lokal oder systemisch, s. u.) für die Anfangsphase jedoch oft angezeigt.

Kopfhaut:
Die Kopfhaut wird mit Salicylölkappen, niedrig oder hochpotenten Glukokortikoidlösungen, Dithranol und Vitamin-D$_3$-Analoga behandelt. Teer- und Schierferöl-Shampoos, Salicylsäurelösungen oder Pyrithion-Zink- oder antimykotische Shampoos zur Keimreduktion unterstützen die Behandlung. Auch ein UV-A-Kamm kann verwendet werden.

■ Systemisch:
In schwereren und hartnäckigen chronischen Fällen wird lokal und systemisch behandelt. Fumarsäureester, Cilosporin A, Methotrexat, Retinoide (Acitretin), Prednisolon, PUVA mit oraler Einnahme von Meladinine.
Immunmodulatoren („Biologicals") sind inzwischen zugelassen (Etanercept, Alefacept, Infliximab, Efalizumab). Die kurz- und langfristigen Folgen auf das Immunsystem, z.B. Infekt- und Tumorabwehr, sind noch nicht abschätzbar, die Therapiekosten noch sehr hoch.

■ Pflege: Fettsalben mit Harnstoff.

9.3   Atopische Hände

Lokalisation Hände

Symptome a) Die Handflächen
sind trocken und weisen die charakteristische „palmare Hyperlinearität" auf, vermehrte und
gerötete Handlinien. b) Die Haut
der Hände wirkt typischerweise
deutlich „vorgealtert". Die abgebildete Hand gehört zu einer 25-jäh-
rigen Patientin.

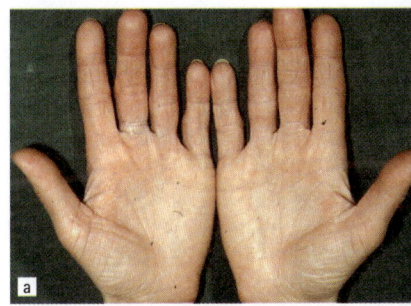

Ähnliche Krankheitsbilder
Ichthyosis.

Kommentar Beide Abbildungen
zeigen Charakteristika atopischer
Hände, ohne dass akute oder subakute Ekzemveränderungen sichtbar sind. Hyperlinearität der
Handflächen ist ein sog. „atopisches Stigma".

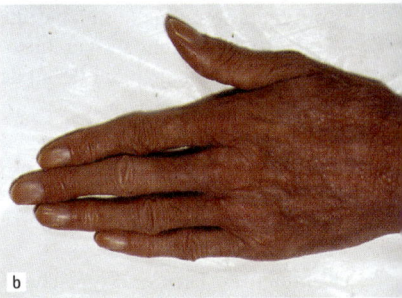

Therapie
■ Allergene und Irritanzien meiden;
■ Rückfettende Hautpflege.

9.4 Atopisches Handekzem

Lokalisation Hände

Symptome Nebeneinander von akuten und chronischen Veränderungen: Xerosis, Schuppung, Lichenifikationen (Epidermisverdickung durch chronische Entzündung mit Vergröberung der Hautspaltlinien), Rötung, exkoriierten Papeln, blutigen Krusten, bei (b) postinflammatorische striäre Hypopigmentierungen (durch heftiges Kratzen). Es besteht starker Juckreiz. Typisch ist auch der Befall der Handgelenke (c).

Ähnliche Krankheitsbilder
Chronisches Kontaktekzem der Hand (s. Kap. 9.1).

Kommentar Dies sind typische Veränderungen im Rahmen eines

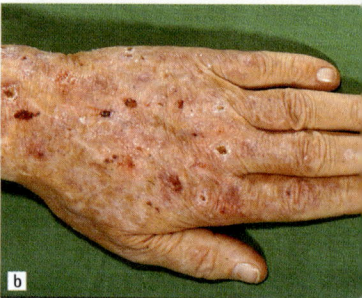

atopischen Ekzems mit Beugen- und Handbefall. Ursächlich sind eine genetische Veranlagung für trockene Haut und ein verändertes Immunsystem, das übermäßig auf Irritationen, Allergene und Infekte (bakterielle Superantigene) reagiert.

Therapie

- Akutes Ekzem: topische Glukokortikoide; Topische Inhibitoren von Calcineurin (TIC); Topische Antiseptika z. B. Triclosan, Chlorhexidin, Farbstofflösungen. Bei Atopikern hat die Haut eine reduzierte Abwehr gegen Bakterien, die wiederum eine Ekzemverschlechterung herbeiführen können, weshalb eine Keimreduzierung sinnvoll

ist.; UV-Therapie; Innerlich:
Antibiotika, in sehr schweren
Fällen auch Glukokortikoide
oder Ciclosporin;

■ Chronisches Ekzem: Harnstoffhaltige Fettsalben; Glukokortikoide; Teer; UV-Therapie;

■ Allgemeine Maßnahmen: Irrit-
anzien- und Allergenmeidung;
Therapie zugrunde liegender
chronischer Infekte im Respirationstrakt; Hautpflege mit
fettenden Grundlagen.

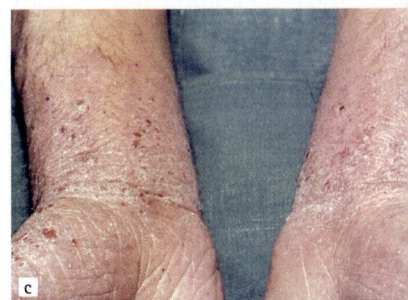
c

9.5   Ekzema herpeticatum

Lokalisation Hände

Erscheinungsbild Auf ekzemató-
ser Haut finden sich multiple Herpesbläschen, die gruppiert stehen
und zentral leichte Vertiefungen
aufweisen. Es besteht Juckreiz und
Schmerz.

Ähnliche Krankheitsbilder
- Zoster (s. Kap. 12.10, 15.8);
- Akutes Kontaktekzem (s. Kap.
  9.8, 10.2 allergisches Kontaktekzem, 9.6 toxisches Kontaktekzem);
- Blasen bildende Dermatose (s. Kap. 9.19, 10.8);
- Pyodermie (s. Kap. 9.9);
- Psoriasis pustulosa palmaris;
- Tinea manum (s. Kap. 9.11).

Kommentar Ein Ekzema herpeticatum ist ist eine Infektion der ekzematisierten Haut mit Herpesviren. Besonders anfällig sind Atopiker, da
deren Haut vorgeschädigt ist und eine herabgesetzte Abwehr aufweist.
Hier können sich die Herpesviren eines Lippenherpes rasant auf das
gesamte Gesicht, den Kopf und Hals, aber auch auf die Hände, ausbreiten. Achtung vor zusätzlicher bakterieller Superinfektion.

Therapie
- Austrocknende Maßnahmen, z.B. Lotio alba aquosa, Umschläge
  oder Handbäder mit synthetischem Gerbstoff oder Eichenrinden-
  lösung, Pyoctanin-0,5%-Lösung.
  In Lotio alba aquosa kann gut Chlorhexidingluconal gemischt
  werden (0,1 bis 0,2%).
- Ggf. orale bzw. i.v. Virustatika, wie Aciclovir oder Valaciclovir.

9.6   Toxisches Kontaktekzem (syn. Toxische bullöse Dermatitis

Lokalisation Hand

Erscheinungsbild Große, prall gespannte Blasen im Kontaktareal. Schmerzhaft.

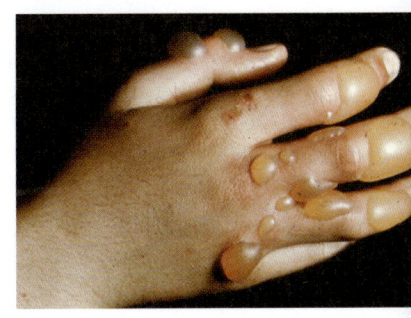

Ähnliche Krankheitsbilder
- Bullöses Pemphigoid (s. Kap. 9.19);
- Pemphigus vulgaris (s. Kap. 7.53);
- Epidermolysis bullosa acquisita: Autoimmunerkrankung mit Autoantikörpern gegen Kollagen der Basalmembran. Sie führen zur blasigen Ablösung der Epidermis bei schon geringfügigen mechanischen Reizen. Die Läsionen heilen nur unter Narbenbildung, die verstümmelnd sein kann.
- Verbrennung.

Kommentar Auslösung dieser massiven Dermatitis durch Kontakt mit Stickstoff-Lost im Sinne eines Artefaktes (bewusste Selbstverletzung), das zu einer toxischen Reaktion führt. Die Haut löst sich blasig ab, scharf auf das Kontaktareal begrenzt. Ein toxisches Kontaktekzem tritt als akute Reaktion auf eine irritierende Substanz auf. Es erscheint innerhalb weniger Stunden nach dem Kontakt, schmerzt mehr, als es juckt, bildet sich innerhalb von 2 Tagen deutlich zurück, bildet Papulovesikel oder Blasen aus, streut im Gegensatz zu allergischen Kontaktekzemen nicht, da keine immunologischen Prozesse stattfinden. Das toxische Kontaktekzem kann akut durch Kontakt mit höher konzentrierten obligaten Irritanzien auftreten, wie hier der Fall, oder aber erst im Laufe von Wochen oder Monaten, infolge des Einwirkens niedrig konzentrierter Substanzen (z.B. Schneidöle), was zu einer Schädigung der Hautbarriere führt. Auch häufiges Händewaschen kann zu einem sog. kumulativ-toxischen Ekzem führen, allerdings nicht mit derartig heftiger Reaktion (somit ohne Blasen).

Therapie

- Blasen steril punktieren, Blasendecke nicht entfernen;
- Lokal desinfizierende, kühlende und abtrocknende Maßnahmen mit Triphenylmethanfarbstoffen, antiseptischen Umschlägen, Lotio zinci, Antiseptikum in Linimentum aquosum;
- Ggf. topische Glukokortikoide zur Linderung der Entzündungsreaktion.

9.7 Pulpitis sicca (Kontaktekzem der Fingerspitzen)

Lokalisation Finger

Erscheinungsbild Geringe Rötung, Schwellung und Schuppung, heftiger Juckreiz, Schmerzen. Funktionseinschränkung der Fingerkuppen.

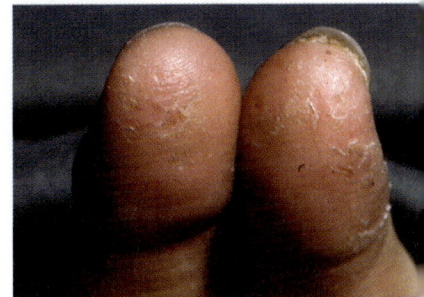

Ähnliche Krankheitsbilder
- Psoriasis (s. Kap. 9.2);
- Mykose (s. Kap. 9.11);
- Atopisches Handekzem (s. Kap. 9.4).

Kommentar Es handelt sich um ein mildes Kontaktekzem. Viele andere Kontaktstoffe können zu allergischen, aber auch rein irritativtoxischen Handekzemen führen, so z.B. häufiger Umgang mit Wasser und Detergenzien oder mit Substanzen im Friseurbereich. Ein irritativtoxisches Handekzem stellt ein großes Risiko für eine Sensibilisierung und Entwicklung einer aufgepfropften Kontaktallergie dar, da die physiologische Hautbarriere zerstört ist. Eine detaillierte Anamneseerhebung über Beruf, Freizeit und Atopie sowie Epikutan-Testungen durch den Allergologen sind notwendig.

Therapie
- Lokal: Hautschutzsalben; Topische Glukokortikoide; Triphenylmethanfarbstoffe; Teer; Creme-PUVA, Bade-PUVA;
- Allgemeine Maßnahmen: Allergenmeidung.

9.8   Dyshidrosiformes Handekzem

Lokalisation Hände

Erscheinungsbild Stark juckende, klare Bläschen der Handinnenfläche. Beginn meist an Finger- und Handtellerrändern.

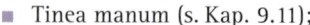

Ähnliche Krankheitsbilder
- Psoriasis pustulosa palmaris (s. Kap. 9.2): sterile Pusteln, Ansammlung von neutrophilen Granulozyten im Rahmen einer Psoriasis vulgaris oder als Unterform der Psoriasis;
- Tinea manum (s. Kap. 9.11);
- Bacterid Andrews: sterile Pusteln, hypererge Reaktion bei infektiösen Foci, z. B. Streptokokkenangina;
- Pyodermie (s. Kap. 9.9).

Kommentar Kontaktallergisches, kumulativ-toxisches oder atopisches Handekzem mit Bläschen und Blasen mit Betonung der Fingerseiten und des Handtellers. Die Maximalvariante „Cheiropompholyx" geht mit großen Blasen einher, die Minimalvariante „Dyshidrosis lamellosa sicca" ist oft subjektiv asymptomatisch, palmar finden sich in diesen Fällen kleine Schuppenkrausen. Oft sind gleichzeitig die Füße betroffen. Häufig kann eine Sensibilisierung gegen Metallsalze, insbesondere Chromate, nachgewiesen werden.

Therapie
- Fett-feuchte Lokaltherapie: Antiseptische, kühlende Umschläge; Pyoktaninlösung in Verbindung mit hochpotenter Glukokortikoid-Salbe; Adstringenzien/Gerbstoffe: Tannine, Eichenrindensud; Liquor carbonis detergens; Bad-PUVA oder Creme-PUVA;
- Allgemeine Maßnahmen: Meiden von Noxen (Irritanzien und Allergenen).

9.9   Pyodermie

Lokalisation Hand

Erscheinungsbild Multiple Pusteln
an der Handinnenfläche, teils ein-
geblutet.

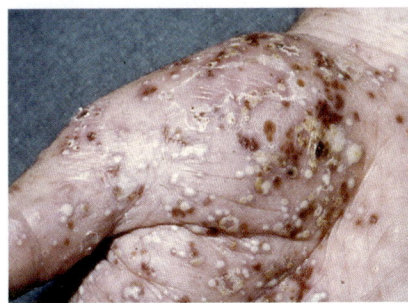

Ähnliche Krankheitsbilder
- Psoriasis pustulosa palmaris:
  sterile Pusteln, Ansammlung
  von neutrophilen Granulozyten
  im Rahmen einer Psoriasis vulgaris oder als eigenständige
  Unterform der Psoriasis;
- Dyshidrosiformes Handekzem (s. Kap. 9.8): kontaktallergisches, kumulativ-toxisches oder atopisches Handekzem mit Bläschen und
  Blasen mit Betonung der Fingerseiten und des Handtellers;
- Tinea manum (s. Kap. 9.11);
- Bacterid Andrews: sterile Pusteln, hypererge Reaktion bei infektiösen Foci, z. B. Streptokokkenangina.

Kommentar Die Pusteln enthalten massenhaft Staphylokokken, die
sich durch enzymatische Aktivität der Bakterientoxine rasch ausbreiten können.

Therapie
- Lokal: Pusteln eröffnen und mit Polyvidon-Iod desinfizieren, auch
  Kaliumpermanganat-Lösung, Gentianaviolett-Lösung, die auch
  heute noch wegen der exzellenten Wirkung ihre Berechtigung hat,
  Triclosan und Chlorhexidindiglukonat (beide als Lösung oder
  Creme) sind wirkungsvoll; Fusidinsäure-Creme;
- Systemisch: Penicillinasefestes Penicillin bzw. anderes Antibioti-
  kum entsprechend Resistogramm.

9.10   Erosio interdigitalis candidamycetica

Lokalisation Hände

Erscheinungsbild In den Fingerzwischenräumen bestehen Erosionen (oberflächliche Epidermisdefekte) mit Nässen und randwärtiger Schuppung.

Ähnliche Krankheitsbilder
- Kontaktekzem;
- Dyshidrosis manum.

Kommentar Pilzerkrankung der Hände durch den Hefepilz *Candida albicans*. Typisch ist die randwärtige Schuppung.

Therapie
- Topische Polyen-Antimykotika oder Azolpräparate;
- Austrocknende Maßnahmen.

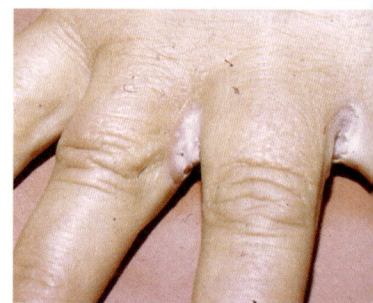

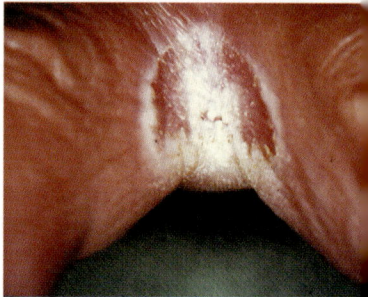

9.11 Tinea manum (Pilzerkrankung der Hände)

Lokalisation Hände

Erscheinungsbild Zunächst meist einseitig lokalisiert, im Verlauf auch Ausbreitung auf beide Hände möglich, mit Rötung und Schuppung sowie Hyperkeratosen (gesteigerter Verhornung) einhergehende Hautveränderungen, die an ein Ekzem erinnern. Meist besteht jedoch nur geringer oder kein Juckreiz.

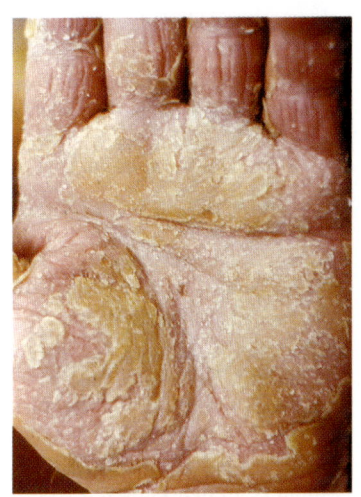

Ähnliche Krankheitsbilder
- Chronisches Handekzem (s. Kap. 9.1);
- Psoriasis palmaris (s. Kap. 9.2).

Kommentar Pilzinfektion durch Dermatophyten (Fadenpilze), hier durch die Gattung Epidermophyton. Trotz der Schwere des Befundes litt der Patient kaum an subjektiven Beschwerden. Achtung! Die Pilzerkrankung ist ansteckend.

Therapie
- Lokal Antimykotika: Azole; Allylamine; Ciclopiroxolamin; Morpholine; Griseofulvin; Triphenylmethanfarbstoffe Fuchsin und Gentianaviolett;
- Bei ausgedehnten Fällen Kombination von interner und externer Therapie, dann perorale Gabe von Azolen, Allylaminen oder Griseofulvin.

9.12 Verrucae vulgares (gewöhnliche Viruswarzen)

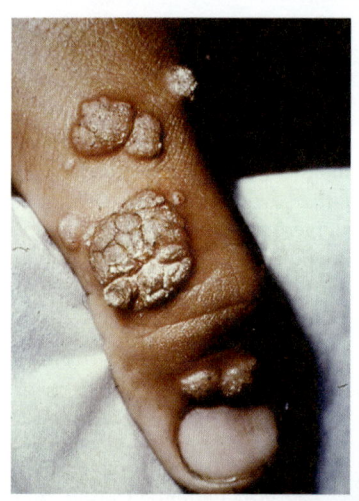

Lokalisation Hände

Erscheinungsbild Klassische Warzen mit der typischen, rauen Oberfläche und der scharfen Abgrenzung zur gesunden Haut. Subjektiv symptomlos.

Ähnliche Krankheitsbilder Hyperkeratosen auf der Basis eines chronischen Lichtschadens.

Kommentar Oft jahrelanger Verlauf. Da es sich um eine Infektionskrankheit handelt, können sich die Warzen langsam ausbreiten, besonders an den kühleren Akren.

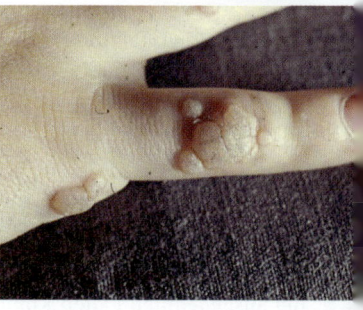

Therapie Keinesfalls Operation: Eine Infektionskrankheit operiert man nicht, die Ausbreitung der Warzen durch die Operation ist (fast sicher) zu erwarten und die Narben bleiben lebenslang bestehen. Darum konservatives (narbenfreies) Vorgehen mit Salicylsäurepflaster und blutungsfreier Curettage. Wenn die Läsion abgeflacht ist, ist der Einsatz von 5-Fluorouracil nützlich. Auch Kryotherapie ist möglich. Als Ultima Ratio Farbstoff-Laser, der die Gefäße, die die Warze versorgen, koaguliert. Zur Vorbereitung empfiehlt sich jedoch auch hier die regelmäßige Anwendung von salicylsäurehaltigen Externa vor der nächsten Laser-

Sitzung. Es sind meist 3 bis 10 Sitzungen notwendig. Manchmal heilen Warzen spontan ab.

Praxistipp Warzen sind eine Infektionskrankheit! Man schützt sich, indem man in Schwimmbad, Sauna und öffentlicher Dusche Badeschuhe trägt. Danach Haut sehr gut trocknen, denn auf trockener Haut können keine Warzen „angehen". Zu Hause Badematten und Handtücher bei 60 °C waschen.

9.13 Syphilis im Stadium II

Lokalisation Hände

Erscheinungsbild Auf den Hand-
innenflächen finden sich blass-
rosa bis dunkelrote etwa centgroße
im Hautniveau gelegene Maculae
(Flecken) ohne jegliche Beschwerden

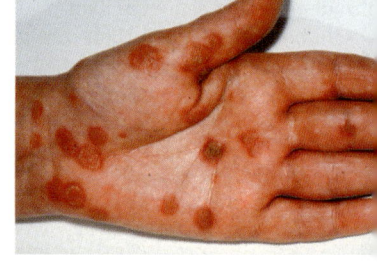

Ähnliche Krankheitsbilder
Erythema exsudativum multiforme
bei Arzneimittelexanthem (s. Kap.
10.10 und 15.17) oder Herpes-simplex-Infektion. Die Herpes simplex-
Infektion kann dabei auch subklinisch vorhanden sein und ist nur serologisch mittels PCR (Polymerase chain reaction) diagnostizierbar.

Kommentar Klassische Erscheinungen der Syphilis im Stadium II.
Parallel findet man einen Befall des gesamten Körpers mit gleichen
Erscheinungen, weiterhin eine Angina specifica (Schwellung der
Rachenmandeln) und unter Umständen generalisierte Lymphknoten-
schwellung und weitere Zeichen. Es besteht Ansteckungsgefahr bei
intensivem Körperkontakt (Geschlechtsverkehr).

Therapie Täglich 1 Mio. IE Penicillin über 3 Wochen (s. Kap. 15.2)
oder Benzathin-Penicillin G 2,4 Mio. IE i. m. einmalig oder Doxycyclin
2 × 100 mg oral über 14 Tage.

9.14   Schwimmbadgranulom

Lokalisation Handrücken

Erscheinungsbild Unscharf begrenzte erythematöse Plaque, die
im Randbereich knotig ist. Zentral
festsitzende Schuppung und blutige Kruste.

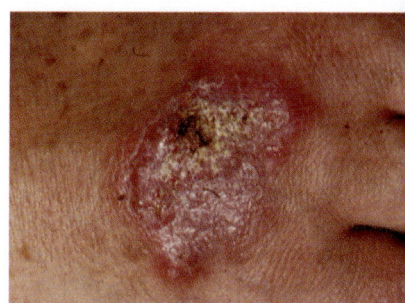

Ähnliche Krankheitsbilder
- Psoriasis vulgaris (s. Kap. 10.3);
- Chronisches Ekzem (s. Kap. 9.1);
- Mykose (s. Kap. 9.11);
- Epidermaler Tumor (s. Kap 9.17, 15.23);
- Kutanes T-Zell-Lymphom;
- Hauttuberkulose (s. Kap. 7.9);
- Lepra;
- Syphilis im Stadium III.

Kommentar Es handelt sich um eine atypische Mykobakteriose,
nämlich eine Infektion mit *Mycobacterium marinum,* zustande kommend nach Bagatellverletzungen beim Arbeiten im Aquarium oder
Schwimmbad, in Flüssen und Seen. Ohne Therapie kann die Läsion
nach 1–2 Jahren unter Narbenbildung abheilen. Histologisch finden
sich, wie bei Tuberkulose, verkäsende Granulome (zentrale Nekrose,
umgeben von Riesenzellen). Die Plaque kann ulzerieren.

Therapie
- Systemisch: Doxycyclin 200 mg/Tag p. o. über 2–3 Monate;
  Bei Nichtansprechen: Rifampicin + Ethambutol über 3 Monate;
- Lokal ergänzend: Rotlicht (Überwärmung).

9.15   Granuloma teleangiectaticum (Granuloma pyogenicum)

Lokalisation Finger

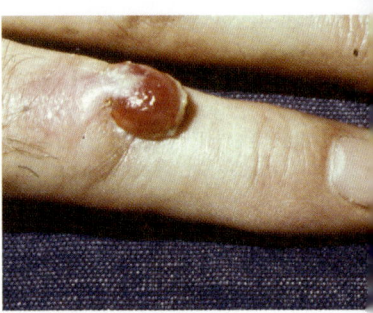

Erscheinungsbild 1–2 cm durchmessender, dunkelroter, erosiv nässender Knoten mit schmaler Basis. Schmerzhaft, leicht und stark blutend, schnelles Wachstum, meist nach Traumen oder im Bereich lokaler Infektionen. Auch an den Lippen. Die umgebende Epidermis legt sich kragenartig um die Tumorränder.

Ähnliche Krankheitsbilder Amelanotisches malignes Melanom: seltene Melanomform, die so entartet ist, dass der Tumor kein schwarzes Pigment mehr bilden kann, sondern rötlich erscheint.

Kommentar Entspricht einem exophytisch wachsenden kapillären Angiom. Benigne.

Therapie
- Exzision;
- Elektrokaustische Abtragung.

9.16   Keratoakanthom

Lokalisation Handrücken

Erscheinungsbild Erythematöser
Knoten mit zentralem Hornpfropf.
Keine Beschwerden.

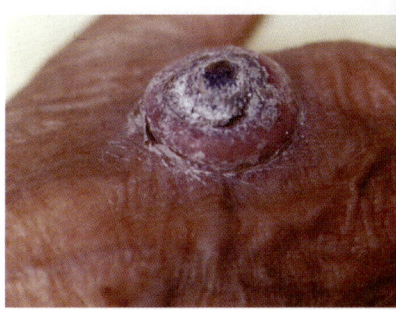

Ähnliche Krankheitsbilder
- Plattenepithelkarzinom (syn.
  Spinaliom, s. Kap. 1.8);
- Basaliom (s. Kap. 2.3, 7.45).

Kommentar Sehr schnell, d.h. innerhalb weniger Wochen wach-
sender Tumor, oft auch im Gesicht, an Nase oder Ohren. Kann in ein
Plattenepithelkarzinom übergehen. Spontane Rückbildungen innerhalb
eines Jahres kommen vor.

Therapie Rechtzeitige Exzision, bevor der Tumor zu groß wird. Auch
kann man ohne die Exzision keine feingewebliche Diagnose stellen,
wodurch ein Plattenepithelkarzinom übersehen werden könnte.

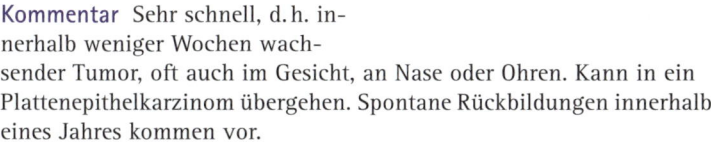

9.17 Morbus Bowen

Lokalisation Finger

Erscheinungsbild Erythematös-
schuppende Plaque mit unscharfer
Begrenzung. Subjektiv asymptomatisch.

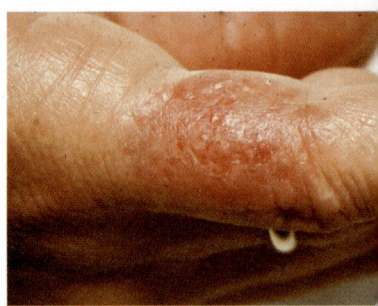

Ähnliche Krankheitsbilder
- Kontaktekzem (z. B. Kap. 4.8 u. a.);
- Tinea, syn. Mykose (s. Kap. 9.11);
- Psoriasis vulgaris (s. Kap. 9.2).

Kommentar Klinisch am ehesten eine an ein Ekzem erinnernde Haut-
erscheinung, die sich oft erst histologisch als Morbus Bowen einord-
nen lässt. Sonnenexponierte Regionen werden bevorzugt. Es handelt
sich um eine intraepitheliale Neoplasie. Die Keratinozyten weisen histologisch maligne Veränderungen wie bei einem Plattenepithelkarzinom auf, allerdings haben sie die Basalmembran (noch) nicht überschritten. Es besteht also noch keine Metastasierungsgefahr. Es kann
sich im Laufe der Zeit beim Durchbruch der Basalmembran ein Bowen-
Karzinom entwickeln, das einem Plattenepithelkarzinom entspricht
und metastasieren kann.

Therapie Exzision.

9.18   Perniones (Frostbeulen)

Lokalisation Hand

Erscheinungsbild Livide makulöse
Verfärbungen der Dorsalseiten der
Knöchelregionen.

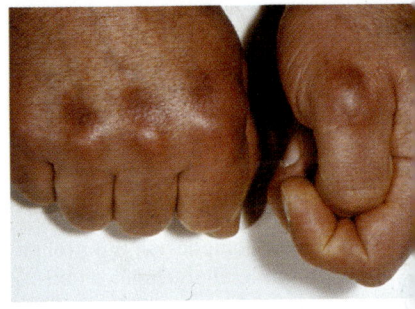

Ähnliche Krankheitsbilder
- Sarkoidose: granulomatöse
  Entzündung (in der feingeweb-
  lichen Untersuchung erkennt
  man eine Anhäufung von Epi-
  theloidzellen). Die Ursache ist unklar. Häufige Assoziation der
  Hauterscheinungen mit Organbefall, insbesondere der Lungen,
  Augen, Nervensystem, Lymphknoten, Myokard, Leber, Milz, Musku-
  latur, Knochen, Nieren.
- Vaskulopathie anderer Genese;
- Dermatomyositis (s. Kap. 7.52);
- Lupus erythematodes (s. Kap. 7.49).

Kommentar Teilweise reversible Hautveränderungen, zustandegekom-
men durch längeren Aufenthalt bei Temperaturen von nur wenig über
0 °C, z.B. bei Kältearbeitsplätzen, bei Übernachtung im Freien oder
langen Winterwanderungen. Dabei kommt es zu einer Störung der
Vasomotorik in den Akren, die besonders leicht auskühlen. Initial
kommt es zur Rötung und Schwellung, insbesondere bei Wiedererwär-
mung sind Brennen und Schmerzen möglich.

Therapie
- Allgemeine Maßnahmen: Schutz vor Kälte; Durchblutungsförde-
  rung mit wechselwarmen Temperaturreizen;
- Systemisch: Pentoxifyllin.

9.19   Bullöses Pemphigoid

Lokalisation Hände

Erscheinungsbild Ausgedehnte
pralle Blasen mit blutig tingiertem
Inhalt auf erythematöser Haut.
Schmerzen, Juckreiz.

Ähnliche Krankheitsbilder

- Cheiropompholyx: mit großen
  Blasen einhergehendes toxi-
  sches oder allergisches bullöses
  Handekzem. Schmerzen und
  Juckreiz (s. Kap. 9.6);
- Toxisch epidermale Nekrolyse als Arzneimittelnebenwirkung;
- Epidermolysis bullosa acquisita: auch subepidermale Blasenbil-
  dung, ebenfalls Autoantikörper gegen Kollagenstrukturen, die die
  Epidermis verankern. Geht mit Narben und Milienbildung einher.
  Betrifft auch die Schleimhäute. Unterscheidung gelingt häufig nur
  durch immunologisch-histologische Untersuchungen;
- Pemphigus vulgaris (s. Kap. 10.8): schlaffe, leicht verletzliche Bla-
  sen auf nicht geröteter Haut;
- Verbrennung.

Kommentar Es handelt sich um eine Autoimmundermatose des höheren Lebensalters (über 60 Jahre), bei der sich Autoantikörper gegen
Strukturproteine der Interzellularsubstanz der Epidermis richten. Die
Blase entsteht innerhalb der Basalmembran, liegt somit subepidermal
und ist dadurch relativ stabil. Es besteht starker Juckreiz. Die Schleimhäute sind in der Regel nicht betroffen. Die Blasen sind nicht ver-
schiebbar und auch nicht anderenorts durch Druck oder Schieben auslösbar (negatives direktes und indirektes Nikolski-Zeichen) im gegensatz zum Pemphigus vulgaris (vgl. Kap. 10.8). Die Erkrankung kann als

Reaktion auf Arzneimittel (ACE-Hemmer, Furosemid, orale Antidiabetika, Neuroleptika, NSAR) auftreten, auch paraneoplastisch.

Therapie

- Chirurgisch: Blasen steril punktieren, Blasendecke belassen;
- Systemisch: Prednisolon 80–100 mg/Tag, anfangs verteilt auf 3 Einzeldosen in absteigender Dosierung mit niedriger Erhaltungsdosis (z. B. 10 mg/Tag). Nach einem halben Jahr kann ein Auslassversuch gewagt werden. Möglicherweise krankheitauslösende Medikamente sollten durch andere ersetzt und eine Tumorerkrankung ausgeschlossen werden. In schweren Fällen, bzw. um Glukokortikoide einzusparen, ist eine Kombination mit Azathioprin (1,5–2,0 mg/kg Körpergewicht) sinnvoll;
- Lokal: Austrocknende und antiseptisch wirkende Externa: Lotio alba aquosa mit Chlorhexidingluconat 2 %, Triphenylmethanfarbstoffe, Kaliumpermanganatumschläge; In leichten, lokalisierten Fällen kann auch ein hochpotentes topisches Glukokortikoid aufgetragen werden ohne zusätzliche systemische Therapie (Clobetasoldipropionat 0,05 %).

9.20 Vitiligo

Lokalisation Hände

Erscheinungsbild Symmetrisch an den Händen angeordnete, fleckige Depigmentierungen an für Vitiligo typischer akraler Lokalisation.

Ähnliche Krankheitsbilder Narben.

Kommentar Vitiligo ist Folge des Untergangs von Melanozyten. Im

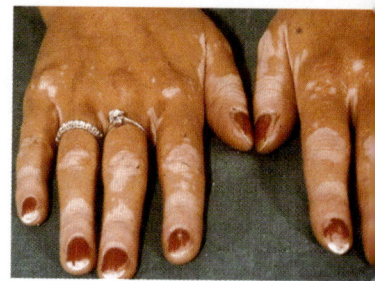

akuten Stadium erkennt man histologisch den „Angriff" durch Lymphozyten. Ein Autoimmungeschehen nicht geklärter Natur wird dafür verantwortlich gemacht. Eine Assoziation mit weiteren Autoimmunerkrankungen, wie Schilddrüsenerkrankungen, Morbus Addison, Diabetes mellitus vom Typ I, Augenerkrankungen und perniziöser Anämie, Lupus erythematodes, Morbus Crohn, chronisch biliärer Zirrhose, progressiv systemischer Sklerodermie, Myasthenia gravis und anderen, tritt gehäuft auf. Typische Lokalisationen sind Hände und periorifizielle Regionen, d.h. um Augen, Mund, Anus und an mechanisch belasteten Stellen, z.B. Knien und Ellenbogen.

Therapie

- Phototherapie: PUVA (Psoralen in Creme, Dusch- oder Badewasser oder Tabletten + UVA); KUVA (5 % Khellin Creme + UVA, anderes Furanochrom aus einer Mittelmeerpflanze); PAUVA (10 % Phenylalanin-Creme oder Tabletten + UVA);
- Einbringen angezüchteter Melanozyten aus Laborkultivierung;
- Transplantation pigmentierter Hautareale;
- Camouflage;
- Bei ausgedehnter Vitiligo mit nur noch einzelnen, pigmentierten Restherden, kann die noch gesunde Haut mit Hydrochinon gebleicht werden;
- Wichtig ist physikalischer und chemischer Lichtschutz.

10 Arme

10.1 Atopisches Ekzem

Lokalisation Armbeugen, Handgelenke

Erscheinungsbild In den großen Beugen der Extremitäten befinden sich gerötete Papeln, die teilweise aufgekratzt und mit einer Blutkruste belegt sind. Die betroffene Haut ist verdickt, die Hautspaltlinien treten deutlich hervor, die Haut ist entzündlich gerötet. Subjektiv starker Juckreiz.

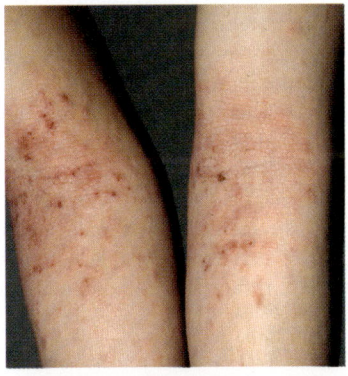

Ähnliche Krankheitsbilder
Kontaktallergie (s. Kap. 10.2).

Kommentar Auf einen Blick erkennt man sowohl akute, als auch chronische Ekzemveränderungen. Die geröteten Papeln kennzeichnen ein akutes Ekzem, das frisch aufgeflammt ist, d. h. eine akute entzündliche Hautreaktion. Die verdickten Hautspaltlinien und Hautleisten hingegen stehen für

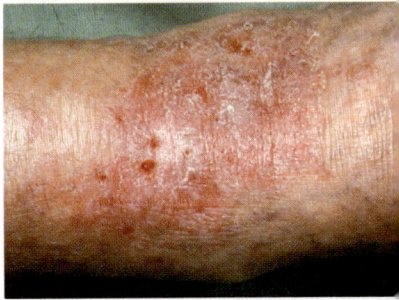

das zugrunde liegende chronische Ekzem, bei dem die Haut mit Entzündungszellen infiltriert ist und das zu einer Verdickung, der sog. „Lichenifikation" geführt hat. Dies sind typische Veränderungen im Rahmen eines atopischen Ekzems, das typischerweise in den Beugen auftritt. Ursächlich ist eine genetische Veranlagung des Immunsystems auf Irritationen, Allergene und Infekte (bakterielle Superantigene), mit einer veränderten Immunantwort zu reagieren.

Therapie

- Lokal bei Akuterkrankung: Antiseptisch, z.B. mit Triclosan, Chlorhexidin, Triphenylmethan-Farbstofflösungen. Bei Atopikern hat die Haut eine reduzierte Abwehr gegen Bakterien, die wiederum eine Ekzemverschlechterung herbeiführen können, weshalb eine Keimreduzierung sinnvoll ist; Antientzündlich mit Glukokortikoiden, UV-Therapie, Calcineurin-Inhibitoren;
- Lokal bei chronischem Ekzem: Glukokortikoide; Teer; UV-Therapie;
- Systemisch: Antibiotika, in sehr schweren Fällen auch Glukokortikoide oder Ciclosporin;
- Allgemeine Maßnahmen: Irritanzien- und Allergenmeidung; Therapie zugrunde liegender chronischer Infekte im Respirationstrakt; Hautpflege mit fettenden Grundlagen.

10.2   Allergisches Kontaktekzem auf Nickel

Lokalisation Unterarm

Erscheinungsbild Erythem, auf-
gekratzte Papeln im Bereich der
Kontaktstellen mit nickelhaltigem
Silberarmband. Starker Juckreiz.

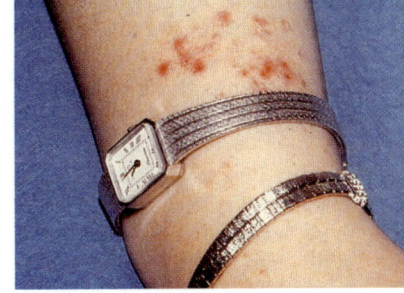

Ähnliche Krankheitsbilder
In dieser Form unverwechselbar.

Kommentar Nickel ist in Silber-
legierungen enthalten, wobei der
Gehalt um so höher ist, je niedriger legiert das Silber ist. Wenn eine
ausgeprägte Nickelallergie besteht, wird auch Silberschmuck nicht vertragen, es sei denn, man nimmt Sterling-Silber (925/1000).

Therapie
- Lokal: Glukokortikoide;
- Allgemeine Maßnahmen: Allergenmeidung; Hochlegierten Silber-
  schmuck, Stahl, 580er Gold, Platin oder Titan benutzen.

10.3 Psoriasis vulgaris (Schuppenflechte)

Lokalisation Streckseiten der
Arme, Ellenbögen

Erscheinungsbild An typischen
Stellen, den Extremitätenstreckseiten, Ellenbögen und Knien, treten
gerötete Plaques auf, die mit einer
festhaftenden silbernen Schuppung besetzt sind. (a) zeigt einen
geringeren Befund mit teilweise
noch einzeln stehenden, deutlich
geröteten, entzündlichen Papeln,
(b) zeigt eine chronisch-stationäre
Plaque. Subjektiv: in der Regel
ohne Juckreiz.

Ähnliche Krankheitsbilder
■ Kann mit den livid-silbrig-
  glänzenden, flachen Papeln
  des Lichen ruber verwechselt
  werden. Einzelpapeln finden
  sich jedoch eher im Bereich der
  Handgelenkbeugen (s. Kap.
  12.5).
■ Syphilis (z. B. Kap. 17.13).

Kommentar Die Psoriasis ist eine
chronisch-entzündliche Hauterkrankung, bei der eine genetische
Disposition angenommen wird.
Es kommt zu einer beschleunigten,
übermäßigen Verhornung. Typische Herde treten an den Streck-

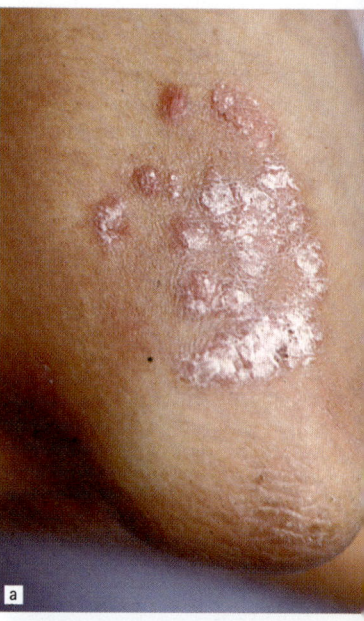

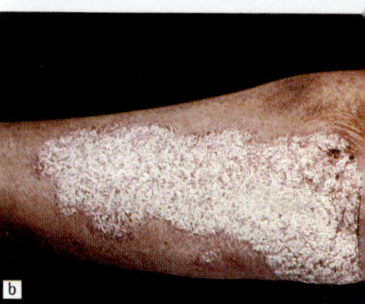

seiten der Extremitäten, am Sakral(Steißbein)-bereich, an der Kopfhaut und seltener in den Körperfalten auf. Der Streckseitenbefall erklärt sich durch die erhöhte mechanische Belastung der Haut in diesen Regionen. Dies führt zu einer Triggerung der Psoriasis. Mechanische Reize, aber auch Infekte, Medikamente oder Stresssituationen können die Psoriasis provozieren. Dies nennt man Köbner-Phänomen. Die Psoriasis hat zahlreiche Ausprägungen, von kleinfleckig bis großflächig, lokalisiert oder disseminiert bis hin zur Ganzkörperrötung, geringe oder starke Schuppung, Gelenkentzündungen usw. Hier zu sehen die klassische, leicht zu erkennende, „gewöhnliche" Form. Häufig treten auch Nagel-veränderungen auf, wie Dellen, „Tüpfel", gelbliche Flecken „Ölflecken", Hyperkeratosen unter dem Nagel oder sogar Nagelverformungen und Wachstumsstörungen (s. Kap. 14.2 und 14.3).

Therapie

- Lokal:
  Dithranol in aufsteigender Dosierung, bei Bedarf in Kombination mit Steinkohleteeren, Schieferöl (Ichthyol), bei Hautreizungen durch Dithranol eignet sich Lotio zinci oxidati oder eine Behandlungspause, Vitamin-D$_3$-Analoga.
  UV-Therapie mit Substanzen, die die Haut für UV-Licht empfindlicher machen:
  PUVA-Therapie: UVA-Strahlen mit Meladinine-Creme oder Lösung (Bad oder Dusche) (s. a. Systemische Therapie).
  Selektive UVB- (nur 311 nm Wellenlänge) oder UVB-Therapie (gesamtes UVB-Strahlenspektrum) mit hypertonem (Meer)salz-Bad, Steinkohleteersalben oder -bädern.
  Gesicht und Genitalbereich:
  Hier kann kurzfristig auch eine niedrigpotente Glukokortikoidcreme, wie Methylprednisolonaceponat, verwendet werden.
  Im Gesicht eignen sich auch Tacrolimus oder Pimecrolimus. Auch Mahonia-aquifolium-Creme ist bei milden Formen oder unterstützend sinnvoll.
  Grundsätzlich ist man mit Glukokortikoiden bei Psoriasis jedoch sehr zurückhaltend, da es nach Absetzen zu einem noch stärkeren Rückfall kommt. Daher sollte man sie vorsichtig ausschleichen

(Dosierung reduzieren, bzw. Applikations-Intervalle vergrößern) und gleichzeitig eines der oben genannten Basistherapeutika verabreichen, das dann die erzielte Wirkung aufrechterhalten kann. Bei schwer entzündlicher Psoriasis mit Pusteln oder Erythrodermie (Ganzkörperrötung) sind Glukokortikoide (lokal oder systemisch, s. u.) für die Anfangsphase jedoch oft angezeigt.

Kopfhaut:
Die Kopfhaut wird mit Salicylölkappen, niedrig oder hochpotenter Glukokortikoidlösungen, Dithranol und Vitamin-D_3-Analoga behandelt. Teer- und Schierferöl-Shampoos, Salicylsäurelösungen oder Pyrithion-Zink- oder antimykotische Shampoos zur Keimreduktion unterstützen die Behandlung. Auch ein UV-A-Kamm kann verwendet werden.

- Systemisch:
  In schwereren und hartnäckigen chronischen Fällen wird lokal und systemisch behandelt. Fumarsäureester, Cilosporin A, Methotrexat, Retinoide (Acitretin), Prednisolon, PUVA mit oraler Einnahme von Meladinine.
  Immunmodulatoren („Biologicals") sind inzwischen zugelassen (Etanercept, Alefacept, Infliximab, Efalizumab). Die kurz- und langfristigen Folgen auf das Immunsystem, z. B. Infekt- und Tumorabwehr, sind noch nicht abschätzbar, die Therapiekosten noch sehr hoch.

- Pflege: Fettsalben mit Harnstoff.

10.4   Kratzartefakte

Lokalisation Arme

Erscheinungsbild Braun-rötliche
striäre, parallel verlaufende, leicht
erhabene Hautveränderungen mit
teils angedeuteten hypopigmen-
tierten Arealen, wie bei Vernarbungen, teils exkoriierte (aufgekratzte) Papeln. Die striären (strei-
fenförmigen) Läsionen verlaufen
parallel, da sie durch Kratzen mit
den Fingernägeln zustande gekommen sind.

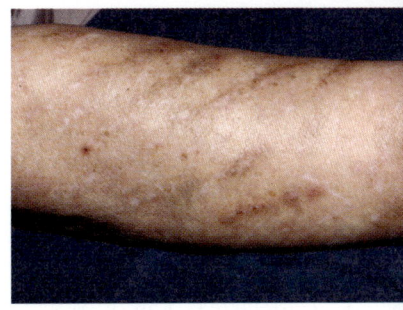

Ähnliche Krankheitsbilder
- Wiesengräserdermatitis (s. Kap. 10.5);
- Ekzem (s. Kap. 10.1);
- Striärer verruköser Naevus (s. Kap. 8.4);
- Köbner-Phänomen (isomorpher Reizeffekt) bei Lichen ruber oder
  Psoriasis vulgaris.

Kommentar Die Braunverfärbung entspricht einer postinflammatori-
schen Hyperpigmentierung. Der Patient kratzt sich schon seit längerer
Zeit, entsprechend sind bereits Vernarbungen sichtbar, gleichzeitig
aber auch relativ frische Läsionen am unteren Bildrand, die gerade
einige Tage alt sind.

Therapie Ursache des zugrunde liegenden Juckreizes eruieren, z. B. me-
tabolische Ursachen, wie Niereninsuffizienz, Cholestase, Hyperthyreose,
Hyperurikämie, Diabetes mellitus, exogene Irritanzien, Kosmetika,
Seife, Austrocknung bei atopischer Diathese, Xerose in höherem Alter,
Entfettung der Haut durch übermäßige Körperpflege, häufiges Duschen
und Baden, Tumorleiden mit paraneoplastischem Juckreiz. Auch eine
neurotische Störung kann zu solchen Kratzartefakten führen.

10.5 Phototoxisches Kontaktekzem: Wiesengräserdermatitis

Lokalisation Unterarme

Erscheinungsbild Striäre, teils parallel (a) oder auch völlig wirr (b) verlaufende, erythematöse Makulae und Plaques, Blasenbildung möglich. Juckreiz oder brennende Schmerzen.

Ähnliche Krankheitsbilder Kratzartefakte (s. Kap. 10.4).

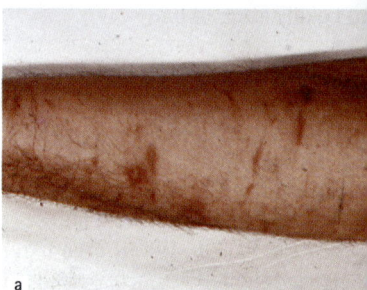

a

Kommentar Nach einem Picknick auf einer Wiese aufgetretene phototoxische Reaktion durch die in Gräsern enthaltenen Fuorocumarine in Verbindung mit Sonnenlicht.
Die Fuorocumarine wirken als Photosensibilisator.

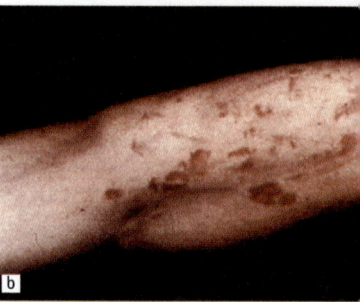

b

Therapie
■ Antientzündlich; Kühlend; Lokale Glukokortikoide.

10.6   Artefakt

Lokalisation Unterarm

Erscheinungsbild Scharf begrenzte, erythematöse, wenig infiltrierte Hautveränderung. Der Randbereich ist etwas anämisch, diskrete Streupapeln befinden sich in der Umgebung.

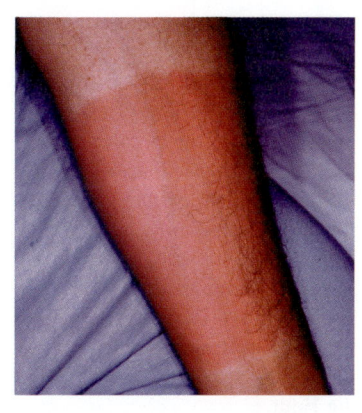

Ähnliche Krankheitsbilder
■ Erythem durch Hitze;
■ Phototoxische Reaktion.

Kommentar Ein Artefakt ist eine absichtlich oder unabsichtlich hebeigeführte (artifizielle) Beschädigung der Haut, im Sinne einer Selbstverstümmelung. Hier hat ein psychisch auffälliger Patent den Unterarm mit einem nassen Tuch umwickelt und mit einem Kochlöffel immer wieder auf das Tuch geschlagen, was zu einer Rötung und Schwellung führte.

Therapie Psychotherapie.

10.7   Kortisonschaden

Lokalisation Unterarme

Erscheinungsbild Die Haut der Unterarme und Hände ist atrophisch, wie dünnes Papier gefältelt. Die Gefäße scheinen deutlich hindurch. Es fallen weiße, strichförmige Narben auf, „pseudocicatrices stellaires", die nach Minimaltraumen durch Risse der brüchigen Dermis entstanden sind. Multiple Hämatome unterschiedlichen Alters verfärben die Haut.

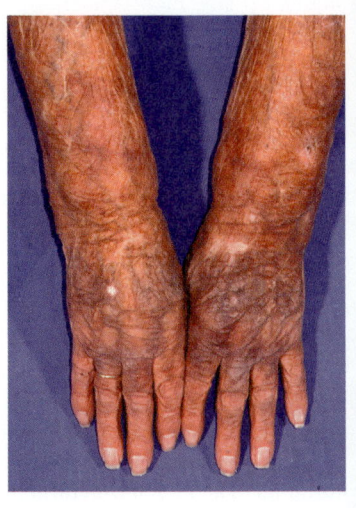

Ähnliche Krankheitsbilder
- Sonnenlichtgeschädigte Altershaut;
- Acrodermatitis chronica atrophicans Herxheimer: atrophisches Endstadium der chronischen Borreliose.

Kommentar Durch jahrelange Anwendung hochpotenter Steroidsalben (fluoriert) oder durch innerliche Kortikoidtherapie kommt es zu dieser unerwünschten Wirkung. Die Kortikoide gelangen in die Dermis und führen dort nicht nur zur gewünschten Entzündungshemmung und Immunsuppression, sondern auch zu einer Proliferationshemmung der Fibroblasten. Kollagene Fasern werden in homogene Masse umgewandelt, die Grundsubstanz und Mucopolysaccharide werden reduziert. Ähnliche degenerative Wirkung entfalten die Kortikoide im Bereich der brüchig werdenden Gefäßwände, so dass leicht Hämatome entstehen.

Therapie Der Schaden ist irreversibel. Die Haut sollte gepflegt und geschmeidig gehalten werden, z.B. durch Harnstoff in Salbe. Vorsorglich sollten bei steroidpflichtigen Dermatosen hochpotente fluorierte Kortikoide nur einige Tage gegeben werden, danach Umstellung auf nicht fluorierte Kortikoide (4. Generation). Diese werden bereits in der Epidermis metabolisiert und gelangen nicht in die Dermis oder an die Gefäße.

10.8   Pemphigus vulgaris

Lokalisation Unterarm

Erscheinungsbild Großflächige
Erosionen am Unterarm mit Resten
von geplatzten Blasendecken, die
als dünne Lappen aufliegen. In
50 % der Fälle ist auch die
Schleimhaut betroffen. Die umgebende Haut ist nicht entzündlich
gerötet.

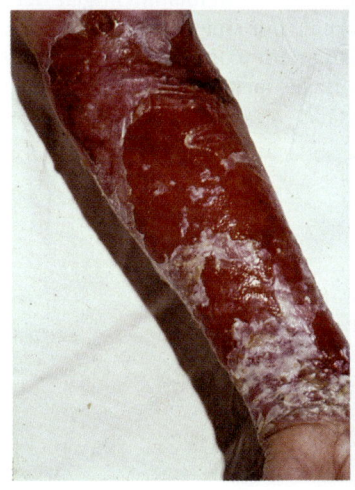

Ähnliche Krankheitsbilder
- Verbrennung (Verbrühung)
  2. Grades;
- Toxisch epidermale Nekrolyse
  (s. Kap. 10.9): meist durch
  Medikamente ausgelöste und
  nachfolgend durch zytotoxische Lymphozyten entstehende Ablösung von Epidermis und Ausbildung von Nekrosen;
- Staphylococcal scalded skin syndrome (SSSS): durch Staphylokokkentoxin ausgelöste, großflächige Ablösung epidermaler Schichten;
- Bullöses Pemphigoid: Blasen liegen subepidermal, sind prall, mit
  Flüssigkeit gefüllt und stabiler. Die umgebende Haut ist nicht entzündlich gerötet. Das Nikolski-Phänomen ist positiv (s. Kap. 15.37).

Kommentar Es handelt sich um eine Autoimmunerkrankung unklarer
Ätiologie, bei der zirkulierende Antikörper gegen Interzellularsubstanz
(Desmosomen) der Keratinozyten auftreten. Diese führen zu einer blasigen Ablösung der betroffenen Epidermisschichten. Die Blasen befinden sich intraepidermal, sie sind aufgrund ihrer oberflächlichen Lage
fragil, erscheinen schlaff und platzen schnell. Als Auslöser kommen
Malignome oder Medikamente infrage. Die Blasen lassen sich auch in

scheinbar unbefallener Haut durch tangentialen Druck mit dem Finger erzeugen. Bestehende Blasen lassen sich im Randbereich durch Verschieben der Haut vergrößern (Nikolski-Zeichen I und II positiv).

Therapie
- Systemisch: Immunsuppressive Therapie mit Glukokortikoiden ggf. in Kombination (zur Einsparung der Steroiddosis) mit Azathioprin;
- Lokal: Nicht verklebende Wundauflagen und antiseptische Lösungen zur Vermeidung einer bakteriellen Superinfektion.

10.9 Toxisch–epidermale Nekrolyse (TEN)

Lokalisation Arm, Rumpf

Erscheinungsbild Am gesamten
Integument blasige Ablösung der
Epidermis, hämorrhagische Blasen,
hämorrhagische und nekrotische
Krusten. Die noch nicht abgelöste
Haut ist entzündlich gerötet.
Die Blasenbildung ist subepider-
mal.

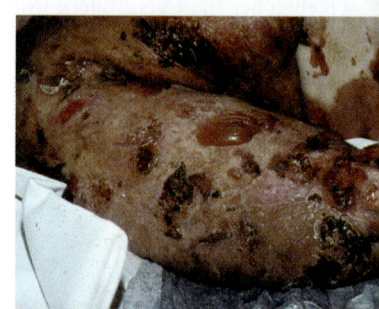

Ähnliche Krankheitsbilder
- Bullöses Pemphigoid (s. Kap. 9.19): Blasen liegen auch subepidermal, sind prall, mit Flüssigkeit gefüllt und stabiler. Die umgebende Haut ist entzündlich gerötet. Das Nikolski-Phänomen ist
  negativ;
- Pemphigus vulgaris (s. Kap. 10.8);
- Staphylococcal scaled skin syndrome: durch Staphylokokkentoxin
  ausgelöste, großflächige Ablösung epidermaler Schichten.

Kommentar Das Krankheitsbild wurde früher auch als Lyell-Syndrom
bezeichnet (Syndrom der verbrühten Haut) und gilt als Maximalvariante einer blasenbildenden Hauterkrankung, bei der sich die gesamte Oberhaut ablösen kann (lebensbedrohlicher Zustand, in 20–40%
tödlich verlaufend). Es handelt sich meist um eine schwere allergische
Reaktion auf Medikamente. Antigenstrukturen der Medikamente
werden durch Keratinozyten an der Zelloberfläche präsentiert. Diese
Zellen werden durch zytotoxische T-Lymphozyten zerstört, die nekro-
tischen Zellareale konfluieren, es entstehen subepidermale Blasen bis
hin zur großflächigen Epidermisablösung. Wie bei Verbrennungen
kommt es zu einem erhöhten Flüssigkeitsverlust mit massiver Belastung des Kreislaufs. Meist sind auch die Schleimhäute betroffen.

Die Abheilung erfolgt hier mit Narbenbildung und Verwachsungen z.B. der Augenlider (Symblepharon) oder Strikturen der Körper-öffnungen.

Therapie

■ Systemisch: Glukokortikoide unter intensivmedizinischen Maß-nahmen wie bei Verbrennung mit Flüssigkeitsersatz und Infektions-prophylaxe mit Antibiotika, sofern diese nicht Auslöser der TEN sind;

■ Lokal: Nicht verklebende Wundauflagen.

10.10 Erythema exsudativum multiforme

Lokalisation Arme

Erscheinungsbild Auf den Unterarmstreckseiten befinden sich rote, flache, kreisrunde Plaques, die wie bei einer Schießscheibe aus mehreren Ringen bestehen. Im Zentrum befindet sich jeweils ein hämorrhagisch-nekrotisches Bläschen. Es handelt sich um typische Kokarden.

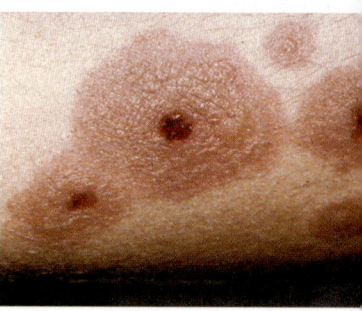

Ähnliche Krankheitsbilder
- Blasenbildende Dermatosen (s. Kap. 7.53, 9.19, 10.8, 15.37);
- Erythema nodosum: Vaskulitis der Subkutis, sehr schmerzhaft, z.B. bei Sarkoidose oder parainfektiös;
- Sweet-Syndrom: akute febrile neutrophilenreiche Dermatose, parainfektiös.

Kommentar Untergang nekrotisch gewordener Keratinozyten als Reaktion auf Arzneimittel oder eine Herpes-simplex-Infektion. Die Keratinozyten präsentieren Medikamenten- oder Herpesantigene an ihrer Zelloberfläche und werden durch zytotoxische T8-Lymphozyten zerstört. Die zentrale Blase ist subepidermal gelegen und Ausdruck der Nekrose.

Therapie
- Bei leichten, lokalisierten Formen: externe Glukokortikoid-Salben, bei generalisierten Formen auch systemische Glukokortikoide.
- Eine antivirale Therapie mit z.B. Valaciclovir ist empfehlenswert, wenn zuvor ein Herpes simplex bestanden hat oder diese Hauterscheinungen chronisch rezidivieren, ohne dass ein medikamentöser

Auslöser infrage kommt, da Herpesinfektionen auch subklinisch
verlaufen können und so einen permanenten Trigger darstellen;
■ Bei schweren Formen werden auch die Schleimhäute befallen.
Hier behandelt man zusätzlich mit antiseptischen Lösungen, bei
Mitbefall der Augen sollte ein Augenarzt an der Therapie beteiligt
werden.

10.11 Prurigo simplex chronica

Lokalisation Arme

Erscheinungsbild Rotbraune Kno-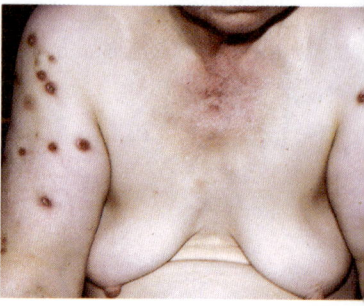
ten und Knötchen mit zentraler
Kruste, narbiger Einsenkung,
hyperpigmentierte Narben und
Depigmentierungen sind typisch.
Die Effloreszenzen treten nur dort
auf, wo der Patient auch mit seinen Händen zum Kratzen heranreicht, besonders an Armen,
Schultern, Beinen, dagegen kaum
am Rücken. Subjektiv besteht extremer Juckreiz. In der Anamnese
wird typischerweise berichtet, dass das Aufkratzen juckender Hautstellen „bis es blutet" zur Erleichterung führt.

Ähnliche Krankheitsbilder
- Lichen ruber verrucosus: Warzenartiger Subtyp des Lichen ruber.
  Chronisch oder subakute entzündliche Hauterkrankung mit jucken-
  den Papeln. Syn. Knötchenflechte.
- Priginöses Ekzem: Ekzem, das wie eine Prurigo simplex chronica
  aussieht. Oft sind Atopiker betroffen.
- Syphilis Stadium II (s. Kap. 13.6);
- Reaktion auf Parasiten.

Kommentar Die Ursache bleibt häufig unerkannt. Besonders bei älteren Menschen können neurologisch-psychiatrische Ursachen, Tumorerkrankungen oder Stoffwechselerkrankungen zugrunde liegen.
So können Diabetes mellitus, Leber- und Gallenwegserkrankungen,
Gicht, Niereninsuffizienz oder auch chronische Infektionen zu Juckreiz
führen. Typisch ist der oft jahrelange Verlauf; ohne intensive Behand-

lung tritt kaum eine Besserung ein. Selbst wenn eine weitgehende Abheilung erzielt wurde, bedarf die Erkrankung einer längerfristigen Lokaltherapie.

Therapie

- Lokal: Capsaicin; Glukokortikoide; Teer; UV-Therapie (UVA, UVB, PUVA);
- Intrafokal: Injektion von Kortikoid-Kristall-Suspension in jeden einzelnen Knoten;
- Systemisch: Sedierende Antihistaminika; Glukokortikoide;
- Allgemeine Maßnahmen: Beseitigung der Ursache.

10.12 Hämangiom

Lokalisation Arme

Erscheinungsbild Lividroter pols-
terartiger Tumor am Unterarm
eines Säuglings. Schmerzlos und
asymptomatisch.

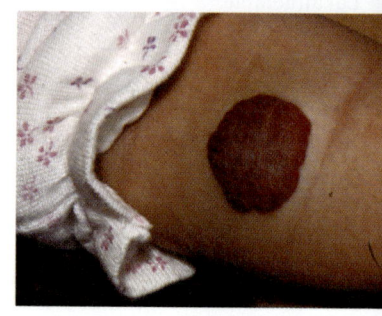

Ähnliche Krankheitsbilder

- Angiokeratom: kavernöse
  Gefäßerweiterungen mit hyperkeratotischen Krusten;
- Granuloma pyogenicum (s. Kap.
  9.15): meist nach Traumen entstehende gutartige Gefäßwucherung,
  entzündlich bedingt, leicht blutend, besonders an Fingern und Lippen;
- Lymphangiom: naevoide Fehlbildung beim Säugling.

Kommentar Es handelt sich um einen gutartigen Gefäßtumor, der
meistens bereits bei Geburt in sehr geringer Größe vorhanden ist oder
in den ersten Lebenswochen auftritt. Oft rasches Wachstum in den ersten Lebenswochen, im weiteren Verlauf in 90 % spontane Rückbildung.

Therapie Sofern sich das Hämangiom nicht gerade im Wachstums-
schub befindet, kann die Spontanregression abgewartet werden (sie
tritt meist bis zum 1. Lebensjahr ein). Im Gesicht jedoch, insbesondere
in Augennähe, muss behandelt werden, da es sonst zu irreversiblen
Störungen der Sehentwicklung kommen kann: Kryotherapie, Farb-
stoff- oder Neodym: YAG-Laser.

10.13 Fibroma pendulans

Lokalisation Oberarm, Axilla

Erscheinungsbild Gestielter (pendulierender), weicher, hautfarbener Tumor. Subjektiv asymptomatisch.

Ähnliche Krankheitsbilder
- Papillomatöser Naevuszell-naevus;
- Gestieltes Neurofibrom.

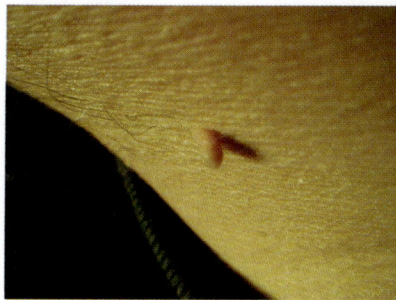

Kommentar Gutartige, umschriebene Bindegewebevermehrung.

Therapie Therapie nicht notwendig. Falls kosmetisch oder mechanisch störend, genügt in der Regel die Exzision mittels Scherenschlag.

Praxistipp Bei kleinen Fibromen kann der gefäßführende Stiel auch mit einem chirurgischen Faden abgebunden werden. Das Fibrom wird nicht mehr durchblutet und stirbt ab. Es fällt dann von selbst ab.

10.14 Keratoakanthom

Lokalisation Unterarm

Erscheinungsbild Tumor mit zentralem Hornpfropf. Asymptomatisch (vgl. Kap. 15.34).

Ähnliche Krankheitsbilder
- Plattenepithelkarzinom (s. Kap. 1.8);
- Histiozytom: gutartige Ansammlung von Gewebefresszellen, meist nach Insektenstichen, meist an den Beinen. Bei Frauen gehäuft vorkommend.
- Amelanotisches malignes Melanom: seltene Melanomform, die so entartet ist, dass der Tumor kein schwarzes Pigment mehr bilden kann, sondern rötlich erscheint.
- Knotiges Basaliom (s. Kap. 1.5);
- Seborrhoische Keratose (s. Kap. 15.30).

Kommentar Es handelt sich um einen gutartigen, relativ schnell wachsenden Tumor (nur Wochen), der klinisch und histologisch an ein Plattenepithelkarzinom erinnert. Zur Unterscheidung wird der zentrale Hornpfropf herangezogen, der von epithelialen Tumorlippen umschlossen wird, sich allerdings gut aus dem Tumor herauslösen lässt. Obwohl sich der Tumor spontan zurückbilden kann, sollte er exzidiert werden, da ein Karzinom nur histologisch ausgeschlossen werden kann.

Therapie Exzision.

10.15 Erysipel (Wundrose)

Lokalisation Arm

Erscheinungsbild Flammende Rötung, scharf abgegrenzt zur gesunden Haut oft mit zungenförmigen Ausläufern. Das Erysipel erstreckt sich nicht nur über den Arm, sondern reicht bis zu Thorax und Brust. Gleichzeitig bestehen hohes Fieber, Schüttelfrost, Krankheitsgefühl.

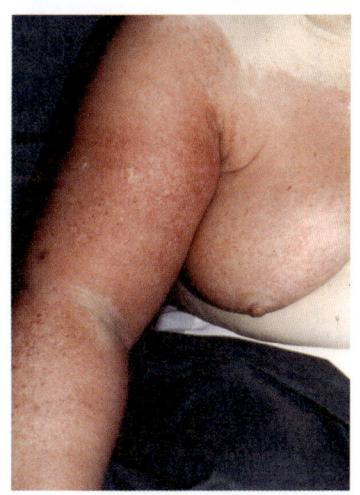

Ähnliche Krankheitsbilder
- Kontaktdermatitis (z.B. Kap. 7.31, 11.3);
- Phlegmone: tiefgehende Weichteilinfektion.

Kommentar Auslöser sind meist β-hämolysierende Streptokokken der Gruppe A *(Streptococcus pyogenes),* die durch eine Eintrittspforte (Verletzung, Insektenstich oder Tinea, syn. Mykose) in das Gewebe gelangen. Ursache war in diesem Falle ein Lymphödem infolge eines Lymphstaus nach Ausräumung der Achselhöhle wegen Lymphknotenmetastasen.

Therapie
- Lokal: Antiseptische, kühlende Umschläge (z.B. Kaliumpermanganat-Lösung);
- Systemisch: Antibiose mit Penicillin; Bei komplizierten, therapieresistenten Verläufen: Clindamycin;
- Allgemeine Maßnahmen: Bettruhe, Hochlagern des Armes.

11 Achseln

11.1 Pyodermia fistulans sinifica

Lokalisation Achseln

Erscheinungsbild Im Bereich der schweißdrüsenreichen Axillarregion erkennt man eine lividrot entzündete Haut mit Öffnungen von Fistelgängen, knotigen Anteilen und Eiteraustritt. (a) zeigt eine akute Entzündung, (b) die Folgen jahrelang bestehender Entzündungen mit Ausbildung wulstiger Narben und Fistelgängen.

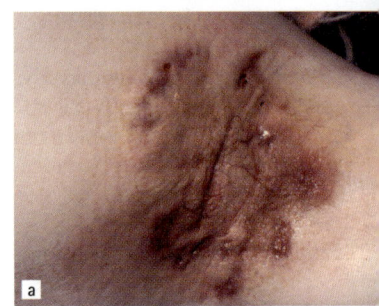

Ähnliche Krankheitsbilder Intertrigo (s. Kap. 16.2): bildet keine Fisteln aus, nur Entzündung.

Kommentar Es handelt sich bei diesem schweren Krankheitsbild um eine Sonderform der Akne, genannt „Akne tetrade", weil typischerweise vier Lokalisationen betroffen sind (beide Axillen und beide Leisten plus Genito-Analregion). Klassi-

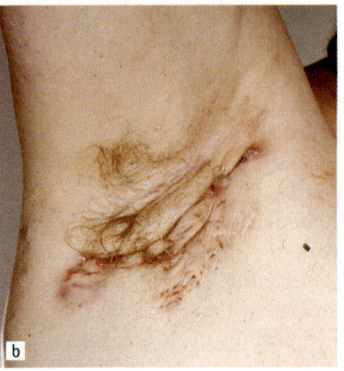

sche Aknetherapeutika sind unwirksam. Allerdings entzünden sich bei dieser Akneform nicht die Talgdrüsen-Haarfollikel wie bei der Akne vulgaris, sondern die Schweißdrüsenfollikel. Diese unterliegen, anders als die Talgdrüsen-Haarfollikel, nicht dem Einfluss männlicher Hormone. Die Ursache für diese Erkrankung ist nicht bekannt, allerdings sind Rauchen und Übergewicht begünstigende Faktoren.

Therapie Exzision des gesamten Areals bis zur Subkutis und Abwarten der Sekundärheilung bzw. plastische Deckung mittels Hautverpflanzung.

11.2   Pemphigus vegetans

Lokalisation Achseln

Erscheinungsbild In der Achsel finden sich papillomatöse und verruköse, gerötete Papeln und Plaques sowie einzeln stehende Pusteln.

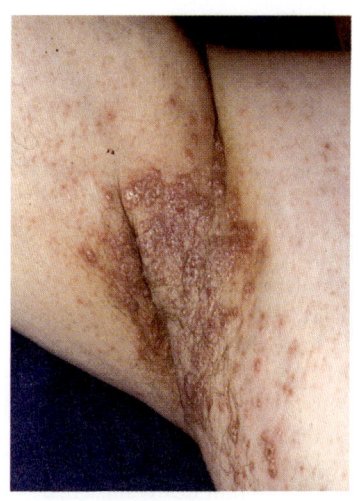

Ähnliche Krankheitsbilder
- Intertrigo, Tinea (s. Kap. 16.2): mehr Schuppung und Juckreiz;
- Pyodermie: Pusteln und Follikulitiden (s. Kap. 9.9).

Kommentar Sonderform des Pemphigus vulgaris. Es handelt sich um eine intraepidermale Blasenbildung, die durch zirkulierende Autoantikörper hervorgerufen wird, die zu einer Auflösung der Zellbrücken zwischen den epidermalen Zellen (Akantholyse) führen. Diagnosesicherung durch Biopsie. Er ist besonders in den Hautfalten lokalisiert, es finden sich intraepidermale, leicht verletzbare Blasen und Erosionen (durch Ablösung des Blasendachs) wie auch beim Pemphigus vulgaris, es bestehen aber gleichzeitig die hier besonders augenscheinlichen hypertrophen, granulierenden Wundheilungsreaktionen. Dieser Prozess ist chronisch vegetierend (wuchernd) – daher der Name.

Therapie
- Lokale oder sytemische Glukokortikoide;
- Azathioprin;
- Die Hautveränderungen neigen zu bakterieller und mykotischer Superinfektion, welche antiseptisch, antibiotisch und antimykotisch zu behandeln sind.

11.3   Toxisches Kontaktekzem

Lokalisation Achseln

Erscheinungsbild In der Achsel
findet sich das Bild eines chronischen Ekzems, relativ scharfrandig
zur gesunden Haut abgegrenzt.
Subjektiv mehr Brennen als Juckreiz.

Ähnliche Krankheitsbilder
- Allergische Kontaktdermatitis:
  ähnliche Hauterscheinungen,
  stärkere Streuung in die Umgebung, mehr Juckreiz als Brennen.
- Intertrigo: mehr Schuppung
  und Gefühl des Wundseins.

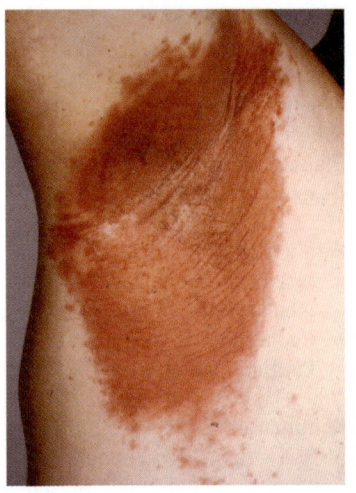

Kommentar Eine toxische Kontaktdermatitis in dieser Lokalisation
lässt immer an Deodorantien denken, die auch in diesem Falle verantwortlich für die ausgeprägte Reizung war.

Therapie
- Lokale Glukokortikoide der Wirkstärkeklasse II für 1–2 Wochen;
- Pasta zinci (dünn).

11.4   Pseudoacanthosis nigricans

Lokalisation Achseln

Erscheinungsbild In der Achsel, aber auch in anderen Arealen, an denen Haut auf Haut liegt (Falten, inguinal, submammär) finden sich schmutzig wirkende, gelbe bis bräunliche Areale, die eine samt-artige bis papillomatöse Oberflä-che aufweisen. Es bestehen keine Beschwerden.

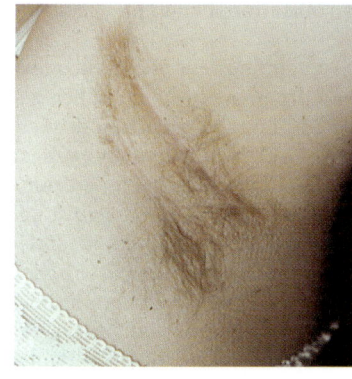

Ähnliche Krankheitsbilder Acan-thosis nigricans, die praktisch ge-nauso aussieht wie die Pseudoacanthosis nigricans und vielfältige Ursachen hat: Vererbung, Erwerb im Rahmen von Syndromen, Medi-kamentenkonsum, bestimmte bösartige Erkrankungen (z.B. Magen-karzinom).

Kommentar Harmlose Erscheinung, überwiegend bei adipösen, dunkelhaarigen, dunkel pigmentierten Frauen. Parallel oft Hyperhidro-sis axillaris. Eine Abklärung und Abgrenzung zur Acanthosis nigricans sollte erfolgen.

Therapie

- Eine deutliche Gewichtsreduktion führt häufig bereits zum Ver-schwinden der Erscheinungen;
- Im Übrigen austrocknende Maßnahmen, Bekämpfung der Schwitz-neigung;
- Versuch mit Tretinoin 0,05 %.

12 Beine

12.1 Atopisches Ekzem (Neurodermitis)

Lokalisation Beine, Kniebeugen

Erscheinungsbild In den Beugen erkennt man eine entzündlich gerötete Haut, die aufgrund der chronischen Entzündung verdickt (lichenifiziert) ist. Bei (a) erkennt man, dass die Haut trocken ist und schuppt. Bei (b) sind die Veränderungen schwerer. Die chronisch bestehende Entzündung mit Entzündungsinfiltrat und Hautverdickung führt dazu, dass die Hautspaltlinien und Hautleisten verstärkt hervortreten und deutlich sichtbar werden. Es finden sich bei (b) neben chronischen Veränderungen auch Zeichen eines akuten Ekzems mit disseminiert verteilten, geröteten und größtenteils wegen des starken Juckreizes aufgekratzten Papeln.

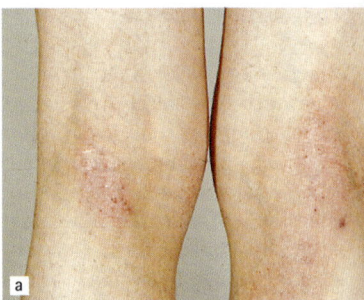

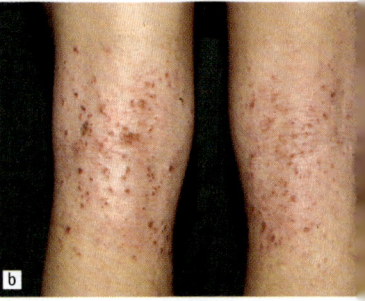

Ähnliche Krankheitsbilder Skabies: nach Milbengängen suchen! Meist kurze Anamnese (nicht jahrelang).

Kommentar Die Patienten haben meist eine lange Anamnese (seit der Kindheit), die Säuglingsmilchschorf, Heuschnupfen, allergisches Asthma, Kontaktallergien, trockene Haut und Allergien auch bei Familienmitgliedern einschließt. Oft werden Nahrungsmittel- und Wolleunverträglichkeit angeführt. Die Erkrankung beruht auf einer genetischen Veranlagung, Allergien zu entwickeln. Die Hautbarriere und damit die Abwehrfunktion der Haut sind gestört. Gleichzeitig reagiert das zelluläre Immunsystem verändert im Vergleich zu Gesunden, so dass Neurodermitiker auch eine schlechtere Erregerabwehr aufweisen. Sie leiden unter einer stärkeren Besiedlung mit Staphylokokken, welche die Neurodermitis ebenfalls verschlechtern. Weitere Prädilektionstellen: alle großen Beugen, Gesicht, Mundwinkel.

Therapie

■ Lokal: Symptomatisch mit lokal desinfizierenden Maßnahmen aufgrund der bei Atopikern vermehrten Hautbesiedelung mit Staphylokokken, die als Ekzemverstärker wirken. Glukokortikoide; Calcineurininhibitoren (Tacrolimus, Pimecrolimus); Rückfettende Salben. Es gibt zahlreiche Alternativen zu den topischen Kortikoiden (Polidocanol, Harnstoff, Gentianaviolett, Teer, Gerbstoffe, Dulcamara stipites, Cardiospermum halicacabum, Capsaicin, UVA, PUVA, Balneophoto-Therapie);

■ Systemisch: Antihistaminika; Im Schub ist i.d.R. ein Antibiotikum innerlich nötig;

■ Allgemeine Maßnahmen: Allergenmeidung.

12.2   Eczema craquelé

Lokalisation Beine

Erscheinungsbild Trockene, schuppige Haut mit gerötetem, netzförmigem Muster, die wie bei Tongefäßen oder bei einem alten Gemälde mit gesprungener Farbe „craqueliert" wirkt. Es besteht Juckreiz.

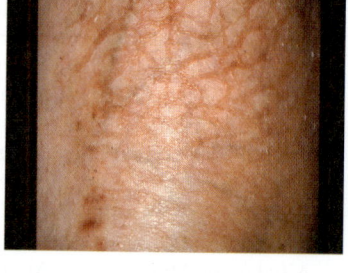

Ähnliche Krankheitsbilder
Ekzeme anderer Genese.

Kommentar Besonders bei alten Menschen auftretende Dermatitis als Folge von fettarmer und schlecht hydratisierter Haut. Die Altershaut produziert weniger Fett, da die Hormonspiegel sinken und die Haut insgesamt atrophisch ist.

Therapie
- Rückfettende harnstoffhaltige Salben;
- Keine Seifen für die Körperreinigung;
- Ausreichend Trinken.

Praxistipp Fragen Sie Ihre Patienten explizit danach, ob sie sich etwa die Haut einölen. Sehr häufig werden Sie eine bejahende Antwort erhalten. Öl löst aus der Haut Lipide heraus und führt so zur Austrocknung.

12.3   Erysipel (Wundrose)

Lokalisation Bein

Erscheinungsbild a) Flammende
Rötung, scharf begrenzt mit zungenförmigen Ausläufern. Das Erysipel ist sehr ausgedehnt, da es
sich über das ganze Bein und nicht
nur auf den Unterschenkel erstreckt. Es ist zum Austritt von
Erythrozyten gekommen (Rötung
dort nicht wegdrückbar), da auch
die Gefäße durch die heftige Entzündung in Mitleidenschaft gezogen wurden, weshalb am Unterschenkel eine düsterrote Färbung
entstanden ist. Am anderen Unterschenkel erkennt man ein abge-
heiltes Ulcus cruris, auch das betroffene Bein weist im unteren
Schienbeinanteil eine Ulzeration
auf. Sie ist nicht typisch für das
Erysipel, kann jedoch in schweren
Fällen sekundär durch Absterben
von Gewebe oder Platzen von Blasen entstehen. Sofern das Ulkus jedoch schon vor dem Erysipel bestanden hat, muss es als mögliche
Eintrittspforte für die Erreger in
Erwägung gezogen werden. b) Die-

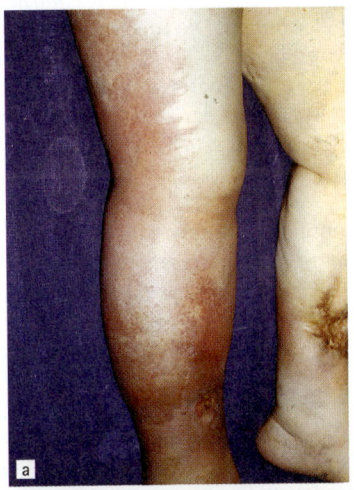

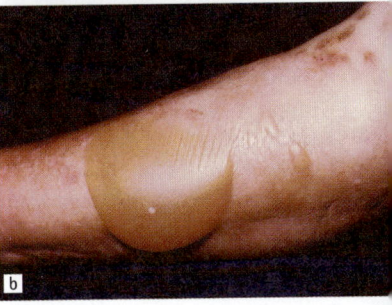

ses Erysipel ist so ausgeprägt, dass sich die Epidermis blasig abhebt.
c) Ein rezidivierendes Erysipel, hier 5. Rezidiv. Mit jedem Rezidiv wird
die Schwellung zunehmen und perisitieren, das Fieber wird deutlich
niedriger ausfallen, die Schmerzen werden geringer. Ausgangspunkt

ist eine Mykose zwischen den Zehen, durch deren Hautläsionen die Bakterien in die Haut eindringen können. Die Infektion wird von Fieber, Schüttelfrost, vergrößerten regionären Lymphknoten und Anstieg der Leukozyten sowie Entzündungszeichen im Serum begleitet.

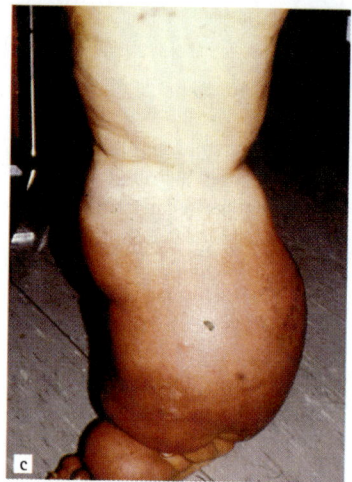

Ähnliche Krankheitsbilder

- Stauungsdermatitis: Unterschenkelekzem mit Rötung, Schuppung, Juckreiz und manchmal auch Bläschen und Nässen.
- Kontaktdermatitis (s. Kap. 7.31, 12.6);
- Phlegmone: tiefgreifende Weichteilinfektion;
- Bei Blasenbildung: bullöse Dermatose (s. Kap. 10.8, 15.37);
- Akute tiefe Beinvenenthrombose.

Kommentar

Auslöser sind meist β-hämolysierende Streptokokken der Gruppe A *(Streptococcus pyogenes),* die durch eine Eintrittspforte, wie Fuß-, Nagelpilz, Verletzung (es reicht manchmal ein Kratzer) oder Insektenstich in das Gewebe gelangen. Hämorrhagische, bullöse oder nekrotische Verlaufsformen kommen gehäuft bei Diabetikern, chronisch venöser Insuffizienz, Lymphödem oder peripheren arteriellen Durchblutungsstörungen vor.

Therapie

- Lokal: Antiseptische, kühlende Umschläge (z.B. Kaliumpermanganat-Lösung);
- Systemisch: Antibiose mit Penicillin; Bei Penicillinallergie: Erythromycin; Bei komplizierten, therapieresistenten Verläufen: Clindamycin;

■ Allgemeine Maßnahmen: Bettruhe; Hochlagern der Beine. wichtig ist die Sanierung der Eintrittspforte.

Praxistipp Zur Vorbeugung eines Erysipels sollte jeder Haut- und Nagelpilz ausgemerzt werden. Die Zehenzwischenräume müssen gut gepflegt werden (keine mazerierte oder rissige Haut!), denn dort dringen die Keime besonders gerne ein.

12.4   Karbunkel

Lokalisation Bein

Erscheinungsbild Unterhalb des
Knies befinden sich mehrere leicht
livide Knoten mit eingestreuten
Pusteln, die multizentrischen Ein-
schmelzungsherden entsprechen.
Massive Umgebungsrötung und
Schwellung. Fieber, regionale
Lymphknotenschwellung, evtl.
Lymphangitis können vorliegen.
Subjektiv sehr schmerzhaft.

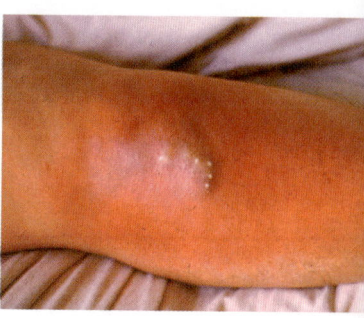

Ähnliche Krankheitsbilder
- Furunkel (s. Kap. 15.3);
- Phlegmone: tiefgreifende Weichteilinfektion;
- Herpesinfektion (s. Kap. 15.7).

Kommentar Es handelt sich um eine abszedierende Entzündung im
Bereich von Haarfollikeln. Sie wird in erster Linie durch Koagulase-po-
sitive Staphylokokken ausgelöst. Es besteht Sepsis- und Nekrosegefahr.

Therapie
- Chirurgisch: Abszessspaltung und Einlegen einer desinfiziernden
  Lasche mit z. B. Povidon-Iod als Drainage;
- Allgemeine Maßnahmen: Bettruhe; Hochlagern der Beine.

12.5   Lichen ruber planus

Lokalisation Beine

Erscheinungsbild
An den Unterschenkeln finden
sich fliederfarbene, zum Teil blutig
gekratzte, flache Papeln, die im
Knöchelbereich zu großen Plaques
konfluiert sind. Es besteht starker
Juckreiz. Bei näherer Betrachtung
kann man manchmal eine weißliche netzförmige Zeichnung erkennen (Wickham-Streifung).
Die Einzelpapel ist polygonal und
glänzend. Prädilektionsstellen sind
Handgelenke, Knöchel, Streckseiten von Unterarmen und Unter-

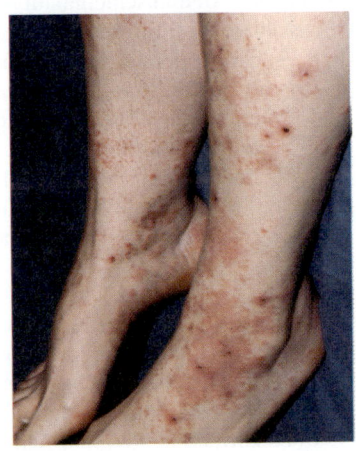

schenkeln, Lumbosakralbereich, Schleimhäute.

Ähnliche Krankheitsbilder
- Ekzem (atopisch oder durch Kontaktallergie), juckt ebenfalls, jedoch keine polygonalen Papeln, keine Wickham-Streifen, kein Schleimhautbefall;
- Psoriasis vulgaris: ebenfalls Strecksseiten betont, aber nicht an Handbeugen, Schleimhaut und mehr Schuppung, selten Juckreiz;
- Lichenoide Arzneimittelexantheme: eruptives symmetrisches Auftreten (vom Lichen ruber exanthematicus nur mittels Probebiopsie unterscheidbar);
- Verrucae planae juveniles: ebenfalls umschriebene Papeln, sind aber verrukös oder rauher, glänzen nicht;
- Papulöses Syphilid.

Kommentar Die Ursache dieser entzündlichen Erkrankung ist unbekannt. Diabetes mellitus, Lebererkrankungen oder Arzneimittel können

auslösend sein. Manchmal hilft erst eine Probebiopsie, die richtige Diagnose zu stellen. In bis zu 70% der Fälle findet man gleichzeitig Mund- oder Genitalschleimhautveränderungen, erkennbar an nicht abwischbaren, weißlichen Hyperkeratosen der Schleimhaut, typischerweise ebenfalls netzförmig angeordnet. Die Netzzeichnung kommt durch eine auch histologisch erkennbare netzförmige Hyperkeratose und Hypergranulose (Verdickung des Stratum corneum und granulosum) zustande. Des Weiteren sind seltener Nagelveränderungen oder vernarbender Haarausfall (Haarfollikel gehen irreversibel zugrunde) assoziiert. Mechanische Reize führen zum Auftreten neuer Hautveränderungen, z.B. im Bereich von Kratzspuren (Köbner-Phänomen).

Therapie

- Gegen den Juckreiz: Antihistaminika;
- Bei geringem Lokalbefund: topische Glukokortikoide z.B. unter Folienokklusion, topische Retinoide;
- Bei ausgedehntem Lokalbefund: UVA- und PUVA-Therapie, orale Glukokortikoide, Retinoid Acitretin 0,5–0,7 mg/kg Körpergewicht.

12.6   Toxisches Kontaktekzem, syn. Toxische Kontaktdermatitis

Lokalisation Bein/Gesäß

Erscheinungsbild Scharf begrenzte, entzündlich gerötete und infiltrierte Haut (die Follikel wirken plastischer) mit einer prallen, klargefüllten Blase. Neben dem Slip erkennt man die nicht betroffene Haut scharf abgegrenzt. Weniger Juckreiz, mehr Brennen und Schmerzen.

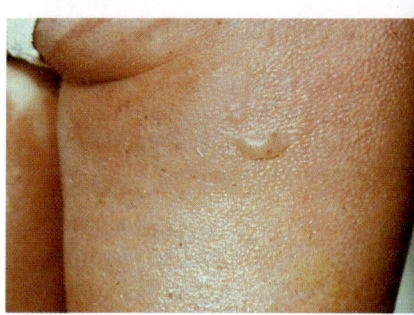

Ähnliche Krankheitsbilder
- Allergisches Kontaktekzem: nicht scharf begrenzt, mit Streupapeln. Die Schwere der Dermatitis nimmt zunächst noch zu (Crescendo);
- Bullöses Pemphigoid: Rötung der Haut ist nicht so großflächig und nicht derart artefiziell scharf begrenzt;
- Bullöses Erysipel: geht mit Fieber und reduziertem Allgemeinbefinden einher. Kein Juckreiz. Zungenförmige Ausläufer.

Kommentar Ursache dieser toxischen Kontaktdermatitis ist die Eigenbehandlung mit Quarkpackungen, die zu viel Senf enthielten (angewandt wegen ischialgiformer Beschwerden). Die entzündliche Reaktion der Haut beruht auf der starken Reizwirkung von Senf, nicht aber auf einer zuvor abgelaufenen Sensibilisierung. Daher treten auch keine Streuphänomene auf. Die Schwere der Dermatitis nimmt nach und nach ab (Decrescendo).

Therapie
- Lokal: Antiseptische, kühlende Umschläge; Antiinflammatorische Therapie mit Glukokortikoiden;
- Systemisch: Antihistaminika;
- Allgemeine Maßnahmen: Auslöser beseitigen.

12.7   Insektenstich (Iktus)

Lokalisation Beine

Erscheinungsbild Rote, juckende Papeln, meist an nicht durch Kleidung bedeckter Stelle, gelegentlich zentrale Einstichstelle erkennbar.

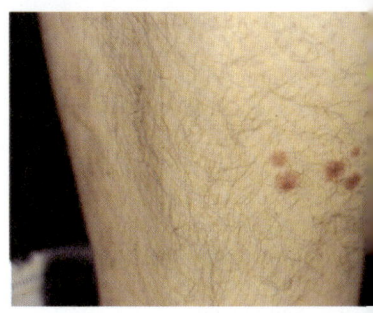

Ähnliche Krankheitsbilder
Follikulitis: bakterielle Entzündung eines Talgdrüsenhaarfollikels.

Kommentar Leicht zu erkennendes Krankheitsbild. Bei singulären Stichen sind meistens Mücken die Verursacher, bei gruppierten Stichen oft Flöhe.

Therapie Symptomatisch: Kühlgel, Polidocanol in Lotio alba aquosa, lokales Glukokortikoid.

12.8   Varikosis (Krampfadern)

Lokalisation Beine

Erscheinungsbild a) Kleine, oberflächliche Venenerweiterungen, subjektiv asymptomatisch, aber kosmetisch störend. b) Prominente, erweiterte, stark geschlängelte Venen, verursachen geschwollene Füße, Spannungsgefühl, Schmerzen insbesondere nach längerem Stehen, Sitzen und an heißen Tagen. c) Varizen mit rotbraunen Hyperpigmentierungen der Haut als Ausdruck der Ablagerung von Abbauprodukten des Blutfarbstoffs (Hämosiderin), die im durch Stauung und chronische Entzündung schlecht versorgten Gewebe liegen bleiben (Purpura jaune d'ocre). Ausdruck einer chronisch venösen Insuffizienz im fortgeschrittenen Stadium. d) Varizen mit weißlichen Hautverfärbungen „Atrophie blanche" neben brauner Hyperpigmentierung. Beides ist Ausdruck der trophischen Störungen mit narbigem Umbau der Unterhaut und Gewebeatrophie einerseits und nicht abtransportierten Abbauprodukten des Hämosiderins andererseits.

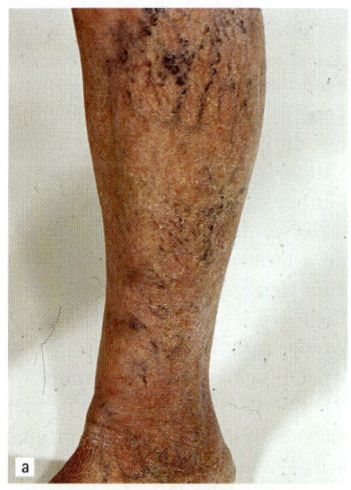

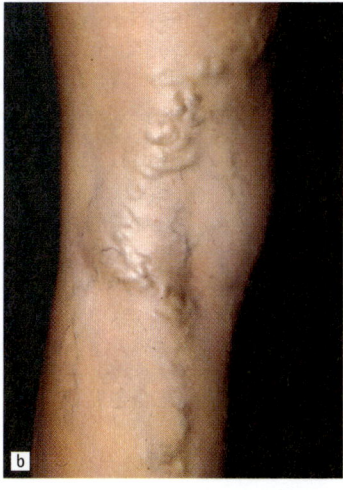

Ähnliche Krankheitsbilder

- Folgen eines nekrotisierenden Erysipels (s. Kap. 12.3);
- Vaskulitis mit Purpura.

Kommentar Bei entsprechender, genetischer Veranlagung, begünstigt durch sitzende oder stehende Tätigkeit und Schwangerschaft können die Venenklappen insuffizient werden und damit das venöse Blut nicht mehr ausreichend zum Herzen transportieren. Es fließt nach proximal und sofort wieder zurück, so dass es zu einem Anstau venösen Blutes kommt. Die oberflächlichen Venen dehnen sich und sacken aus. Das chronische Ödem führt zu mangelnder Versorgung des Gewebes, mit Ausbildung von Unterschenkelekzemen, Hyperpigmentierungen, Dermatoliposklerose (Verhärtung), narbiger Atrophie bis hin zum Ulcus cruris im Endstadium.

Therapie

- Kompressionsstrümpfe oder Kompressionsbinden (Kurzzugbinden!) Druckklasse II–III;
- Verödung bei kleinen Varizen;
- Operative Sanierung bei größeren Varizen der Hauptvenen und ihren Seitenästen.

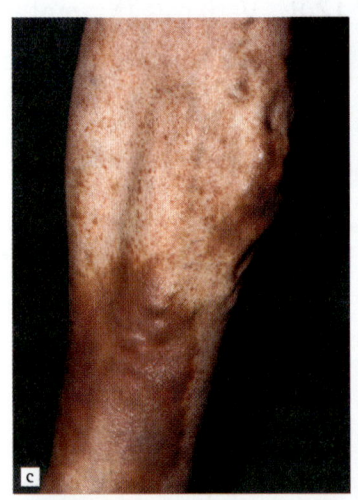

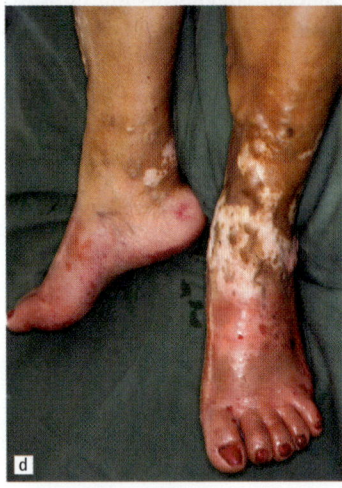

12.9   Ulcus cruris

Lokalisation Unterschenkel

Erscheinungsbild Epitheldefekt
mit freiliegenden, tieferen Gewe-
beschichten. Diese Ulzera liegen
an der Innenseite des Unterschen-
kels; sie sind scharf begrenzt.
a) zeigt ein flaches Ulkus mit hell-
rotem Granulationsgewebe (gefäß-
reiches Gewebe, das im Rahmen
der Wundheilung auftritt). Die das
Ulkus umgebende Haut ist rötlich,
am oberen Bildrand bräunlich mit
weißen Schuppungen versehen.
b) zeigt ein tieferes Ulkus, das im
Randbereich gut durchblutetes
Granulationsgewebe aufweist, dort
treten bereits vereinzelte, weiß im-
ponierende Epithelinseln auf. Im
Ulkuszentrum befindet sich jedoch
gelbliches, verhärtetes Bindegewebe und/oder Fibrin ohne Granulationsgewebe. Auch hier ist die
Unterschenkelhaut rotbraun verfärbt und verhärtet. Am Fuß erkennt man Varizen (Krampfadern).
c) Der Ulkusgrund ist gelblich,
schmierig mit Fibrin, Detritus und
Bakterien belegt, am Unterrand
erkennt man schwarze Krusten.
Subjektiv gibt es stark schmerzhafte (arterielle Genese) und weniger schmerzhafte (venöse Genese)

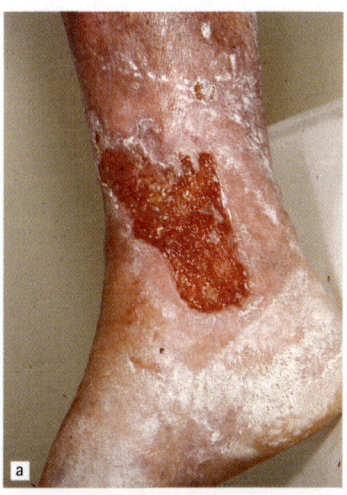

a

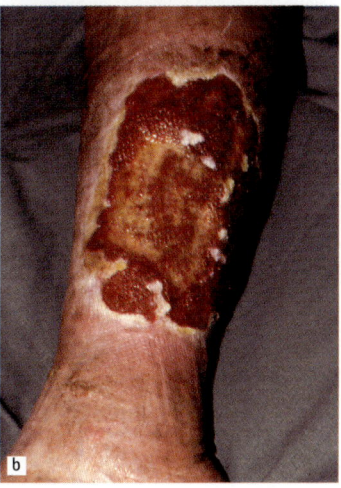

b

Ulzera, so dass man Rückschlüsse auf die Art der zugrunde liegenden Durchblutungsstörung ziehen kann.

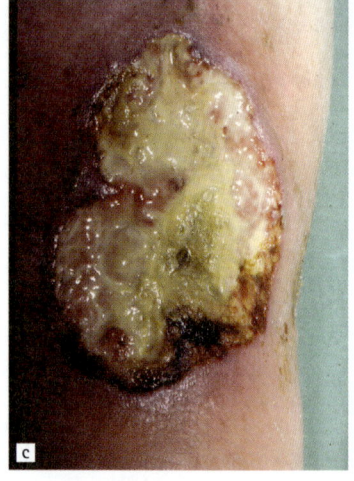

Ähnliche Krankheitsbilder

- Vaskulitis mit sekundärer Ulzeration, z.B. Pyoderma gangränosum, oft mit entzündlichen Darmerkrankungen und Paraproteinämie assoziiert, Livedovaskulitis mit Sommerulzerationen oder bei Arzneimittelallergie;
- Plattenepithelkarzinom;
- Andere ulzerierte Tumoren.

Kommentar
Ulcus cruris ist ein rein deskriptiver Begriff für „Unterschenkelgeschwür".

- In 90 % handelt es sich um die Folge einer chronisch venösen Insuffizienz der oberflächlichen Beinvenen mit ihren Perforansvenen (Brücken zum tiefen Beinvenensystem), klinisch als Krampfadern zu erkennen, oder um ein postthrombotisches Syndrom nach abgelaufener Thrombose im tiefen Beinvenensystem. Diese Ulzera sind meist flach, groß und nur gering schmerzhaft. Die umgebende Haut zeigt häufig braunes Pigment (Ablagerung von abgebautem Blutfarbstoff durch chronische Stauung) oder bereits weißlich-narbige Veränderungen. Es kann zu Ödemen und Entzündungen mit Stauungsekzemen kommen. Hochlagern des Beines wird als angenehm empfunden (a + b).
- Seltener sind arteriell bedingte Ulzera durch eine periphere arterielle Verschlusskrankheit (bei Rauchern, Diabetikern, Fettstoffwechselpatienten). Diese Ulzera sind eher am äußeren Unterschenkel lokalisiert, tiefer (reichen teilweise bis in das Fettgewebe, in die Muskulatur, sogar bis zu den Sehnen). Anzeichen einer arteriellen

Genese können auch schwarze Krusten (Nekrosen) und starke
Schmerzen sein (c). Herunterhängen statt Hochlagern des Beines
wird als angenehm empfunden.

Therapie

Venöse Ulzera:

- Kompressionsstrümpfe der Kompressionsklasse II–III (35 mm Hg)
  oder Kompressionsverbände mit Kurzzugbinden;
- Operative Therapie: Entfernung der insuffizienten Venen, Abtragen
  der chronisch verhärteten, vernarbten Haut, Hautverpflanzung;
- Mechanische Abtragung von abgestorbenem Gewebe und Belägen;
- Wundauflagen zur Reinigung: enzymhaltige Salben, antiseptische
  Umschläge, Madentherapie; Granulations- und schließlich Epitheli-
  sationsförderung: Hydrokolloidverbände, Calciumalginate etc.

Arterielle Ulzera:

- Gefäßchirurgie;
- Durchblutungsfördernde Maßnahmen: Pentoxifyllin, Prostacycline;
- Wundauflagen;
- Rauchen aufgeben.

12.10 Zoster segmentalis

Lokalisation Bein

Erscheinungsbild Gerötete Plaques mit gruppiert stehenden Bläschen. Sie sind bei dieser Patientin zu großen Blasen konfluiert und weisen einen hämorrhagischen Blaseninhalt auf. Betroffen ist das linke Bein im Bereich des Dermatoms (Hautsegmentes) des versorgenden Nerven L3. Starke Schmerzen gehen voraus oder bestehen gleichzeitig. Sie werden oft als gewöhnliche Rückenschmerzen verkannt.

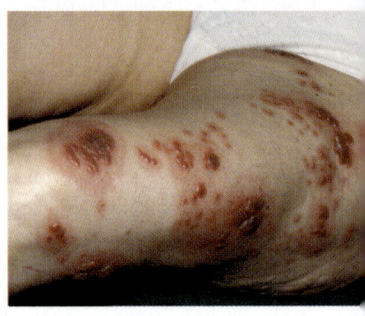

Ähnliche Krankheitsbilder Bullöses Pemphigoid (s. Kap. 15.37): Klinisch ebenfalls pralle Blasen, allerdings nicht auf ein Dermatom beschränkt.

Kommentar Bei ausgedehnten Befunden sollte an eine Immunsuppression (Tumor, Diabetes etc.) gedacht und entsprechend untersucht werden. Solange Blasen bestehen, gilt die Erkrankung als infektiös. Es handelt sich um Varicella-Zoster-Viren, die bei der Erstinfektion Windpocken verursachen. Die Viren können dann lebenslang im Bereich der Spinalganglien persistieren und bei Abwehrschwäche über den Nerven zurück in die Haut wandern.

Therapie
- Lokal: Zinkoxidschüttelmixtur; Capsaicin-Creme;
- Systemisch: Nur bei ausgeprägtem Befund oder Immunsuppression innerhalb der ersten 3 Tage der Blasenbildung Virustatika: Aciclovir, Valaciclovir, Brivudin, Famciclovir. Schmerzbehandlung gemäß WHO-Richtlinien.

13.1 Kontaktekzem

Lokalisation Füße

Erscheinungsbild Stark juckende, erythematöse Papeln und Papulo- vesikel im Kontaktareal, das gut an den Grenzen zu erkennen ist. Als Ursache kommt eine toxische oder allergische Genese infrage. Toxisches Kontaktekzem (s. Kap. 12.6): scharf begrenzt, schmerzt mehr, als es juckt, nimmt im Ver- lauf von 48 Stunden ab; Allergi- sches Kontaktekzem: eher un-

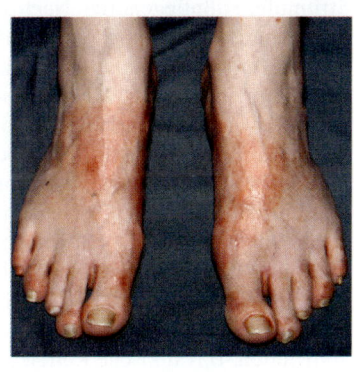

scharf begrenzt, Streupapeln (benachbart oder auch an entfernten Arealen), starker Juckreiz, nimmt im Verlauf von 48 Stunden zu.

Ähnliche Krankheitsbilder
- Atopisches Ekzem (s. Kap. 12.1);
- Mikrobielles Ekzem: Ekzemherde, die in Zusammenhang mit bakte- riellen Infekten z. B. im HNO-Bereich auftreten. Sie sind typischer- weise münzförmig;
- Stauungsekzem (s. Kap. 12.8).

Kommentar Eine Kontaktallergie ist eine Allergie vom verzögerten Typ. Die Hautreaktion tritt demnach nicht sofort, sondern nach Stun- den bis 2 Tagen auf, je nach Ausprägung der Sensibilisierung. Bei ei- ner Kontaktallergie muss es bereits zu einem früheren Zeitpunkt einen Kontakt gegeben haben, der zu einer Sensibilisierung der T-Lympho- zyten mit Ausbildung von Gedächtnis-T-Lymphozyten geführt hat. Erst bei einem erneuten Kontakt oder auch bei einem chronischen Kontakt, bei dem Sensibilisierung und Allergie direkt ineinander über- gehen, treten die Hauterscheinungen auf. Streureaktionen sind die Folge hämatogener Aussaat der sensibilisierten T-Lymphozyten. Häu-

fig hilft eine genaue Anamnese, den Auslöser zu ermitteln: Schuhe
(Leder, Synthetik, Stoff, Metallschnallen, Textilfarbstoffe, Gummi),
Strümpfe, Fußpflegemittel. Nach vollständiger Abheilung sollte eine
Epikutantestung (Läppchentest) erfolgen, um das auslösende Allergen
nachzuweisen und einen Allergieausweis auszustellen. Wichtige Kon-
taktallergene sind z.B. Metalle, wie Nickel, Kobalt, Chromatsalze (im
Leder als Gerbstoff enthalten) und Kosmetikainhaltsstoffe, wie Duftstoffe, Konservierungsstoffe, Salbengrundlagen, Emulgatoren, aber
auch Gummiinhaltsstoffe, Farbstoffe usw.

Ein toxisches Kontaktekzem tritt als akute Reaktion auf eine irritierende Substanz auf. Es tritt innerhalb weniger Stunden nach dem Kontakt auf, schmerzt mehr als es juckt, bildet sich innerhalb von 2 Tagen
deutlich zurück, bildet Papulovesikel oder Blasen aus, ist in der Regel
scharf begrenzt und streut nicht, da keine immunologischen Prozesse
stattfinden. Das toxische Kontaktekzem kann akut auftreten durch
Kontakt mit höher konzentrierten obligaten Irritantien (z.B. Natrium-
laurylsulfat) oder aber erst im Laufe von Wochen oder Monaten infolge Einwirkens niedrig konzentrierter Substanzen (z.B. Schneidöle,
die in der Metallindustrie weit verbreitet sind), was zu einer Schädigung der Hautbarriere führt. Auch häufiges Händewaschen kann zu
diesem sog. kumulativ-toxischen Ekzem führen.

Therapie

- Lokal: Glukokortikoide, im akuten Stadium wässrige Grundlage
  wählen; Feuchte Umschläge;
- Systemisch: Glukokortikoide bei Streureaktion oder schwerem Verlauf; Antihistaminika;
- Allgemeine Maßnahmen: Meiden der Noxe.

13.2   Phototoxische Dermatitis

Lokalisation Füße

Erscheinungsbild Scharf begrenzte rotbraune, entzündliche
Verfärbung der lichtexponierten
Haut einer Riemchenschuhträge-
rin. Juckreiz, brennende Schmerzen.

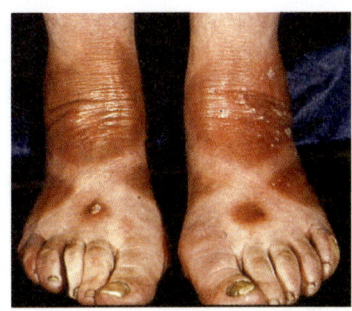

Ähnliche Krankheitsbilder
Dermatitis solaris.

Kommentar Die Patientin hatte ein Sulfonamidpräparat eingenommen
und sich dann der Sonne ausgesetzt. Sulfonamide, Tetracycline, orale
Antidiabetika, Phenothiazine und Psoralen besitzen photosensibilisie-
rende Eigenschaften, so dass auch schon bei geringfügiger Sonneneinstrahlung eine sonnenbrandähnliche Reaktion ausgelöst wird. Haupt-
verantwortlich ist der UVA-Bereich der Sonnenstrahlen, daher sind
auch hinter Fensterglas Verbrennungen möglich.

Therapie
- Absetzten des Medikaments oder Vermeiden von Sonnenbestrah-
  lung;
- Bei akuter Verbrennung: systemisch Acetylsalicylsäure und lokal
  Glukokortikoide.

13.3   Tinea pedum

Lokalisation Füße

Erscheinungsbild Die Fußsohlen
sind mit weißlichen Hyperkeratosen bedeckt, die teilweise eingeris-
sen sind und zu blutigen Erosionen geführt haben.

Ähnliche Krankheitsbilder
- Hyperkeratotisches Fußekzem
  (s. Kap. 9.1);
- Psoriasis (s. Kap. 9.2) plantaris.

Kommentar Pilze gedeihen gut im
feucht-warmen Milieu von Schuhwerk, insbesondere Turnschuhen.
Die Infektion erfolgt über Schuhe,
Socken, Handtücher, Teppich-
böden, im Schwimmbad oder in
der Sauna. Reinfektionen sind
häufig (Schuhe immer mitbehan-
deln). Diese Maximalform eines
Fußpilzes geht häufig von einer
unbehandelten Zehenzwischenraummykose aus, die sich weiter
auf die Fußsohle und deren Ränder
ausgedehnt hat. Es können auch
kleine Bläschen auftreten. Die

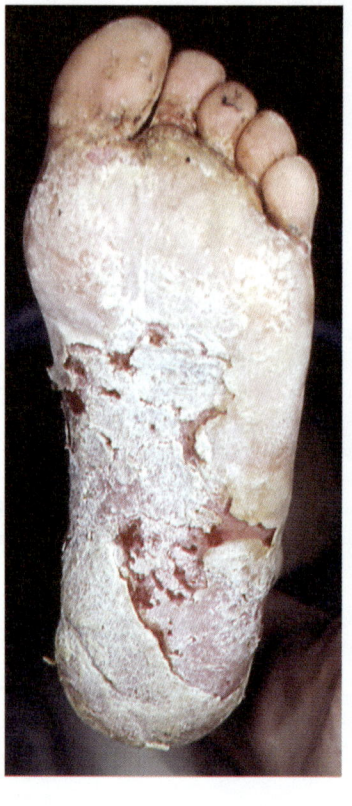

Diagnosesicherung erfolgt durch ein mikroskopisches Nativpräparat
und eine Pilzkultur. Zum einen stellt dieser Patient eine große Infektionsquelle für seine Mitmenschen dar, zum anderen bietet die Mykose
Bakterien eine Eintrittspforte und birgt damit die Gefahr eines Erysipels. Disponierende Faktoren für eine Fußmykose sind arterielle

Durchblutungstörungen bei Diabetes mellitus oder peripherer arterieller Verschlusskrankheit, Venenleiden, wie chronisch venöse Insuffizienz, Lymphödem, aber auch Atopie, starkes Schwitzen, Rauchen, Abwehrschwäche, Krebserkrankung und Mangelernährung.

Therapie

- Lokal: Triphenylmethanfarbstoffe: Gentianaviolett, Fuchsin; Antimykotika: Imidazole, Hydroxipyridone (wirken gegen Dermatophyten, Hefe- und Schimmelpilze) und andere;
- Systemisch: Imidazole; Triazole; Allylamine;
- Allgemeine Maßnahmen: Barfuß gehen; Luftiges Schuhwerk; Tägliches Sockenwechseln; Baumwollsocken, die bei 60 °C gewaschen werden müssen; Schuhe mindestens einen Tag austrocknen lassen und desinfizieren; In öffentlichen Bereichen Badelatschen verwenden, es reicht nicht, diese vor der Sauna abzustellen, denn am Boden der Sauna herrscht ein ideales Pilzklima! Zehenzwischenräume gut abtrocknen oder sogar trocken fönen; Mullläppchen als Platzhalter zwischen die Zehen klemmen, um die Okklusion zu verhindern.

13.4   Zehenzwischenraummykose

Lokalisation Füße, Zehenzwischenräume

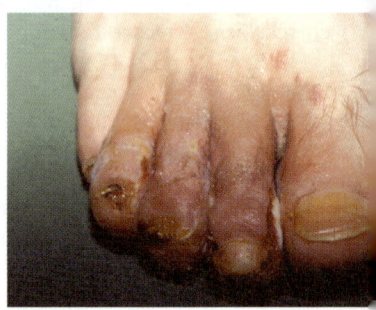

Erscheinungsbild Zwischen den
Zehen ist die Haut, begünstigt
durch den Okklusionseffekt, auf-
geweicht, weißlich verfärbt, die
Hornschicht löst sich in Fetzen ab,
Mazerationen und Erosionen haben sich ausgebildet und sind
schmierig belegt. Subjektiv bestehen Juckreiz und Schmerzen.
Die erosive Haut ist oft bakteriell superinfiziert.

Ähnliche Krankheitsbilder
- Erosio interdigitalis (s. Kap. 9.10 – simple Mazeration der Zehenzwischenräume ohne Infektion) infolge häufiger Durchfeuchtung
  der Füße bei Sportlern;
- Fußinfekt mit gramnegativen Bakterien.

Kommentar Pilze gedeihen gut im feucht-warmen Milieu von Schuhwerk, insbesondere Turnschuhen. Die Infektion erfolgt über Teppich-
böden, im Schwimmbad oder in der Sauna, die Reinfektion über nicht
ausgekochte Socken, Handtücher oder die eigenen pilzbefallenen
Schuhe. Mit 10 % Prävalenz ist Tinea pedis die häufigste Hautpilzer-
krankung. Besonders Patienten ohne subjektive Symptome stellen eine
große Infektionsquelle dar. Der Patient ist über die Pilzerkrankung
hinaus noch weiter gefährdet, da die Erosionen Bakterien eine Eintrittspforte durch die Rhagaden der Zehenzwischenräume bieten und
damit ein Erysipel hervorrufen können.

Therapie

- Lokal: Triphenylmethanfarbstoffe: Gentianaviolett, Fuchsin; Antimykotika: Imidazole, Hydroxypyridone (wirken gegen Dermatophyten, Hefe- und Schimmelpilze) und andere;
- Allgemeine Maßnahmen: Barfuß laufen; Luftiges Schuhwerk; Tägliches Sockenwechseln; Socken bei 60 °C waschen; Schuhe mindestens einen Tag austrocknen lassen; In öffentlichen Bereichen Badelatschen verwenden, es reicht nicht, diese vor der Sauna abzustellen, denn am Boden der Sauna herrscht ein ideales Pilzklima! Zehenzwischenräume gut abtrocknen oder sogar trocken fönen; Mullläppchen als Platzhalter zwischen die Zehen klemmen, um die Okklusion zu verhindern.

13.5   Scabies norvegica (Sonderform der Krätze)

Lokalisation Füße

Erscheinungsbild Die Füße sind
mit schmutzigbraunen Krusten
und Borken belegt. Unter den
2. Zehennägeln erkennt man her-
vortretende Hornmassen. Diese
Hautveränderungen betreffen oft
den ganzen Körper als generalisierte grau-braune Verfärbung mit
Schuppung. Subjektiv geringer

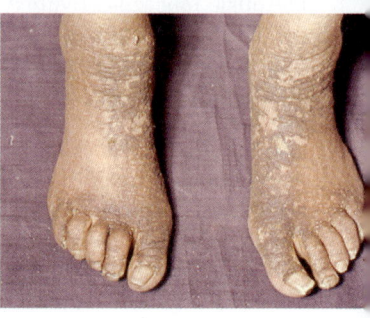

oder fehlender Juckreiz (im Gegensatz zur „klassischen" Skabies, die
stark juckt).

Ähnliche Krankheitsbilder
- Psoriasis vulgaris (s. Kap. 9.2);
- Ekzem (s. Kap. 13.1);
- Prurigo (s. Kap. 15.13);
- Ichthyosis: Erbkrankheit, bei der die gesamte Haut schuppt: „Fisch-
  schuppenkrankheit".

Kommentar Die Erkrankung wird durch die Krätzemilbe ausgelöst –
ein einzelnes begattetes Weibchen genügt für die Ansteckung. Bei
einer „gewöhnlichen" Krätze beträgt die Zahl der Milben ca. 10–20 pro
Erkranktem, so dass ein normaler Handschlag zur Übertragung nicht
genügt, es bedarf dazu eines engen Körperkontakts. Die Scabies gehört
daher auch zu den sexuell übertragbaren Erkrankungen. Die Milben
bohren innerhalb der Hornschicht mehrere Millimeter lange Gänge
und legen dort täglich Eier ab. Bei der *Scabies norvegica* sind massenhaft (tausende) von Milben in der Haut, darum genügt schon eine
kurze Berührung für die Ansteckung. Selbst über unbelebte Gegenstände, wie Wäsche oder Blutdruckmanschetten kann es zur Übertragung kommen, da die Milbenlast sehr hoch ist – bis zu 200 Mil-

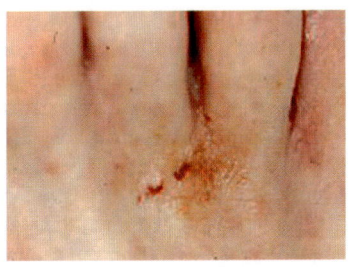

ben/cm² Haut, das bedeutet Millionen von Milben pro Erkranktem. Scabiesepidemien treten besonders in Kindergärten, Kasernen, in der Familie und in Altenheimen auf, da hier eine leichte Übertragung über das Pflegepersonal auf die alten, oft abwehrgeschwächten Bewohner stattfindet, ganz besonders, wenn eine Person an einer Scabies norvegica leidet. Sie tritt meist nur bei immungeschwächten Personen mit Krebs, Immunsuppressivaeinnahme oder Marasmus auf. In der Regel verläuft die „normale" Scabies unter dem klinischen Bild eines Ekzems ab (daher leicht zu verwechseln mit einem Exsikkations- bzw. sebostatischen Ekzem alter Menschen). Erst bei genauem Hinsehen findet man besonders im Bereich der Prädilektionsstellen – Fingerzwischenräumen, Fußrändern, Genital-, Nabel- und Brustregion – Gangstrukturen aus denen sich die Milbe oder Milbenkot mit einer Kanüle herauskratzen und im Mikroskop nachweisen lässt. Bei Scabiesverdacht immer nach verstärktem Auftreten des Juckreizes bei Nacht in der Bettwärme und nach Juckreiz bei Partner oder anderen Kontaktpersonen fragen. Der Juckreiz wird durch eine immunologische IgE-mediierte Reaktion gegen Milbenantigene ausgelöst und persistiert auch nach erfolgreicher Therapie wegen noch in der Haut verbliebener Restpartikel, bis diese abgeschilfert sind.

Therapie

- Lokal: Hexachlorcyclohexan, Benzoylbenzoat, Permethrin, Crotamiton, Allethrin. Hier genau die Anwendungsvorschriften beachten, da es sonst zum Persistieren einzelner Milben kommt; Bei Scabies norvegica zusätzlich Keratolyse mit 10 % Salicylsäure in Vaselinum album;
- Systemisch: Ivermectin (für diese Indikation allerdings noch nicht zugelassen), wirkt zuverlässig als Einmaldosis bei Epidemien;

- Allgemeine Maßnahmen: Kleidung und Bettwäsche auskochen bzw. mehrere Tage lüften, so dass die Milben absterben; Alle Kontaktpersonen, auch asymptomatische müssen mitbehandelt werden, um einer späteren Reinfektion vorzubeugen, denn die Inkubationszeit beträgt je nach Anzahl der übertragenen Milben einige Tage bis 4 Wochen. Im Rahmen der Skabies tritt oft ein ausgeprägtes Ekzem auf, das durch das intensive Kratzen aufrechterhalten wird. Dieses Ekzem kann auch nach dem Abtöten der Milben als sogenanntes postskabiöses Ekzem über längere Zeit bestehen bleiben und bedarf einer entsprechenden antiekzematösen Therapie, vorzugsweise mit topischen Kortikoiden.

13.6   Syphilis Stadium II

Lokalisation Fußsohle

Erscheinungsbild An den Fußsohlen finden sich flache, braunrote
Papeln, teilweise mit einer nach
innen gerichteten Schuppen-
krause. Gleichartige Veränderungen können sich an den Händen
finden. Subjektiv: asymptomatisch.

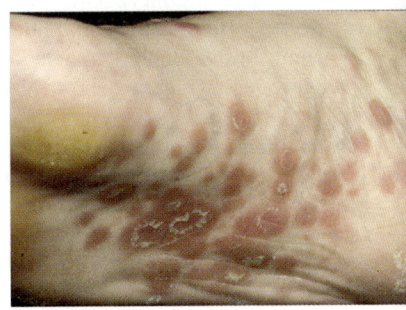

Ähnliche Krankheitsbilder
- Psoriasis palmoplantaris (s. Kap. 9.2);
- Fußekzem (s. Kap. 13.1);
- Tinea pedis (s. Kap. 13.3);
- Arzneimittelexanthem (s. Kap. 10.10).

Kommentar Die Syphilis ist eine sexuell übertragbare Erkrankung
durch *Treponema pallidum,* die in drei Stadien abläuft. Stadium I entwickelt sich nach einer Inkubationszeit von 2–3 Wochen im Bereich
der Eintrittspforte Genitale, Anus oder Mundschleimhaut. Dort bildet
sich eine Papel aus, die sich im Verlaufe von ca. 1 Woche in ein derbes,
schmerzloses Ulkus umwandelt. Begleitend kommt es zur schmerzlosen
Lymphknotenschwellung im Bereich der regionären Lymphknoten. Das
Sekundärstadium tritt ca. 7–10 Wochen nach Infektion auf und dauert
bis zu 2 Jahren, bevor das Tertiärstadium beginnt. In dieser Phase können ein oder mehrere Krankheitsschübe auftreten, aber es kommen
auch klinisch latente Verläufe vor, bei denen der Krankheitsnachweis
nur serologisch gelingt. Im Sekundärstadium treten lokalisierte Papeln
auf, wie hier zu sehen. Sie stellen eine Anhäufung zahlreicher Treponema pallidum-Bakterien dar. Sie gelangen aus dem Primäraffekt in
die Blutbahn und kommen so zu den Fußsohlen und Handflächen, in
den Genitoanalbereich (Condylomata lata), an den Haaransatz (Corona

veneris), in die Mundschleimhaut und den Rachen, dort in der Regel fibrinös belegt (Plaques muqueuses) mit begleitender, entzündlicher Ra-
chenrötung (Angina specifica) und in die Mundwinkel (syphilitische
Perlèches). Diese Papeln sind hochinfektiös und können zum Material-
gewinn für den Bakteriennachweis mittels Dunkelfeldmikroskopie herangezogen werden. Es empfiehlt sich, auf weitere, klassischerweise
assoziierte Begleitsymptome zu achten: Generalisierte Lymphknotenschwellung; Exanthem seitlich am Stamm (Intoleranzreaktion auf Bak-
terienantigene); Haarausfall (diffus oder kleinfleckig, immer reversi-
bel); Kleinfleckige, postinflammatorische Hypopigmentierungen am
Hals (syphilitisches Leukoderm) nach Abheilung syphilitischer Papeln.
Achtung: HIV-Test durchführen! Partner untersuchen und mitbehan-
deln. Es besteht Meldepflicht. Weiterhin Suche nach Hepatitis, Gonorrhö und Chlamydien-Infektion.

Therapie Täglich 1 Mio. IE Penicillin über 3 Wochen (s. Kap. 15.2)
oder Benzathin-PenicillinG 2,4 Mio. IE i.m. einmalig oder Doxycyclin
2 × 100 mg oral über 14 Tage. Der Wirkspiegel der Antibiotika muss –
je nach Stadium – lückenlos über 2–3 Wochen aufrechterhalten
bleiben.

13.7 Perniones (Frostbeulen)

Lokalisation Zehen

Erscheinungsbild Auf den Zehen-
rücken zeigt sich eine blaurote,
fleckige Verfärbung, die in starkem
Kontrast zu den durch Druck
anämisch weißen Arealen steht.
Die dunkel lividen Maculae an den
Zehenspitzen entsprechen Einblutungen oder bereits eingetretenem
Gewebeuntergang. Die Läsionen
können auch ulzerieren.

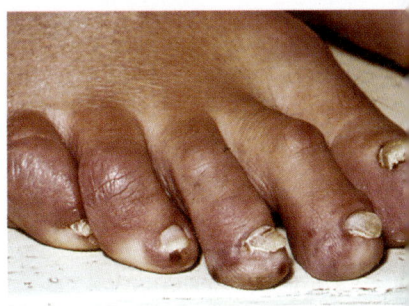

Ähnliche Krankheitsbilder
- Vaskulitis z.B. bei Lupus erythematodes (s. Kap. 7.49)
- Dermatomyositis (s. Kap. 7.52);
- Mikroembolien bei Endokarditis;
- Morbus Osler: genetisch erworbene Gefäßerweiterungen.

Kommentar Meist durch die Anamnese ermittelbare Diagnose: Arbeit
im Kühlhaus oder langer Aufenthalt im Schnee. Meist genügen jedoch
Temperaturen über 0 °C, vorzugsweise wenn eine funktionelle Gefäß-
störung, besonders bei jungen Frauen mit Akrozyanose und Cutis mar-
morata oder bei Personen mit Neigung zu Gefäßspasmen, z.B. Morbus
Raynaud, vorliegt. Sie können von schmerzhaften Schwellungen und
Brennen begleitet werden, da eine Histaminausschüttung provoziert
wird.

Therapie
- Systemisch: Förderung der Durchblutung mit Pentoxifyllin,
  Nifedipin;
- Allgemeine Maßnahmen: Schutz vor Kälte und Nässe;
  Warme Bäder.

13.8   Fersenhämatom

Lokalisation   Ferse

Erscheinungsbild   Rötlich-bräun-
licher Fleck unterhalb der Horn-
haut.

Ähnliche Krankheitsbilder
- Malignes Melanom
  (s. Kap. 15.24);
- Naevuszellnaevus
  (s. Kap. 15.25).

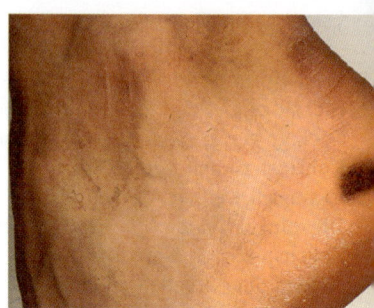

Kommentar   Da ein malignes Melanom genau so aussehen kann, muss
eine genaue Diagnostik erfolgen (s. Kap 7.48 und 15.32). Es handelt
sich um ein harmloses Hämatom, das durch Tragen zu engen Schuh-
werks und durch starke mechanische Belastung (Sport) entstanden ist.
Dementsprechend ist die Anamnese eher kurz, d.h. der Fleck ist plötzlich aufgetreten, macht im Verlauf von Tagen eine Farbänderung
durch (grün, gelb) und blasst bald ab. Mit Hilfe eines Auflicht-
mikroskops können Blutschollen gut vom Pigment eines echten Pig-
mentmals abgegrenzt werden.

Therapie   Tragen größerer Schuhe.

13.9   Corona phlebectatica

Lokalisation Fuß

Erscheinungsbild Am Fußrand erkennt man radiär angeordnete, erweiterte, oberflächliche Fußvenen. Auch weiter oberhalb erkennt man kleine Varizen (Krampfadern).

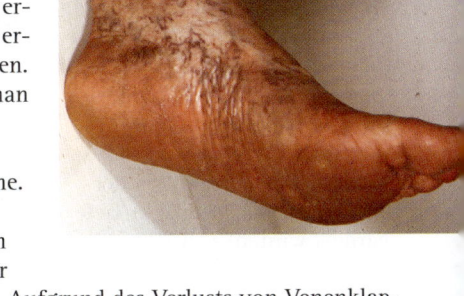

Ähnliche Krankheitsbilder Keine.

Kommentar Es handelt sich um ein Hautzeichen im Rahmen der chronisch venösen Insuffizienz. Aufgrund des Verlusts von Venenklappen und einer angeborenen Bindegewebsschwäche sowie durch Zivilisationsfaktoren, zu viel Stehen und Sitzen, kommt es zu einem zunehmenden Rückstau des venösen Blutes in den oberflächlichen Venen, erkennbar an Krampfadern, der Corona phlebectatica, aber auch an Knöchelödemen, Unterschenkelekzemen und bräunlich-fleckigen Hyperpigmentierungen am Unterschenkel. Diese entstehen durch ins Gewebe abgepresste Erythrozyten, die dort unter Zurücklassung bräunlichen Pigments (Hämosiderin) abgebaut werden.

Therapie Behandlung der chronisch venösen Insuffizienz durch Kompressionsstrümpfe der Kompressionsklasse II–III (35–45 mm Hg) oder operative Unterbindung und Entfernung der insuffizienten Venen.

13.10 Verruca plantaris (Dornwarze) und Verrucae vulgares

Lokalisation Fußsohle

Erscheinungsbild a) Verruca plantaris. An einer durch das Fußgewölbe stark druckbelasteten Stelle – dem Vorfußballen – findet sich eine große hyperkeratotische Warze, die zentral aufgebrochen ist. Sie ist schmerzhaft, da der Hornkegel wie ein Dorn in Tiefe gedrückt wird. b) + c) Verrucae vulgares. Dort, wo aufgrund der Lokalisation weniger Druck ausgeübt wird, sind die Warzen hyperkeratotisch-verrukös und überragen die Hautoberfläche. Die bräunliche Verfärbung kommt durch sekundäre Pigmentierung mit Schmutz oder Hautmelanin zustande. Die schwarzen Punkte in der Tiefe sind thrombosierte Kapillaren.

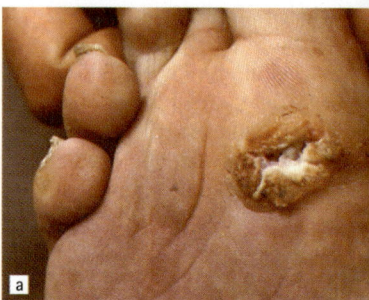

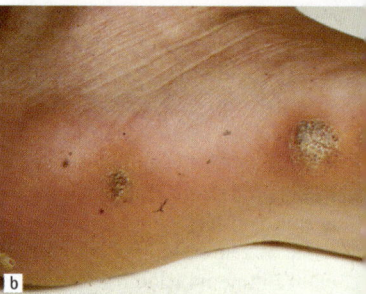

Ähnliche Krankheitsbilder
- Clavus (Hühnerauge);
- Plattenepithelkarzinom der Fußsohle (Epithelioma cuniculatum);
- Malignes Melanom (wird manchmal verkannt und wie eine Warze behandelt!).

Kommentar Warzen werden durch humane Papillomviren verursacht. Die Ansteckung erfolgt durch direkten Kontakt oder die Inokulation von virusbefallenen Hornschüppchen (z. B. im Schwimmbad). Zunächst

sind solche Warzen flach, können
bei entsprechend langer Bestandsdauer aber auch nach außen
wachsen.

Therapie

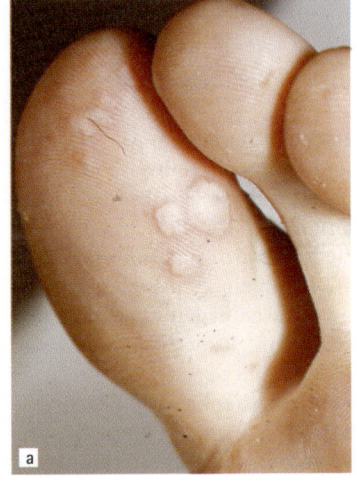

- Keratolyse mit salicylsäurehaltigem Pflaster, dann durch den
  Arzt kürettieren, diese Prozedur
  u.U. mehrfach wiederholen;
- Applikation von flüssigem
  Stickstoff (Kryo-Therapie);
  Laser; Die Rezidivhäufigkeit
  liegt bei 20–95%. Keinesfalls
  darf eine operative Intervention
  erfolgen, denn die immer resultierende Narbe kann stärker
  drücken als die Warze selbst
  und Gehunfähigkeit bewirken oder Beschwerden hervorrufen.

Als Ultima Ratio Farbstoff-Laser, der die Gefäße die die Warze versorgen, koaguliert. Zur Vorbereitung empfiehlt sich jedoch auch hier die
regelmäßige Anwendung von salicylsäurehaltigen Externa vor der
nächsten Laser-Sitzung. Es sind meist 3 bis 10 Sitzungen notwendig.
Manchmal heilen Warzen spontan ab.

Praxistipp Warzen sind eine Infektionskrankheit! Man schützt sich,
indem man in Schwimmbad, Sauna und öffentlicher Dusche Badeschuhe trägt. Danach Haut sehr gut trocknen, denn auf trockener Haut
können keine Warzen „angehen". Zu Hause Badematten und Handtücher bei 60°C waschen.

14.1   Onychodystrophie

Lokalisation Nägel

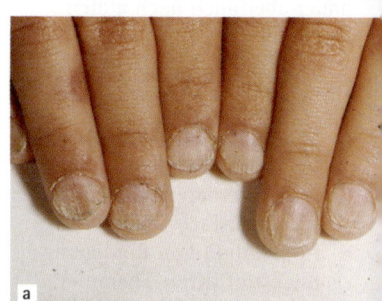

Erscheinungsbild a) Alle Nägel sind aufgeraut, teilweise abgeflacht, spalten sich distal schichtförmig auf (Onychoschisis), auch die Nagelfalze sind rau und rissig. b) Die Nagelplatten sind aufgelöst, statt dessen liegen nur noch krümelig aufgelöste Hornmassen vor.

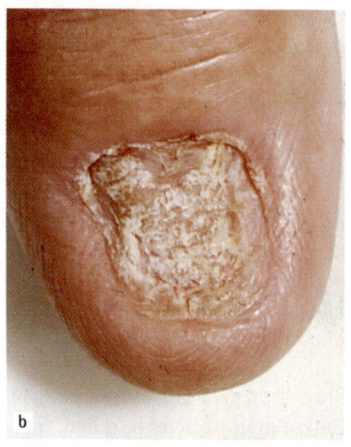

Ähnliche Krankheitsbilder Es handelt sich um ein unspezifisches Symptom zahlreicher Erkrankungen: Onychmykose; Psoriasis vulgaris; Lichen ruber; Kutanes T-Zell-Lymphom; Alopecia areata; Angeborene Störungen der Nagelbildung.

Kommentar Die komplette Nagelplatte wird verändert und verformt. Ursache ist ein chronisches Trauma bzw. eine Entzündung mit Einwirkung auf das gesamte Nagelbildungsorgan, die Matrix.

Therapie
- Behandlung der Grunderkrankung;
- Härtender Nagellack oder Nahrungsmittelergänzungen sind unwirksam.

14.2 Nagelveränderungen bei Psoriasis vulgaris

Lokalisation Fingernägel

Erscheinungsbild a) Man erkennt
die Ablösung der distalen (körper-
fernen) Nagelplatte vom Nagelbett.
Unterhalb des 4. Nagels treten
Hornmassen (Hyperkeratosen unterhalb der Nagelplatte) hervor.
Die Nägel sind bucklig, haben Rillen, sind verformt und verdickt.
Die Fingerendglieder zeigen entzündlich gerötete, schuppende
Plaques. Dieser Patient hat gleichzeitig typische Psorasisplaques auf
dem Körper. b) Unter dem sonst
relativ glatten Nagel schimmern
weiße undurchsichtige Flecken
hindurch, die unterhalb der Nagelplatte angehäuften Hornmassen
entsprechen, und dunklere, bräunliche Flecken sog. „Ölflecken", die
durch parakeratotisches Material
(kernhaltige Hornzellen) innerhalb
der Nagelplatte entstehen. c) Hier finden sich punktförmige Dellen auf
der Nageloberfläche. Sie sind durch herausgefallene parakeratotische
Hornkügelchen entstanden.

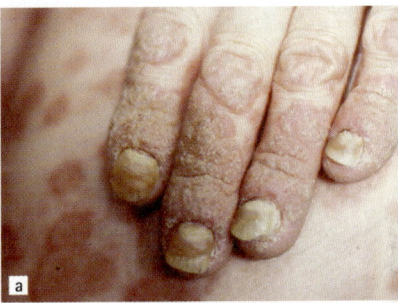

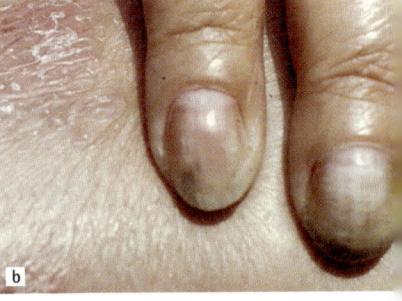

Ähnliche Krankheitsbilder
- Onychodystrophie bei schwerem Ekzem;
- Lichen ruber;
- Onychomykose.

Kommentar Auch die Nägel bleiben von der Psoriasis nicht verschont. Chronische Entzündungen in der Nagelmatrix und im Nagelbettbereich führen zu Nagelwachstumsstörungen mit verlangsamtem Wachstum, Nagelverdickung und Strukturdefekten. Gleichzeitig finden sich die typischen Psoriasisphänomene der Haut, Hyperkeratose (übermäßige Verhornung) und Parakeratose (Fehlverhornung), auch im Nagelbereich. Dadurch kommt es zu unter dem Nagel herausquellenden Hornmassen, zu bräunlichen „Ölflecken", die

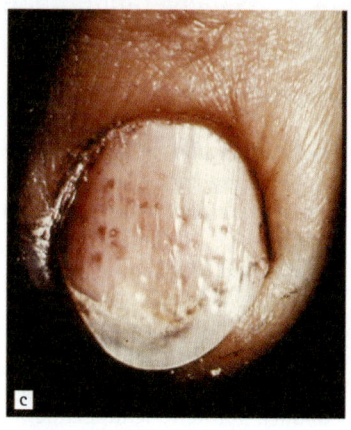

Verhornungsstörungen innerhalb der Nagelplatte darstellen und zu „Tüpfelnägeln", was punktförmigen Verhornungsstörungen an der Nagelplattenoberfläche entspricht, die dann herausfallen und kleine Dellen zurücklassen.

Therapie

- Spricht schlecht auf Therapie an;
- Lokal: Einspritzen von Triamcinolonacetonid in die Nagelmatrix; Auftragen von Calcipotriol oder Dithranol im Matrixbereich;
- Allgemeine Maßnahmen: Vermeidung mechanischer Irritationen (Manipulationen am Nagelbett, handwerkliche Arbeit, Schreibmaschine schreiben etc.); Nägel kurz schneiden; Schützender Nagellack; Pflegecremes.

14.3 Onycholyse (Ablösung der Nagelplatte)

Lokalisation Nägel

Erscheinungsbild Der seitliche
Nagelrand löst sich vom Nagelbett,
dort erkennt man mittig außerdem
einen bräunlichen Fleck – ein
Hämatom.

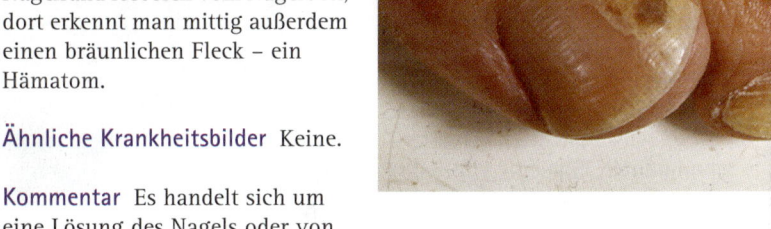

Ähnliche Krankheitsbilder Keine.

Kommentar Es handelt sich um
eine Lösung des Nagels oder von
Nagelanteilen vom Nagelbett. Dabei wird die Verzahnung von Hornzellen des Nagelbetts mit der Nagelplatte gelöst. Mögliche Ursachen:
Mechanisch: Trauma, meist in Verbindung mit einem Hämatom, z.B.
durch zu enges Schuhwerk; Chemisch: Chemotherapie, Laugen, Detergenzien (Auswaschen der schützenden Hornschichtlipide); Entzündlich: Psoriasis vulgaris, Onychomykose.

Therapie
- Behandlung der Auslöser.
- Im vorliegenden Fall, handelt es sich um ein Trauma durch zu
  enges Schuhwerk. Zunächst sollten der Nagel kurz geschnitten und
  weite Schuhe getragen werden.

14.4   Onychogrypose (Krallennagel)

Lokalisation Fußnägel

Erscheinungsbild Krallenartige
Verformung und Verlängerung des
Nagels. Typisch für dystrophe
(mangelgebildete) Nägel ist die
Verdickung und Verhärtung der im
Wachstum gestörten Nagelplatte.
Grau-schwärzliche Nagelverfär-
bung durch Pigmente von Bakte-
rien.

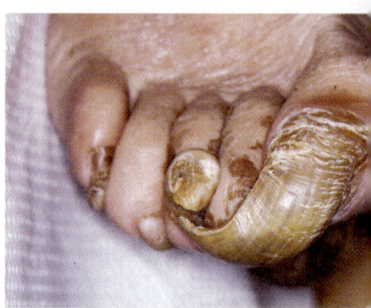

Ähnliche Krankheitsbilder Nageltumor.

Kommentar Es handelt sich um eine Form der Nageldystrophie bzw.
um eine keratotische Hyperplasie (übermäßige Verhornung mit ver-
dickter Nagelplatte) auf dem Boden mangelnder Nagelpflege. Zusätzlich haben ein chronisches Trauma auf den Nagel (zu enges Schuhwerk) und fehlendes Fußnägelschneiden gewirkt. Begünstigend wirken
Durchblutungsstörungen im Alter.

Therapie
- Nägel aufweichen und schneiden;
- Fußpflege;
- Weites Schuhwerk.

14.5 Glanznägel

Lokalisation Nägel

Erscheinungsbild Wie lackiert erscheinende Nageloberfläche.

Ähnliche Krankheitsbilder Keine.

Kommentar Es handelt sich nicht um eine Erkrankung, sondern um ein Symptom.

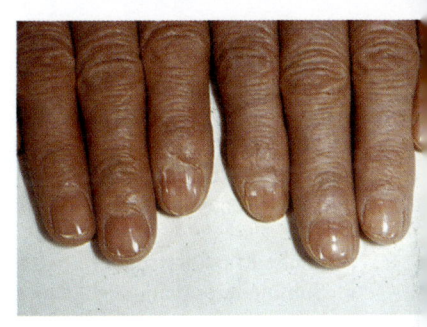

Glanznägel entstehen durch ständiges Scheuern bei chronisch juckenden Hauterkrankungen, wie z.B. atopischem Ekzem.

Therapie Behandlung des Juckreizes. Die Nägel müssen nicht behandelt werden.

14.6   Subunguales Hämatom

Lokalisation Nägel

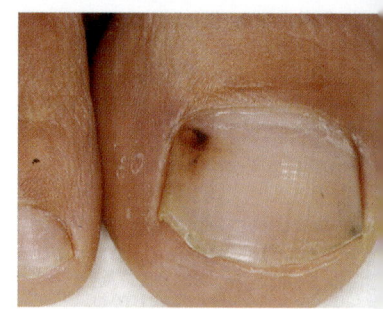

Erscheinungsbild Bräunlich pigmentierter, unregelmäßig begrenzter Fleck (je nach Alter der Läsion auch rot bis schwarz) schimmert durch die Nagelplatte.

Ähnliche Krankheitsbilder
- Subunguales malignes Melanom;
- Subungualer Naevuszellnaevus;
- Pigment durch Schimmelpilzinfektion;
- Ölflecken bei Psoriasis vulgaris;
- Schmutz (am distalen Nagelende).

Kommentar Meist erinnern sich die Patienten an ein Trauma und können angeben, dass der Fleck von proximal (körpernah) nach distal (körperfern) herauswächst. Manchmal erkennt man dies auch an der streifigen Anordnung des Pigments in Wachstumsrichtung. Allerdings kann dieser Prozess bis zu 6 Monate andauern. Aufgrund der leichten Verwechslungsmöglichkeit mit dem malignen Melanom ist in unklaren Fällen eine Nageleröffnung nötig. Krümelt geronnenes Blut durch den Eröffnungskanal, handelt es sich um ein Hämatom. In allen anderen Fällen muss der Nagel teilweise entfernt, die Veränderung exzidiert und histologisch untersucht werden.

Therapie Bei Hämatomen ist keine Therapie nötig. In unklaren Fällen, wenn es sich um ein Melanom handeln könnte: chirurgische Entfernung nach Nagelplatteneröffnung oder Teilexzision.

14.7   Half and half nails, Terry–Nägel

Lokalisation Fingernägel

Erscheinungsbild Der proximale
(körpernahe) Nagelanteil ist weiß,
der distale (körperferne) normal
rosa gefärbt.

Ähnliche Krankheitsbilder
- Onychomykose;
- Leukonychie durch Traumen,
  chemische Noxen, Schwerme-
  talleinlagerungen, Zytostatika,
  Pellagra;
- Yellow-Nail-Syndrom (verdickte, gelbliche Nägel, die Lunula ist
  nicht mehr sichtbar. Onycholyse oft assoziiert. Häufiger bei Atem-
  wegserkrankungen).

Kommentar Es handelt sich um ein Zeichen einer Systemerkrankung,
wie Niereninsuffizienz oder Leberzirrhose. Die Farbveränderung liegt
im Bereich des Nagelbetts und wächst daher nicht mit aus. Die Ursache
ist unbekannt.

Therapie Therapie der Grunderkrankung soweit möglich.

14.8   Onychoschisis

Lokalisation Nägel

Erscheinungsbild Die aufgerauten
Nägel weisen am distalen Ende
eine lamellierte Aufspaltung in
eine obere und eine untere Lage
auf.

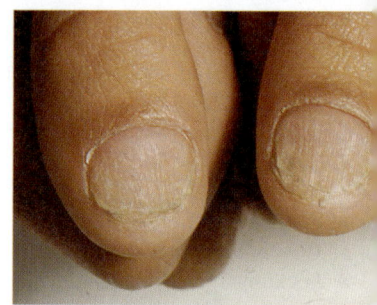

Ähnliche Krankheitsbilder
- Onychomykose (s. Kap. 14.11);
- Psoriasis vulgaris (s. Kap. 9.2);
- Onychodystrophie durch Lichen
  ruber, schwere Ekzeme, kutanes T-Zell-Lymphom, Chemotherapie
  und andere, die Nagelmatrix mitbetreffende Erkrankungen;
- Wenn alle Nägel betroffen sind: Twenty-Nails-Syndrom.

Kommentar Der Nagel besteht physiologischerweise aus einer weiche-
ren, unten gelegenen und einer härteren, oben gelegenen Schicht.
Die dazwischen liegende Ebene kann durch Traumata, Entfettung bei
ständigem Umgang mit Detergenzien und Wasser sowie durch Nagel-
lackentferner leicht gelöst werden.

Therapie Meiden des Auslösers.

14.9 Unguis incarnatus, Paronychie

Lokalisation Nägel

Erscheinungsbild Eingewachsener
Nagel mit entzündlich gerötetem
Nagelwall des 4. Fingers, gelblich-
blutigen Krusten und Sekretentlee-
rung im Bereich des eingewachse-
nen Nagels. Am 3. Finger ist die
distale Nagelecke ebenfalls eingewachsen, die Entzündung ist hier
etwas geringer ausgeprägt.

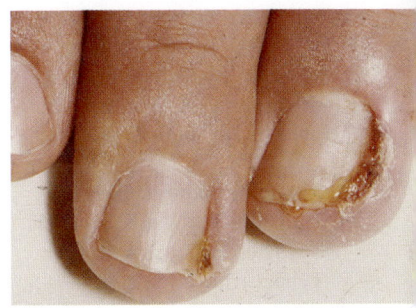

Ähnliche Krankheitsbilder
- Ekzem;
- Tumor;
- Granuloma pyogenicum (s. Kap. 9.15);
- Subunguales Osteochondrom: auch durch chronische Druckbelas-
  tung hervorgerufener, gutartiger Knorpel-Knochentumor. Sehr
  schmerzhaft!

Kommentar Die Nagelecke ist in den Nagelwall eingewachsen, hat diesen mechanisch verletzt und sich sekundär bakteriell infiziert und ent-
zündet. Begünstigend wirkt am Fuß zu enges Schuhwerk, das die scharfe
Nagelkante noch weiter in den weichen Nagelwall hineindrückt.

Therapie
- Chirurgisch: Eröffnung und Eiterentleerung; Bei schweren Entzün-
  dungen oder Rezidiven Nagelverschmälerung;
- Lokal: Desinfizierende Salbenverbände oder Umschläge, z.B. mit
  PVP-Iodsalbe;
- Allgemeine Maßnahmen: Prophylaktisch sollten die Nägel nicht
  rund, sondern gerade abgeschnitten werden und so lang belassen
  werden, dass die Nägel gerade den Nagelwall nach distal überragen.

14.10 Leukonychia linearis

Lokalisation Nägel

Erscheinungsbild Weiße, breite Querstreifen verlaufen auf allen Nägeln im distalen Nageldrittel.

Ähnliche Krankheitsbilder

- Half-and-half-nails: Hinweis auf Niereninsuffizienz oder Leberzirrhose;
- Mees-Querstreifen: Arsenvergiftung.

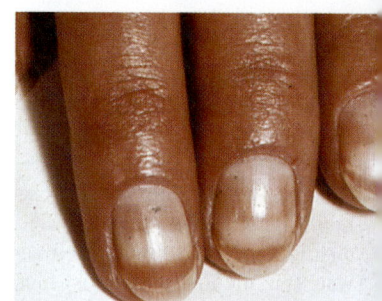

Kommentar Es handelt sich um eine einige Monate zurückliegende Nagelmatrixschädigung. Die Schädigung kann durch einen schweren Infekt oder eine Intoxikation erklärt werden. Langsam wächst der geschädigte Nagelanteil nach distal aus. In diesem Fall war der Patient an einer Hepatitis erkrankt. Kleinfleckige Leukonychien entstehen durch Minimaltraumen auf die Matrix und wachsen ebenfalls aus.

Therapie Nicht notwendig.

14.11 Onychomykose, Tinea unguium

Lokalisation Fuß- und Fingernägel

Erscheinungsbild a) Die distalen
Nagelanteile sind weißlich verfärbt, aufgerauht, wie zersplittert
und ausgefranst. b) Die distalen
Nagelenden des 2. und 3. Fingers
sind weißlich, krümelig aufgelöst,
Hornmassen treten unter der sich
abhebenden Nagelplatte hervor.
Die Nagelmatrix (Ort der Nagelbildung) ist ebenfalls bereits befallen,
da die Nagelplatte verändert ist,
rifflig und weiß-streifig verfärbt.
Dunkles Pigment ist stellenweise
eingelagert.

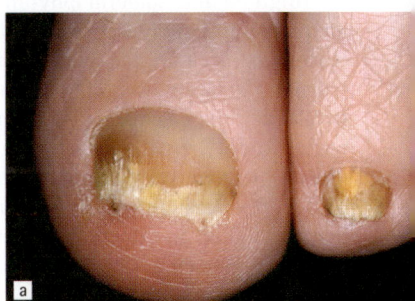

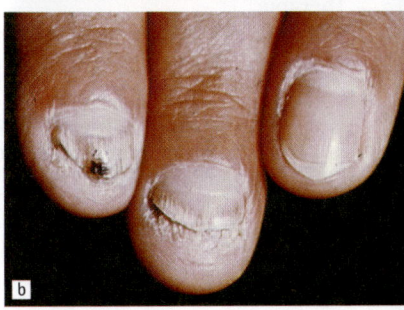

Ähnliche Krankheitsbilder
- Psoriasis vulgaris (s. Kap. 14.2);
- Morbus Darier: vererbte Ver-
  hornungsstörung mit schweren
  Nageldystrophien. Betroffene Hautareale fühlen sich wie ein Reibei-
  sen an, sind rotbraun verfärbt und jucken oft. Die befallenen Hau-
  tarele sind die Schweißrinne an Brust und Rücken sowie die großen
  Körperfalten.
- Pachyonychia congenita: angeborene Verhornungsstörung mit kral-
  lenartiger Verdickung der Nägel. Auch betroffen sind Haut, Haare,
  Schleimhäute und Kornea.
- Twenty-nails-Syndrome: alle zwanzig Nägel an Händen und Füßen
  sind dystroph. Ursache unbekannt.
- Lichen ruber (s. Kap. 6.5 und 12.5);
- Chronisches Ekzem (s. Kap. 9.1).

Kommentar Wird überwiegenddurch Dermatophyten (Ausnahme Microsporen) ausgelöst, die häufigsten sind Trichophyton rubrum und interdigitale und Epidermophyton floccosum sowie auch durch Schimmelpilze und Candidaspezies. Begünstigt wird die ausbreitung durch chronisch-mechanische Schädigung, Durchblutungsstörungen, Diabetes mellitus und vorbestehende Nagelkrankheit. Im Anfangsstadium befällt der Pilz das distale Nagelende und wächst über Monate immer weiter in die Breite und nach proximal. Wird schließlich auch die Matrix befallen, verändert sich auch die Nagelplatte und wird dystrophisch. Pigmentierungen entstehen einerseits durch pigmentbildende Schimmelpilze und Bakterien, aber auch durch Einblutung bei nur leichten Traumen gegen den erkrankten Nagel.

Therapie
- Lokal: Flach feilen der gesamten Nagelplatte und Auftragen eines antimykotischen Nagellacks: Amorolfin oder Ciclopiroxolamin. Therapiedauer 6–12 Monate;
- Systemisch: Terbinafin oder Itraconazol bei Befall der gesamten Nagelplatte und mehreren Nägeln, an den Händen 6 Wochen, an den Füßen 12 Wochen. Auf die Leberwerte achten!

15.1   Impetigo contagiosa

Lokalisation Bauch

Erscheinungsbild a) Großflächig gerötete Haut mit trüben, großen, prallen und schlaffen Blasen, Erosionen und Krusten. b) Die Blasen sind kleiner, die umgebende Haut weniger mitbeteiligt. Die Defekte sind nach Aufplatzen etwas tiefer.

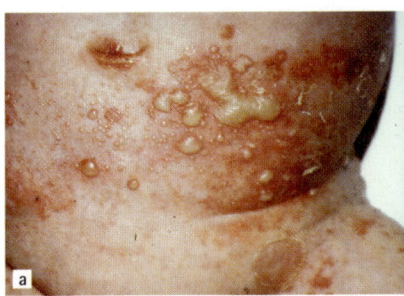

Ähnliche Krankheitsbilder
- Bullöses Pemphigoid (s. Kap. 15.37);
- Toxisch epidermale Nekrolyse (s. Kap. 10.9);
- Bullöse Kontaktekzeme (allergisch oder toxisch).

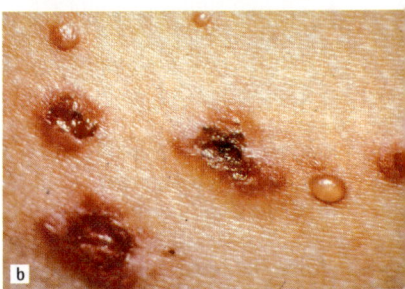

Kommentar Die Impetigo contagiosa ist eine durch Streptokokken der Gruppe A oder Staphylokokken verursachte, sehr ansteckende, oberflächliche Hautinfektion. Meist sind Kinder betroffen, die Erkrankung breitet sich wegen des engen Kontaktes der Kinder untereinander leicht in Kindergärten aus. Verursacht werden die Blasen durch bakterielle Toxine.

Therapie
- Lokal: Desinfizierende Maßnahmen mit Triclosan, Chlorhexidingluconat, Triphenylmethanfarbstoffen in Lösungen, Umschlägen, Zinkoxidschüttelmixtur oder Linimentum aquosum; Fusidinsäure-Creme;
- Systemisch: Bei ausgedehntem Befall Antibiose mit Oxacillin oder Erythromycin;
- Allgemeine Maßnahmen: Hygiene-Regeln beachten.

15.2   Syphilis Stadium II

Lokalisation Rumpf

Erscheinungsbild Erythematöse,
teils exkoriierte Papeln, disseminiert am gesamten Rumpf. Kein
Juckreiz, gelegentlich Berührungs-
empfindlichkeit bei Berührung
oder Sondendruck.

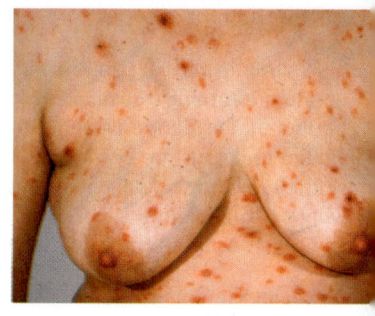

Ähnliche Krankheitsbilder
- Prurigo simplex chronica
  (s. Kap. 15.13);
- Prurigo-Typ des atopischen Ekzems;
- Skabies (s. Kap. 15.9).

Kommentar Die Syphilis ist eine meldepflichtige Geschlechtskrank-
heit, die durch *Treponema pallidum* (Spirochätenbakterium) ausgelöst
wird. Sie durchläuft unbehandelt 4 Stadien: Stadium I: 3–8 Wochen
nach dem Geschlechtsverkehr (genital, anal, oral) tritt an der Eintrittspforte ein derbes, schmerzloses Ulkus und ein schmerzloser, vergrößer-
ter regionaler Lymphknoten auf. Stadium II: 2 Wochen bis 6 Monate
nach der Infektion können sich mannigfaltige Hautveränderungen
ausbilden, die zahlreichen anderen Hauterkrankungen zum Verwechseln ähnlich sind. Besonders typisch sind in diesem Stadium die sog.
„lokalisierten Papeln", die reich an Treponemen und daher auch infektiös sind. Diese Papeln sind auf dem Bild zu erkennen. Sie können
auch blasser sein, palmoplantar, an der Mundschleimhaut, genitoanal
und am Kapillitium auftreten. Stadium III: nach 3–5 Jahren. Ausbildung von Gummen, destruktiven Granulomen mit zentraler Verkäsung, die aufbrechen und ulzerieren können. Es kommt zu Knochen-
destruktionen und Organbeteiligung. Stadium IV: nach vielen Jahren:
Befall des peripheren und zentralen Nervensystems und des Herz-

Kreislaufsystems, besonders gefährlich ist das Aortenaneurysma (sackartig erweiterte Hauptschlagader) mit Rupturgefahr.

Therapie Stadium II: Mittel der 1. Wahl ist Penicillin G. Die wirksame Serumkonzentration muss über 21 Tage aufrechterhalten werden. Wegen gelegentlicher Unzuverlässigkeit der Patienten wird eine Injektionsbehandlung durch den Arzt empfohlen: 1 Mio. IE pro Tag über 21 Tage mit Clemizolpenicillin G, alternativ 2,4 Mio. IE Benzathinpenicillin 3 × im Abstand von 7 Tagen. Bei Penicillin-Allergie gibt man Doxycyclin, 2 × 200 mg pro Tag über 30 Tage per os.

15.3   Furunkel

Lokalisation Rumpf

Erscheinungsbild Eitrige Einschmelzung eines Talgdrüsen-
Haarfollikels mit starker Entzündung und Schmerzen.

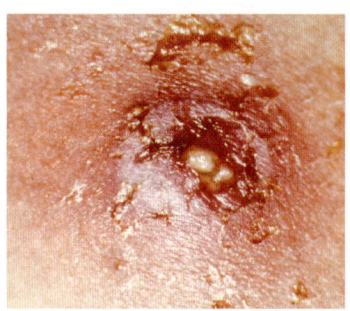

Ähnliche Krankheitsbilder Tiefe
Trichophytie: mit Abszedierung
einhergehende Mykose.

Kommentar Durch *Staphylococcus
aureus* verursachte Infektion des Talgdrüsen-Haarfollikels mit
Abszessbildung.

Therapie
- Lokal: Ichthyol 50% als Zugsalbe; Zinkpaste mit Antiseptikum;
  Gentianaviolettlösung; PVP-Jodsalbe.
- Chirurgisch: Inzision und Eiterentleerung, Wundspülung mit PVP-
  Jod;
- Systemisch: In Ausnahmefällen ergänzend Oxacillin. Allerdings
  wirkt dies nicht innerhalb des Abszesses. Es kann nur eine streu-
  ende Weichteilinfekton oder septische Komplikationen verhindern.

15.4   Pityriasis versicolor

Lokalisation Rumpf

Erscheinungsbild Fleckige, weiße
Hypopigmentierungen neben
gebräunter Haut. Beim Schaben
an den Läsionen treten kleine,
pityriasiforme (kleieförmige)
Schuppen auf. Subjektiv kann geringfügiger Juckreiz bestehen.

Ähnliche Krankheitsbilder
- Vitiligo (s. Kap. 9.20);
- Zirkumskripte Sklerodermie,
  oberflächlicher Typ: Autoimmunerkrankung mit umschriebe-
  nen verhärteten und atrophischen Hautarealen;
- Extragenitaler Lichen sclerosus
  et atrophicus: Weiße Hautatro-
  phie mit Auflösung der elastischen Fasern der Haut. Ursache
  unbekannt.
- Luetisches Leukoderm: abge-
  heilte lokalisierte Syphilis-
  papeln: meist in der Nacken-
  region (s. Kap. 15.2);
- Postinflammatorische Hypopigmentierungen: reversible Weiß-
  färbung der Haut nach einer schweren Entzündung.

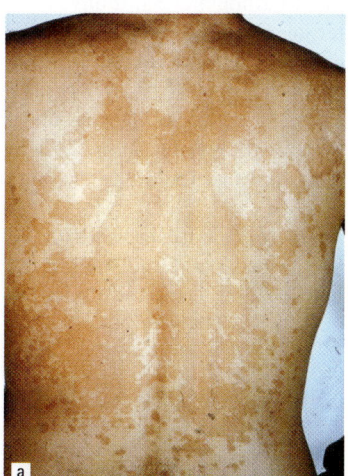

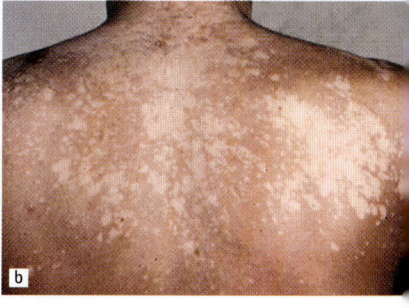

Kommentar Im gebräunten Zustand wirken die befallenen Areale depigmentiert (b), im nicht gebräunten Zustand erscheinen die gleichen
Areale im Kontrast zur Umgebung hyperpigmentiert (a). Daher stammt

der Name „versicolor". Es handelt sich um eine Infektion mit dem dimorphen Sprosspilz *Pityrosporum ovale*, der in seiner Sprossform als nicht pathogener Saprophyt in den Talgdrüsen-Haarfollikeln lebt. Unter geeigneten Bedingungen, wie feucht-warmes Milieu bei Hitze und durch starkes Schwitzen, keimt der Pilz in seine pathogene Mycelform aus. Der Erreger ist in der Lage, durch die Produktion von Azelainsäure die befallene Haut zu bleichen. Männer sind häufiger betroffen. Die Infektion wird kaum übertragen, da auf und in der Haut die o.g. ganz bestimmten Milieu-Bedingungen vorherrschen müssen.

Therapie   Lokaltherapie mit Azolen oder Ciclopiroxolamin, Shampoo und Creme. Das Kapillitium muss unbedingt mit behandelt werden, da hier das Erregerreservoir sitzt.

15.5 Molluscum contagiosum (Dellwarze)

Lokalisation Rumpf

Erscheinungsbild Zunächst nur
hautfarbene, halbkugelige Papeln,
die sich weich anfühlen und zu
eingedellten Papeln mit zentralem
Krater heranwachsen. Der Inhalt
der Warzen lässt sich nach Anritzen wie ein Mitesser exprimieren.
Sie können am gesamten Integument, so auch im Gesicht, z.B. auf
den Augenlidern und im Genitoanalbereich auftreten.

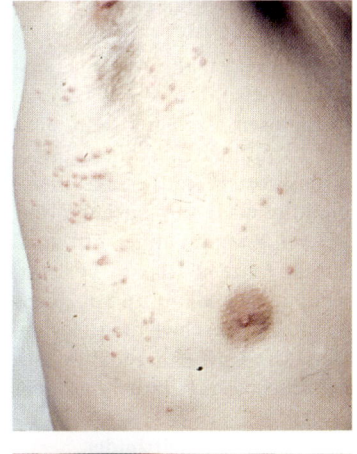

Ähnliche Krankheitsbilder
- Milien: Hornretentionszysten,
  meist um die Augen lokalisiert.
- Verrucae vulgares: Warzen
  durch Humane Papillomviren,
  haben eine rauhe, verruköse
  Oberfläche.

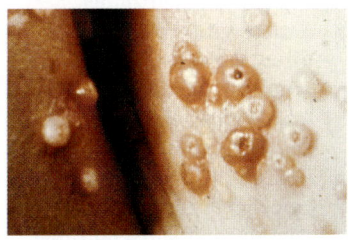

Kommentar Dellwarzen werden
durch Poxvirus mollusci verursacht und über Schmierinfektion
übertragen. Sie treten insbesondere bei Kindern mit Neurodermitis,
aber auch bei jungen Erwachsenen als „sexually transmitted disease"
und bei HIV-Infizierten auf. Die Erkrankung ist selbstlimitiert, aber
durch Autoinokulation rezidivfreudig.

Therapie Chirurgische Entfernung mit dem scharfen Löffel (Abkrat-
zen).

15.6   Röteln

Lokalisation Rumpf

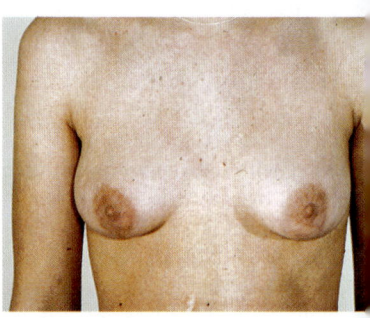

Erscheinungsbild Exanthem aus stecknadelkopfgroßen, blass-erythematösen, flachen Papeln, die nicht konfluieren. Beginn schmetterlingsförmig im Gesicht, Ausbreitung nach retroaurikulär und auf den Rumpf, dann zentrifugal auf die Extremitäten. Fieber maximal 38 °C, zervikale und okzipitale Lymphknotenschwellung, Arthralgien, Milzschwellung möglich. Der Allgemeinzustand ist nur leicht verschlechtert, es besteht ein leichter respiratorischer Infekt.

Ähnliche Krankheitsbilder
- Andere Virusexantheme (s. Kap. 7.2, 7.4 und 7.1) bei: Epstein-Barr-Virus, Varizellen, HIV;
- Scharlach (s. Kap. 7.1);
- Arzneimittelexanthem (s. Kap. 15.17): zentripetale Ausbreitung von den Extremitäten auf den Rumpf;
- Urtikaria (s. Kap. 15.18): flüchtiges intradermales Ödem mit Rötung und Juckreiz als Reaktion auf eine allergische oder pseudoallergische Histaminausschüttung;
- Syphilisexanthem im Stadium II (s. Kap. 15.2).

Kommentar Das Rötelnvirus wird über Tröpfcheninfektion übertragen, Inkubationszeit 2–3 Wochen. Eine Rötelnimpfung mit Lebendimpfstoff wird bei Mädchen vor der Pubertät empfohlen, da die sonst eigentlich subjektiv leichte Erkrankung bei bestehender Schwangerschaft zur gefürchteten Rötelnembryopathie mit schweren Behinderungen oder zum Fruchttod führen kann. Aus diesem Grund stellt eine Rötelninfektion in der Schwangerschaft eine Indikation zur Abruptio dar. Es ist möglich, innerhalb von 14 Tagen nach Kontakt einer Schwangeren mit einer infizierten Person mit der vorsorglichen Gabe von Immunglobulinen (i.v. und i.m.) den Krankheitsausbruch zu verhindern. Bei konzeptionsfähigen Frauen muss 3 Monate nach der Impfung eine sichere Kontrazeption gewährleistet sein. Seltene Komplikation bei Röteln: Enzephalitis.

Therapie
■ Meist ist keine spezifische Therapie erforderlich, außer Kindergarten- und Schulverbot bis eine Woche nach Abblassen des Exanthems;
■ Symptomatisch: Bettruhe;
■ Gegebenenfalls Fiebersenkung mit Paracetamol und Wadenwickel;
■ Lotio alba aquosa auf die Hautveränderungen, um einen kühlenden Effekt zu erzielen.

15.7 Herpes simplex

Lokalisation Rumpf

Erscheinungsbild Erythematöse
Plaque mit darauf gruppiert
stehenden Bläschen mit klarem
Inhalt. Schmerzhaft.

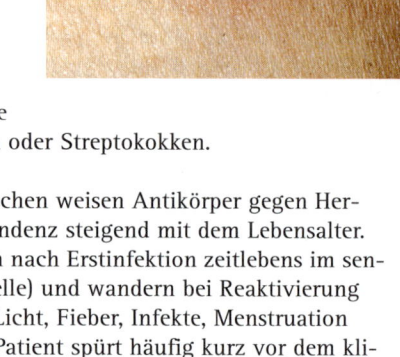

Ähnliche Krankheitsbilder
- Varizella zoster Infektion
  (s. Kap. 12.10 und 15.8);
- Pyodermie, Impetigo (s. Kap.
  9.9, 15.1 und 7.11): bakterielle
Infektion mit Staphylokokken oder Streptokokken.

Kommentar Ca. 90 % aller Menschen weisen Antikörper gegen Herpes-simplex-Viren (HSV) auf, Tendenz steigend mit dem Lebensalter.
Herpes-simplex-Viren verbleiben nach Erstinfektion zeitlebens im sensiblen Ganglion (Nervenschaltstelle) und wandern bei Reaktivierung
durch Auslösefaktoren, wie UV-Licht, Fieber, Infekte, Menstruation
oder Stress in die Haut ein. Der Patient spürt häufig kurz vor dem klinischen Ausbruch ein Kribbeln im betroffenen Areal. Es kann sich sowohl um eine HSV 1- als auch um eine HSV 2-Infektion handeln. Im
Verlauf einer Woche verkrusten die Bläschen und trocknen ab. Nach
dem Abfallen der Krusten besteht keine Ansteckungsgefahr mehr.

Therapie Im Bläschenstadium helfen austrocknende, antientzündliche
Maßnahmen z. B. Lotio zinci, um eine Superinfektion mit Bakterien zu
verhindern. Die Viren lassen sich dann jedoch nicht mehr zurückdrängen, die Keratinozyten sind bereits von den Viren befallen. Bei milden
Verläufen ist keine weitere Therapie nötig, erst bei häufigen Rezidiven
(> 10/Jahr) ist eine Prophylaxe mit z. B. Valaciclovir empfehlenswert.
Auch Zinksulfatlösung wirkt prophylaktisch virustatisch (vgl. Kap.
17.17).

15.8   Zoster thoracicus (Gürtelrose)

Lokalisation Rumpf

Erscheinungsbild Im Dermatom des Thoraxsegmentnervs TH 5 zeigen sich an der rechten Rumpfseite gruppiert stehende, trübe Bläschen, teilweise konfluierend auf erythematösen Plaques.

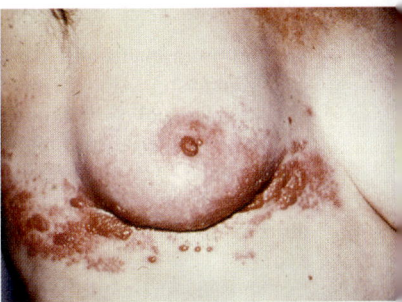

Ähnliche Krankheitsbilder
Herpes simplex (s. Kap. 15.7).

Kommentar Dem Auftreten der Hautveränderungen gehen häufig (gürtelförmige) Rückenschmerzen voraus, die oft persistieren und auch noch nach Abheilen der Hautveränderungen Beschwerden verursachen. Ursächlich ist die Entzündung eines Segmentnervs

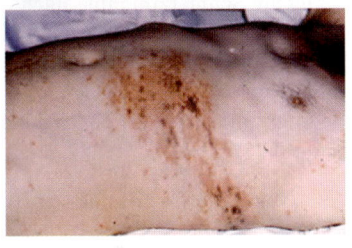

durch Varicella-Zoster-Viren, die als Ersterkrankung in der Kindheit Windpocken auslösen. Die Viren ziehen sich nach der Windpockenerkrankung in die Spinalganglien zurück und können im Laufe des Lebens im Falle von Abwehrschwäche (Infekten, Stress, Diabetes, Tumoren, HIV) oder höherem Lebensalter entlang der Nerven rückwärts in die Haut wandern und eine Nerven- sowie Hautentzündung hervorrufen. Der Bläscheninhalt ist infektiös. Nach ca. einer Woche heilen die Bläschen unter Ausbildung von Krusten ab. Charakteristischerweise sind nur wenige Segmente auf streng nur einer Körperhälfte betroffen, so dass man nur von einem halbem Gürtel sprechen darf. Bei sehr abwehrschwachen Personen können Komplikationen auftreten, wie Ausdehnung auf andere Segmente, Generalisierung, Ausbildung tiefer Nekrosen mit Narbenbildung, postzosterischer

Neuralgie. Achtung – wegen Ansteckungsgefahr keinen Kontakt mit Schwangeren und Abwehrgeschwächten!

Therapie

- Lokal: Im Bläschenstadium zum Abtrocknen feuchte Umschläge oder Zinkpaste; Schmerzlinderung mit Capsaicin 0,025 % Creme oder Polidocanol 5–10 % in Zinkoxid-Schüttelmixtur; Zur Prophylaxe einer bakteriellen Superinfektion: Triclosan 2 %, Chlorhexidindigluconat 2 % in nicht fettender Grundlage oder antiseptische Umschläge mit Octenidin, Kaliumpermanganat-Lösung; Im Krustenstadium verwendet man zum Abweichen der Krusten Salbengrundlagen;
- Systemisch: Analgetika, z. B. Paracetamol, Metamizol. Stadiengerechte Schmerztherapie nach den WHO-Richtlinien; Bei Patienten ab 60 Jahren und bei starken Schmerzen sowie bei Komplikationen (Hämorrhagie, Nekrosen, Streubläschen, Befall weiterer Segmente), mit Aciclovir i. v., Valaciclovir p. o. 3 × 1000 mg/Tag über 7 Tage, alternativ Brivudin oder Famciclovir.

15.9   Scabies (Krätze)

Lokalisation Rumpf, Genitale

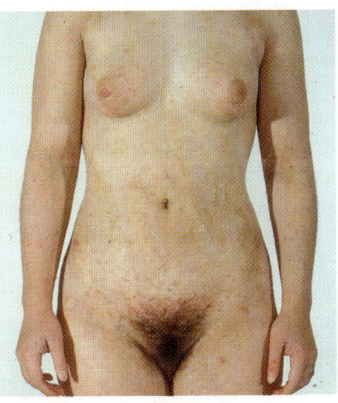

Erscheinungsbild Im Bereich der Prädilektionsstellen der Skabies (Hände, Füße, Nabel-, Mamillen-, Genitalregion und Armbeugen) erkennt man erythematöse, schuppende Papeln und Plaques. Mit der Lupe erkennt man kleine Gangstrukturen mit einem winzigen dunklen Punkt an einem Ende. Massiver Juckreiz, besonders nachts.

Ähnliche Krankheitsbilder
- Ekzeme (s. Kap. 10.1, 12.1, 15.12);
- Syphilis (s. Kap. 15.2);
- Prurigo simplex chronica (s. Kap. 15.13).

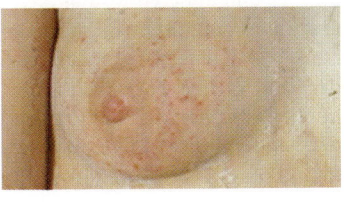

Kommentar Die Erkrankung wird durch die Krätzmilbe ausgelöst – ein einzelnes begattetes Weibchen genügt für die Ansteckung. Bei einer „gewöhnlichen" Krätze beträgt die Zahl der Milben ca. 10–20 pro Erkranktem, so dass ein normaler Handschlag zur Übertragung nicht genügt, es bedarf dazu eines engen Körperkontakts. Die Scabies gehört daher auch zu den sexuell übertragbaren Erkrankungen. Die Milbengänge werden von den weiblichen Milben *Sarcoptes scabiei* gegraben. Sekundär entstehen Ekzemherde in der Umgebung der Gänge. Die Milben bohren innerhalb der Hornschicht mehrere Millimeter lange Gänge und legen dort täglich Eier ab. Bei der Scabies norvegica sind massenhaft (tausende) von Milben in der Haut, darum genügt schon eine kurze Berührung für die Ansteckung selbst über unbelebte Gegenstände, wie Wäsche oder Blutdruckmanschetten kann es zur Übertragung kommen, da die Milbenlast sehr hoch ist – bis zu 200 Milben/cm^2 Haut, das bedeutet Millionen von Milben pro Erkranktem. Scabiesepidemien treten besonders in Kindergärten, Kasernen und in Altersheimen auf, da hier eine leichte Übertragung über das Pflegepersonal auf die alten, oft abwehrgeschwächten Bewohner stattfindet, ganz besonders, wenn eine Person an einer Scabies norvegica leidet. Sie tritt meist nur bei immungeschwächten Personen mit Krebs, Immunsuppressiva-Einnahme oder Marasmus auf. In der Regel verläuft die „normale" Scabies unter dem klinischen Bild eines Ekzems ab (daher leicht zu verwechseln mit einem Exsikkations- bzw. sebostatischen Ekzem alter Menschen). Erst bei genauem Hinsehen findet man insbesondere im Bereich der Prädilektionsstellen – Fingerzwischenräume, Fußränder, Genital-, Nabel- und Brustregion – Gangstrukturen, aus denen sich die Milbe oder Milbenkot mit einer Kanüle herauskratzen und im Mikroskop nachweisen lässt. Es besteht extremer Juckreiz, der den Betroffenen den Schlaf raubt, daher bei Scabiesverdacht immer nach verstärktem Auftreten des Juckreizes bei Nacht in der Bettwärme, beim Partner und anderen Kontaktpersonen fragen. Der Juckreiz wird durch eine immunologische IgE-mediierte Reaktion gegen Milbenantigene ausgelöst und persistiert auch nach erfolgreicher Therapie wegen noch in der Haut verbliebener Restpartikel, bis diese abgeschilfert sind. Wenn durch das Kratzen Milbenpartikel in die Dermis übertreten, können lang persistierende pseudolymphomartige Papeln entstehen, die Ausdruck der immunologischen Abräumreaktion sind.

Therapie

- Lokal: Hexachlorcyclohexan, Benzoylbenzoat, Permethrin, Crotamiton, Allethrin. Hier genau die Anwendungsvorschriften beachten, da es sonst zum Persistieren einzelner Milben kommt;
- Systemisch: Ivermectin p. o. (für diese Indikation allerdings noch nicht zugelassen), wirkt zuverlässig als Einmaldosis bei Epidemien;
- Allgemeine Maßnahmen: Kleidung und Bettwäsche kochen, chemisch reinigen bzw. mehrere Tage lüften, so dass die Milben absterben; Alle Kontaktpersonen, auch asymptomatische müssen mitbehandelt werden, um einer späteren Reinfektion vorzubeugen, denn die Inkubationszeit beträgt, je nach Anzahl der übertragenen Milben einige Tage bis 4 Wochen.

15.10 Flohstiche

Lokalisation Rumpf

Erscheinungsbild Am Unterbauch
befinden sich mehrere Quaddeln
mit zentralem, hämorrhagischem
Punkt. Juckreiz.

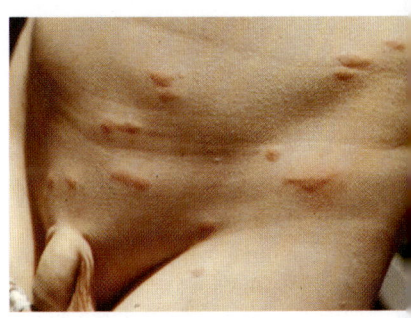

Ähnliche Krankheitsbilder
- Wanzenbisse;
- Insektenstiche;
- Spinnenbisse;
- Strophulus infantum: Prurigi-
  nöse akute Erkrankung bei Kindern.

Kommentar Flohstiche treten immer an bedeckten Arealen auf. Es
kann sich sowohl um Stiche von Menschen- als auch von Tierflöhen
handeln.

Therapie
- Polidocanol 5% in Lotio zinci;
- Systemische Antihistaminika meist nicht notwendig.

15.11 Larva migrans

Lokalisation Rumpf, häufiger an der Fußsohle

Erscheinungsbild Gerötete, aufgeworfene Gangstruktur. Juckreiz.

Ähnliche Krankheitsbilder Keine.

Kommentar Tritt in Afrika, in der Karibik und am Mittelmeer auf. Die Infektion erfolgt durch Nematodenlarven beim Strandspaziergang oder Liegen im Sand. Die Larven graben Tunnel von mehreren Millimetern bis Zentimetern Länge in oberen Hautpartien. Der Mensch ist Fehlwirt. Daher stirbt die Larve nach einem Monat von selbst ab.

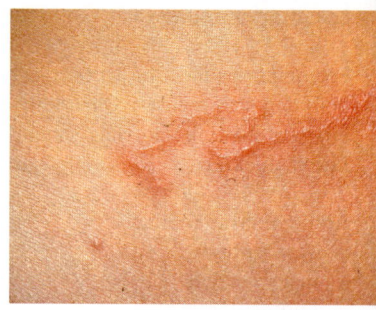

Therapie
- Ivermectin als Einmaldosis;
- Thiabendazol lokal okklusiv (40%ige Zubereitung) oder systemisch über 2–5 Tage p. o.

15.12 Atopisches Ekzem

Lokalisation Rumpf, ganzer Körper

Erscheinungsbild Am gesamten Integument trockene, stark juckende Haut mit Schuppungen, Rötungen, erythematösen Papeln mit Exkoriationen, unscharf begrenzten, wolkigen Plaques, mit leichten Hyper- und Hypopigmentierungen, Lichenifikationen in den Armbeugen, typische Fazies.

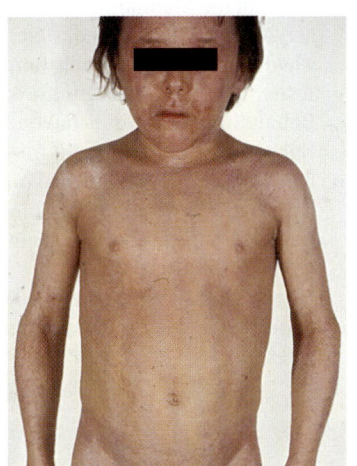

Ähnliche Krankheitsbilder
- Arzneimittelexanthem (juckend) (s. Kap. 15.17);
- Psoriasis vulgaris mit Ganzkörperbefall (nur selten juckend) (s. Kap. 15.14, 15.15);
- Ichthyosis (nicht juckend);
- Kontaktekzem (stark juckend) (s. Kap. 15.16).

Kommentar Es handelt sich um eine chronische oder chronisch-rezidivierende Erkrankung mit genetischer Prädisposition für die Entwicklung von Allergien und einer reduzierten Erregerabwehr. Sie geht mit leicht irritierbarer, trockener Haut, Ekzemen und Juckreiz, Pollinosis, allergischer Rhinokonjunktivitis und Asthma bronchiale allergicum oder Nahrungsmittelallergien einher. Entsprechend der genetischen Determinierung kommt in der Familie meistens ebenfalls eine Atopie vor.

Therapie
- Lokal: Harnstoffsalbe; Fettsalben; Glukokortikoide; Calcineurin-Inhibitoren; Antiseptika; UV-Strahlen;

- Systemisch: Antihistaminika; Antibiotika; Hyposensibilisierung; Glukokortikoide; Andere Immunsuppressiva;
- Allgemeine Maßnahmen: Meidung von Irritanzien (häufigem Wasserkontakt, Chemikalien, Detergenzien, Wolle, Kosmetika, Schweiß); Meidung von Inhalationsallergenen (ermittelbar durch Allergietests); Bei Nahrungsmittelunverträglichkeiten entsprechende Diät; Behandlung chronisch-bakterieller Infekte im Hals-Nasen-Ohrenbereich, da sie als Triggerfaktor gelten.
- Nach dem Abklingen der akuten Erscheinungen steht eine sachgerechte Pflege der Haut ganz im Vordergrund. Hierzu sind besonders harnstoffhaltige Externa geeignet, aber auch Polidocanol oder Gerbstoffe. Alternativ zu den topischen Kortikoiden können teerhaltige Salben eingesetzt weden, auch Capsaicin und andere Pflanzenextrakte wie Cardiospermum halicacabum oder Dulcamarae stipites.

15.13 Prurigo simplex chronica

Lokalisation Rumpf, gluteal

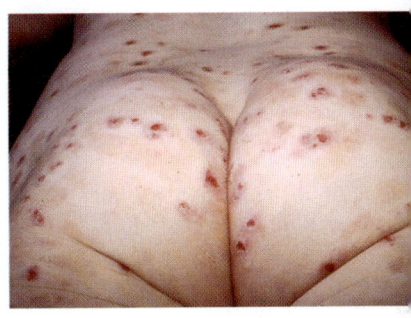

Erscheinungsbild Rote Knoten und Knötchen mit zentraler Kruste oder narbiger Einsenkung und hyperpigmentierte Narben. Die Effloreszenzen treten nur dort auf, wo der Patient auch mit seinen Händen zum Kratzen heranreicht, besonders an Armen, Schultern, Beinen, dagegen kaum am mittleren Rücken. Subjektiv besteht extremer Juckreiz. In der Anamnese wird typischerweise berichtet, dass das Aufkratzen juckender Hautstellen „bis es blutet" zur Erleichterung führt.

Ähnliche Krankheitsbilder
- Syphilis Stadium II (s. Kap. 15.2);
- Prurigotyp des atopischen Ekzems (s. Kap. 10.1);
- Lichen ruber exanthematicus: plötzlich (innerhalb eines Tages) auftretende Knötchenflechte am gesamten Körper;
- Reaktion auf Parasiten;
- Artefakte bei Neurosen und Wahnkrankheiten: Selbstverstümmelung, Dermatozoenwahn.

Kommentar Die Ursache bleibt häufig unerkannt. Besonders bei älteren Menschen können neurologisch-psychiatrische Ursachen, Tumorerkrankungen oder Stoffwechselerkrankungen zugrunde liegen. So können Diabetes mellitus, Leber- und Gallenwegserkrankungen, Gicht, Niereninsuffizienz oder auch chronische Infektionen zu Juckreiz führen.

Therapie Lokal: Capsaicin 0,025 %; Glukokortikoide; Teer; UV-Therapie (UVA, UVB, PUVA);
- Systemisch: Sedierende Antihistaminika;
- Allgemeine Maßnahmen: Beseitigung der Ursache; Hautpflege.

15.14 Psoriasis vulgaris I

Lokalisation Rumpf/Schulter

Erscheinungsbild Erythemato-squamöse, stark entzündliche, infiltrierte Haut, kein Juckreiz.

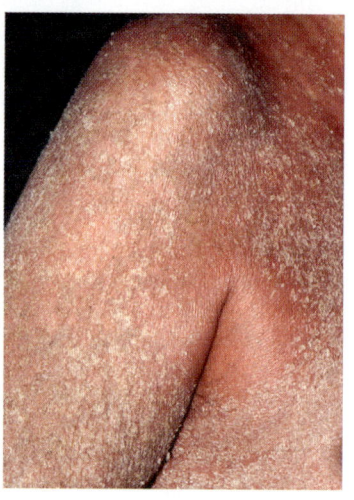

Ähnliche Krankheitsbilder
- Kontaktekzem (s. Kap. 15.16);
- Atopisches Ekzem (s. Kap. 15.12);
- Ichthyosis;
- Kutanes T-Zell-Lymphom;
- Skabies (s. Kap. 15.9);
- Arzneimittelexanthem (s. Kap. 15.17 und 15.19).

Kommentar Die Psoriasis ist eine chronisch-entzündliche Autoimmunerkrankung, für die eine genetische Disposition vorliegt. Es kommt zu einer beschleunigten, übermäßigen Verhornung. Prädilektionsstellen sind die Streckseiten der Extremitäten, Sakralbereich, Kopfhaut und seltener Körperfalten, aber auch ein Ganzkörperbefall (wie bei diesem Patienten) ist möglich. Die Psoriasis hat viele Spielarten von großflächig über kleinfleckig, lokalisiert oder disseminiert bis hin zur Ganzkörperrötung, geringer oder starker Schuppung, Gelenkentzündungen usw. Mechanische Reize, aber auch Infekte, Medikamente oder Stresssituationen können die Psoriasis provozieren. Dies nennt man „Köbner-Phänomen". Häufig treten auch Nagelveränderungen auf,
wie Dellen „Tüpfel", gelbliche Flecken „Ölflecken", Hyperkeratosen unter dem Nagel oder sogar Nagelverformungen und Wachstumsstörungen.

Therapie

- Lokal:

  Dithranol in aufsteigender Dosierung, bei Bedarf in Kombination mit Steinkohleteeren, Schieferöl (Ichthyol), bei Hautreizungen durch Dithranol eignet sich Lotio zinci oxidati oder eine Behandlungspause, Vitamin-D_3-Analoga.

  UV-Therapie mit Substanzen, die die Haut für UV-Licht empfindlicher machen:

  PUVA-Therapie: UVA-Strahlen mit Meladinine-Creme oder Lösung (Bad oder Dusche) (s. a. Systemische Therapie).

  Selektive UVB- (nur 311 nm Wellenlänge) oder UVB-Therapie (gesamtes UVB-Strahlenspektrum) mit hypertonem (Meer)salz-Bad, Steinkohleteersalben oder -bädern.

  Gesicht und Genitalbereich:

  Hier kann kurzfristig auch eine niedrigpotente Glukokortikoidcreme, wie Methylprednisolonaceponat, verwendet werden. Im Gesicht eignen sich auch Tacrolimus oder Pimecrolimus. Auch Mahonia-aquifolium-Creme ist bei milden Formen oder unterstützend sinnvoll.

  Grundsäztlich ist man mit Glukokortikoiden bei Psoriasis jedoch sehr zurückhaltend, da es nach Absetzen zu einem noch stärkeren Rückfall kommt. Daher sollte man sie vorsichtig ausschleichen (Dosierung reduzieren, bzw. Applikations-Intervalle vergrößern) und gleichzeitig eines der oben genannten Basistherapeutika verabreichen, das dann die erzielte Wirkung aufrechterhalten kann.

  Bei schwer entzündlicher Psoriasis mit Pusteln oder Erythrodermie (Ganzkörperrötung) sind Glukokortikoide (lokal oder systemisch, s. u.) für die Anfangsphase jedoch oft angezeigt.

  Kopfhaut:

  Die Kopfhaut wird mit Salicylölkappen, niedrig oder hochpotenter Glukokortikoidlösungen, Dithranol und Vitamin-D_3-Analoga behandelt. Teer- und Schierferöl-Shampoos, Salicylsäurelösungen oder Pyrithion-Zink- oder antimykotische Shampoos zur Keimreduktion unterstützen die Behandlung. Auch ein UV-A-Kamm kann verwendet werden.

- Systemisch:
  In schwereren und hartnäckigen chronischen Fällen wird lokal und systemisch behandelt. Fumarsäureester, Cylosporin A, Methotrexat, Retinoide (Acitretin), Prednisolon, PUVA mit oraler Einnahme von Meladinine.
  Immunmodulatoren („Biologicals") sind inzwischen zugelassen (Etanercept, Alefacept, Infliximab, Efalizumab). Die kurz- und langfristigen Folgen auf das Immunsystem, z.B. Infekt- und Tumorabwehr, sind noch nicht abschätzbar, die Therapiekosten noch sehr hoch.
- Pflege: Fettsalben mit Harnstoff.

15.15 Psoriasis vulgaris II

Lokalisation Rumpf

Erscheinungsbild Auf dem Rücken
finden sich typische erythematosquamöse Psoriasisplaques, die in
diesem besonderen Fall landkar-
tenartig angeordnet sind, weswegen von einer Psoriasis geographica gesprochen wird. Zentral
sind sie abgeblasst.

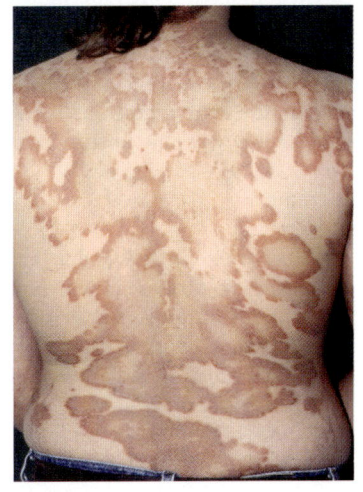

Ähnliche Krankheitsbilder
- Figurierte Erytheme: Erythema
  anulare centrifugum, Erythema
  gyratum repens usw. Heterogene Gruppe entzündlicher
  Hauterkrankungen, die teilweise unbekannter Natur, teil-
  weise paraneoplastisch auftreten oder Reaktionen auf Arzneimittel
  sind.
- Arzneimittelexanthem (s. Kap. 15.17).

Kommentar Die Psoriasis präsentiert sich immer wieder mit unterschiedlichen Spielarten ein und derselben Leiteffloreszenz – der erythematosquamösen Plaque. Bei der Psoriasis geographica kommt es zu
einem langsamen Ausbreiten eines klein beginnenden, etwa nummu-
lären Herdes, der zentral teilweise abheilt und so diese bizarren Land-
kartenmuster erzeugt. Die Psoriasis ist eine entzündliche, T-Zell-ver-
mittelte Autoimmun-Hauterkrankung, bei der die genetische Disposition eine wichtige Rolle spielt. Der Eruptionsdruck ist unterschiedlich
stark und schwankt auch bei ein und derselben Person, kann besonders
durch starke Reize, wie Operationen, Infektionen, Alkohol, seelische
Belastungen und Medikamente, besonders β-Blocker, getriggert wer-

den. Dies nennt man „Köbner-Phänomen". Prädilektionsstellen der Psoriasis sind die Körperstreckseiten, da die Haut hier durch Bewegung einem ständigen hohen mechanischem Reiz ausgesetzt ist. Aber auch Kopfhaut, Nägel und Körperfalten (Schweiß, Pilze, Bakterien als Triggerfaktoren) können befallen sein. Seltener können auch die Gelenke mitbetroffen sein (Psoriasis-Arthritis). Histologisch findet man eine beschleunigte Fehlverhornung (Parakeratose) und eine Verdickung der Epidermis sowie eine Entzündung mit neutrophilen Granulozyten.

Therapie

- Lokal:
  Dithranol in aufsteigender Dosierung, bei Bedarf in Kombination mit Steinkohleteeren, Schieferöl (Ichthyol), bei Hautreizungen durch Dithranol eignet sich Lotio zinci oxidati oder eine Behandlungspause, Vitamin-D_3-Analoga.
  UV-Therapie mit Substanzen, die die Haut für UV-Licht empfindlicher machen:
  PUVA-Therapie: UVA-Strahlen mit Meladinine-Creme oder Lösung (Bad oder Dusche) (s. a. Systemische Therapie).
  Selektive UVB- (nur 311 nm Wellenlänge) oder UVB-Therapie (gesamtes UVB-Strahlenspektrum) mit hypertonem (Meer)salz-Bad, Steinkohleteersalben oder -bädern.
  Gesicht und Genitalbereich:
  Hier kann kurzfristig auch eine niedrigpotente Glukokortikoidcreme, wie Methylprednisolonaceponat, verwendet werden. Im Gesicht eignen sich auch Tacrolimus oder Pimecrolimus. Auch Mahonia-aquifolium-Creme ist bei milden Formen oder unterstützend sinnvoll.
  Grundsäztlich ist man mit Glukokortikoiden bei Psoriasis jedoch sehr zurückhaltend, da es nach Absetzen zu einem noch stärkeren Rückfall kommt. Daher sollte man sie vorsichtig ausschleichen (Dosierung reduzieren, bzw. Applikations-Intervalle vergrößern) und gleichzeitig eines der oben genannten Basistherapeutika verabreichen, das dann die erzielte Wirkung aufrechterhalten kann.
  Bei schwer entzündlicher Psoriasis mit Pusteln oder Erythrodermie

(Ganzkörperrötung) sind Glukokortikoide (lokal oder systemisch, s. u.) für die Anfangsphase jedoch oft angezeigt.

Kopfhaut:

Die Kopfhaut wird mit Salicylölkappen, niedrig oder hochpotenter Glukokortikoidlösungen, Dithranol und Vitamin-D_3-Analoga behandelt. Teer- und Schieferöl-Shampoos, Salicylsäurelösungen oder Pyrithion-Zink- oder antimykotische Shampoos zur Keimreduktion unterstützen die Behandlung. Auch ein UV-A-Kamm kann verwendet werden.

- Systemisch:

  In schwereren und hartnäckigen chronischen Fällen wird lokal und systemisch behandelt. Fumarsäureester, Cylosporin A, Methotrexat, Retinoide (Acitretin), Prednisolon, PUVA mit oraler Einnahme von Meladinine.

  Immunmodulatoren („Biologicals") sind inzwischen zugelassen (Etanercept, Alefacept, Infliximab, Efalizumab). Die kurz- und langfristigen Folgen auf das Immunsystem, z. B. Infekt- und Tumorabwehr, sind noch nicht abschätzbar, die Therapiekosten noch sehr hoch.

- Pflege: Fettsalben mit Harnstoff.

15.16 Allergisches Kontaktekzem durch Nickel

Lokalisation Dekolletée, Sakralbereich

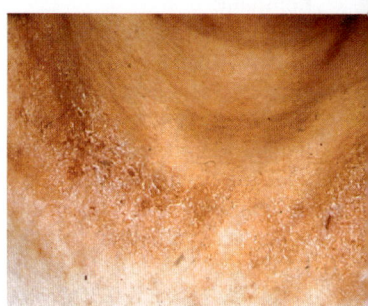

Erscheinungsbild Erythematös,
schuppende, juckende Plaques
mit Lichenifikation (chronisch-
entzündliche Hautverdickung),
Nässen und Krustenbildung im
Bereich der Kontaktstellen mit
nickelhaltigen Halsketten und
einem nickelhaltigen Reißver-
schluss. Starker Juckreiz.

Ähnliche Krankheitsbilder
- Psoriasis vulgaris (s.
  Kap. 15.15): juckt nicht;
- Atopisches Ekzem (s. Kap. 8.1).

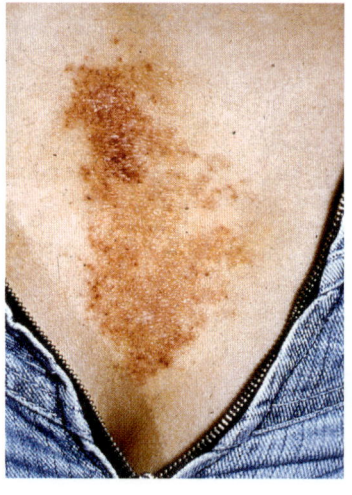

Kommentar Nickel fungiert als
Hapten. Haptene sind nieder-
molekulare Substanzen, die das
Immunsystem erst nach ihrer
Bindung an körpereigene Eiweiß-
strukturen erkennt, und die erst so
als Vollantigene wirksam werden
und vom Immunsystem als
„fremd" erkannt werden. Die Nickelallergie ist sehr weit verbreitet.

Therapie
- Lokal: Glukokortikoide;
- Allgemeine Maßnahmen: Allergenmeidung: Achtung, auch in
  Legierungen von „echtem" Schmuck kann Nickel enthalten sein!

15.17 Arzneimittelexanthem

Lokalisation Rumpf

Erscheinungsbild Girlandenför-
mige und anuläre (ringförmige)
Rötungen, die teilweise urtikariell
imponieren. Juckreiz.

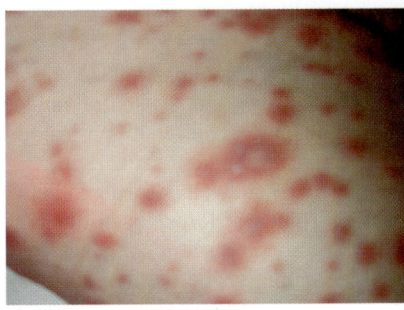

Ähnliche Krankheitsbilder
- Psoriasis geographica (s. Kap.
  15.15);
- Urtikaria (s. Kap. 15.18);
- Figurierte Erytheme: Erythema anulare centrifugum, Erythema
  gyratum repens usw. Heterogene Gruppe entzündlicher Hautveränderungen, die girlanden- oder ringförmig aufgebaut sind und einen
  dunkler geröteten, leicht erhabenen Randwall aufweisen. Die Ursachen können allergisch, infektallergisch, paraneoplastisch (Begleit-
  erscheinung einer Tumorerkrankung) oder unklarer Genese sein.

Kommentar Durch Arzneimittel bedingte Exantheme können höchst
unterschiedlich ausgeprägt sein. Charakteristisch ist das eruptive
Auftreten mit symmetrischer Verteilung und Betonung des Rumpfes.
Welche immunologischen Mechanismen genau hinter einer Arzneimittelallergie stecken, ist noch nicht abschließend geklärt. Vermutlich
werden antigene Strukturen des Medikaments durch Zellen des Immunsystems, aber auch durch Keratinozyten immunkompetenten
Zellen präsentiert, was eine allergische Immunantwort auslöst. Dabei
können alle Allergiearten von Typ 1–4 vorkommen.

Therapie
- Antihistaminika;
- Absetzen des Auslösers;
- In schweren Fällen systemische Glukokortikoide.

15.18 Urtikarielles Arzneimittelexanthem

Lokalisation Rumpf

Erscheinungsbild Anulär konfigurierte Quaddeln mit zentral abblas-
sendem Zentrum und erythematösem Ring um den urtikariell erhabenen Randwall. Abklingen der
einzelnen Effloreszenzen innerhalb mehrerer Stunden. Juckreiz,
der zum Scheuern, nicht zum
Kratzen verleitet.

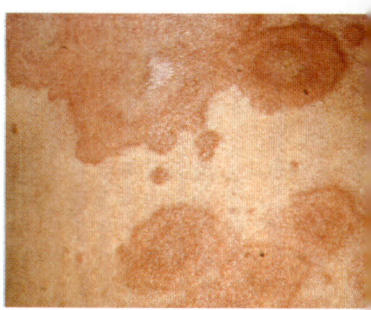

Ähnliche Krankheitsbilder
- Urtikaria durch andere Auslöser wie Nahrungsmittel, Konservie-
  rungsmittel, andere Arzneimittel, Foci usw.;
- Erythema exsudativum multiforme (s. Kap. 10.10, 15.19).

Kommentar Quaddeln entstehen durch Ausschüttung von Histamin,
welches als Botenstoff Vasodilatation, Ödem und Juckreiz verursacht.
Im vorliegenden Fall ist eine Allergie vom Soforttyp (Typ 1) auf Penicillin Ursache für die Urtikaria. Die mit spezifischen Antikörpern gegen
Penicillinepitope besetzten Mastzellen degranulieren bei erneutem
Kontakt mit Penicillin (Epitope sind antigene Determinanten, die durch
das Immunsystem erkannt werden können). Dabei überbrückt ein Pe-
nicillinepitop zwei auf der Mastzelle sesshafte IgE-Antikörper (brid-
ging), was das entscheidende Signal darstellt.

Therapie
- Systemisch: Antihistaminika; Glukokortikoide, falls auch Kreislaufsymptome oder Schleimhautschwellung mit Atemnot oder Schluckstörungen auftreten;
- Allgemeine Maßnahmen: Kühlen.

15.19 Erythema exsudativum multiforme

Lokalisation Rumpf, gesamtes Integument

Erscheinungsbild Es finden sich durch Arzneimittel ausgelöste, symmetrisch verteilte, disseminierte, erythematöse bis livide Maculae und Maculopapeln, die ringförmig, schießscheibenartig strukturiert sind. Zentral findet sich jeweils ein livider Fleck oder ein Bläschen. Die teilweise schon hämorrhagischen Rötungen sind mit einem Glasspatel nicht wegdrückbar, da durch die schwere Entzündung auch Hautgefäße in Mitleidenschaft gezogen wurden und Erythrozyten ausgetreten sind, die sich in der Dermis abgelagert haben. Meistens besteht Juckreiz und ein reduziertes Allgemeinbefinden.

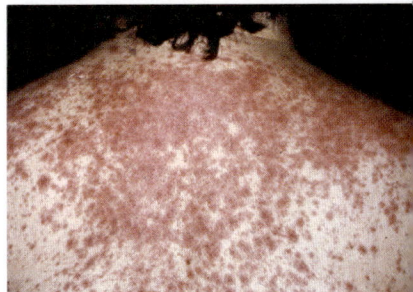

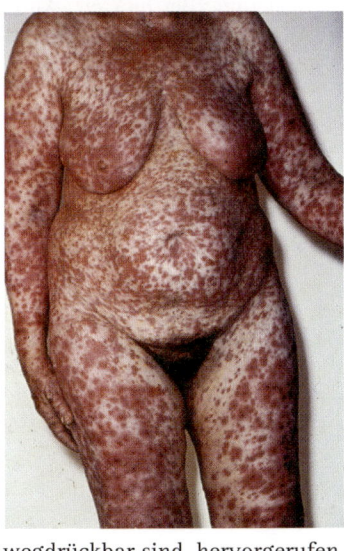

Ähnliche Krankheitsbilder
- Andere Arzneimittelexantheme;
- Virusexantheme (s. Kap. 7.2);
- Purpura: 1–5 mm durchmessende Blutaustritte, die sich in der Haut ablagern und durch Druck mit einem Glasspatel nicht wegdrückbar sind, hervorgerufen z. B. durch Thrombozytenmangel, plasmatische Gerinnungsstörungen oder Vaskulitis (immunologisch bedingte Gefäßentzündung).

Kommentar Es handelt sich um eine allergische Reaktion auf Arznei-
mittel- oder Herpes-simplex-Antigene. Die Keratinozyten präsentieren
den Zellen des Immunsystems die entsprechenden Antigene und verursachen so eine Immunantwort. Die betroffenen Keratinozyten werden
eliminiert, es kommt in schweren Fällen zu Nekrosen und blasiger
Hautablösung. Auch die Schleimhäute können betroffen sein.

Therapie

- Lokal: Kühlende Lokaltherapie mit Zinkoxidschüttelmixtur oder
  Linimentum aquosum;
- Systemisch: Bei Diagnose einer abgelaufenen oder rezidivierender
  Herpes-simplex-Infektionen: Behandlung mit Valaciclovir; Gluko-
  kortikoide, z. B. Prednisolon 2 mg/kg KG in langsam absteigender
  Dosierung; Bei Juckreiz: Antihistaminika;
- Allgemeine Maßnahmen: Auslösendes Arzneimittel absetzten.

15.20 Erythema e calore

Lokalisation Rumpf

Erscheinungsbild Bizarr konfigurierte Erytheme mit netzförmigem Charakter. Subjektiv asymptomatisch.

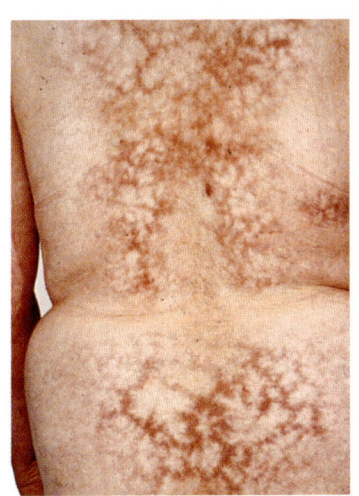

Ähnliche Krankheitsbilder
- Livedo retikularis: netzförmige, rötlich-livide Hautzeichnung, häufig an den Extremitäten, entspricht Hautbezirken mit niedrig oxygeniertem Blut, funktionell, oft bei jungen Frauen, harmlos;
- Livedo racemosa: Rötlich-livide Hautzeichnung, die aussieht wie Blitzfiguren oder ein Netz mit aufgerissenen Maschen. Es kann harmlos, aber auch Vorbote einer ernsteren Vaskulopathie oder Vaskulitis sein;
- Livedovaskulitis: Vaskulitis mit Livedo-racemosa-Hautzeichnung, führt besonders im Sommer zu Ulzera der Unterschenkel. Ursache unbekannt. Die Vaskulitis kann auch innere Organe und das ZNS befallen;
- Vaskulitis anderer Genese;
- Retikuläre erythematöse Muzinose: wahrscheinlich durch UV-Licht ausgelöste, netzartige Ablagerung von Muzin am Rumpf.

Kommentar Entsteht durch übermäßige Anwendung von Hitze (z. B. Heizdecke). Die Erytheme können persistieren.

Therapie Nicht möglich.

15.21 Urticaria factitia (physikalische Urtikaria)

Lokalisation Rumpf

Erscheinungsbild Dort, wo der Untersucher mit einem Holzspatel die Diagnose auf die Haut geschrieben hat, entstehen innerhalb von 3–5 Minuten Urtikae mit starkem Umgebungserythem, Abklingen innerhalb von Minuten bis Stunden. Es besteht Juckreiz.

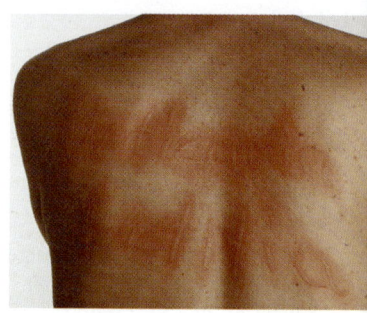

Ähnliche Krankheitsbilder
- Andere Urtikariatypen (s. Kap. 7.29, 8.6);
- Darier-Zeichen bei Mastozytose: durch Reiben entleeren die pathologisch vermehrt in der Dermis anzutreffenden Mastzellen Histamin. Bei Mastozytose erkennt man auf der Haut jedoch erythematös-bräunliche Papeln. Die hier dargestellte Haut ist demgegenüber völlig unauffällig.

Kommentar Quaddeln entstehen durch Ausschüttung von Histamin, welches als Botenstoff Vasodilatation, Ödem und Juckreiz verursacht. Der mechanische Reiz kann bei entsprechender Veranlagung ausreichen, um eine Mastzelldegranulation mit Histaminausschüttung zu bewirken. Die Urticaria factitia kann jedoch auch episodisch auftreten und wieder abheilen, manchmal nach jahrelangem Verlauf. Eine Ursache ist nicht bekannt, möglicherweise spielen immunologische Faktoren und Infektabwehr bei latenten infektiösen Foci eine Rolle. Andere physikalische Reize, die nicht allergischer oder pseudoallergischer Natur sind, die ebenfalls eine Urtikaria mit Histaminausschüttung bewirken können, sind Hitze, Kälte, Schwitzen, Druck, Wasser.

Therapie
- Ursache eliminieren;
- Symptomatisch: Antihistaminika; Kühlen.

15.22 Morbus Bowen

Lokalisation Rumpf

Erscheinungsbild Scharf
begrenzte, erythematöse Plaques
mit festhaftender Schuppung.
Subjektiv asymptomatisch.

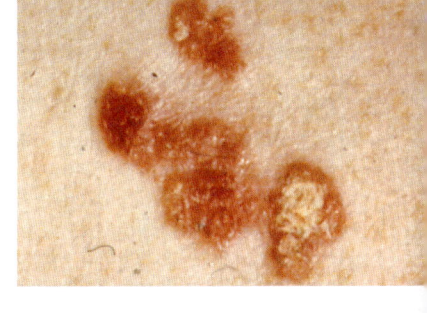

Ähnliche Krankheitsbilder
- Plaques bei Psoriasis vulgaris
  (s. Kap. 10.3);
- Seborrhoische Keratose (s. Kap.
  15.30);
- Basaliom (s. Kap. 15.23);
- Lokalisiertes Kontaktekzem (s. Kap. 13.1, 15.16).

Kommentar Es handelt sich um eine intraepitheliale Neoplasie. Die
Keratinozyten weisen histologisch maligne Veränderungen, wie bei einem Plattenepithelkarzinom auf, allerdings haben sie die Basalmembran nicht überschritten. Es besteht also keine Metastasierungsgefahr.
Es kann sich daraus im Laufe der Zeit ein Bowen-Karzinom entwickeln, das einem Plattenepithelkarzinom entspricht. Die Diagnose kann
häufig erst histologisch gestellt werden, da klinisch mehrere Differentialdiagnosen infrage kommen.

Therapie Exzision.

15.23 Rumpfhautbasaliom, seniles Angiom, seborrhoische Warze

Lokalisation Rumpf

Erscheinungsbild Flache Tumorplaque, hautfarben bis erythematös,
schuppend (a) bzw. erythematös mit
brauner Pigmentierung (b) und dem
typischen, erhabenen, perlschnur-
artigen Randwall mit Teleangiektasien. Schmerzlos. Langsames
Wachstum, kann manchmal wie ein
harmloses nummuläres Ekzem aussehen. (b) zeigt direkt unterhalb des
Basalioms einen roten, halbkugeli-
gen, winzigen Tumor, ein harmloses
seniles Angiom. Am rechten unteren
Bildrand findet sich eine klassische
seborroische Keratose (Alterswarze).

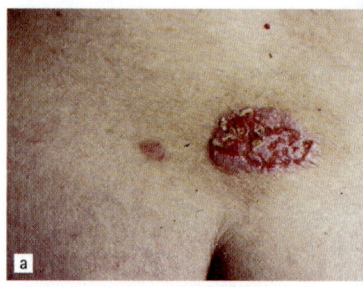

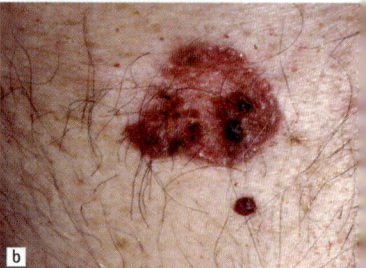

Ähnliche Krankheitsbilder
- Plattenepithelkarzinom
  (s. Kap. 7.46);
- Malignes Melanom (s. Kap. 15.24);
- Morbus Bowen (s. Kap. 15.22).

Kommentar Diese besondere Form des Basalioms (mehr ekzemartiger
als tumoröser Aspekt) tritt überwiegend am Rumpf auf und wird oft
fälschlicherweise als harmloses Ekzem fehlgedeutet. Das senile Angiom und die seborrhoische Warze sind harmlos. Ältere Personen weisen beide Veränderungen häufig auf.

Therapie
- Chirurgisch: Exzision;
- Lokal: 5-Fluorouracil; Imiquimod; Bei multiplen flachen Tumoren
  und schlechten Operationsbedingungen: photodynamische Therapie.

15.24 Superfiziell spreitendes malignes Melanom (SSM)

Lokalisation Rumpf

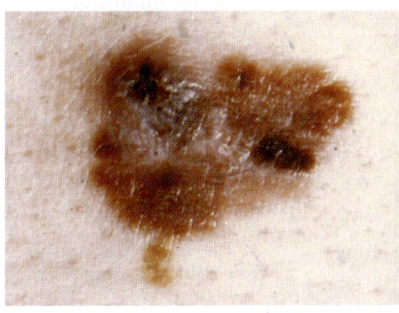

Erscheinungsbild Es handelt sich um eine Pigmentläsion. Zur Beurteilung sollte die ABCDE-Regel herangezogen werden: **A**symmetrische Läsion in 2 Achsen eines Achsenkreuzes; Die **B**egrenzung ist unregelmäßig und teilweise unscharf (11 Uhr); **C**oloration: hellbraun, dunkelbraun, schwarz, gräulich, hautfarben; Der **D**urchmesser liegt mit 2,5 cm im verdächtigen Bereich (verdächtig ab > 0,5 cm); **E**rhabenheit: Es haben sich bei 11 Uhr papulös-knotige Anteile ausgebildet.

Ähnliche Krankheitsbilder
- Pigmentiertes Basaliom (s. Kap. 15.23);
- Pigmentierte seborrhoische Keratose (s. Kap. 15.30).

Kommentar Anhand der ABCDE-Regel kann klinisch bereits mit großer Sicherheit die Diagnose eines superfiziell spreitenden Melanoms (SSM) gestellt werden, das allerdings bereits bei 11 Uhr Übergänge zum knotigen Wachstum aufweist. Das SSM wächst längere Zeit horizontal, bevor es auch vertikal wächst. Vertikales Wachstum bedeutet ein höheres Metastasierungsrisiko durch Anschluss an Lymph- und Blutgefäße. Bösartig sind nicht nur die dunkel gefärbten Anteile. Es gibt sogar völlig pigmentfreie maligne Melanome (sog. amelanotisches malignes Melanom). Eine gründliche Untersuchung ist in regelmäßigen Abständen empfehlenswert.

Therapie
- Chirurgisch: Exzision; Histologische Tumordickenmessung und Bestimmung der Eindringtiefe; Entsprechend der Tumordicke Nachexzision gesunder Umgebungshaut mit Sicherheitsabstand um den Tumor von maximal 2 cm. Zusätzlich ab 0,75 mm–1 mm Tumordicke Exzision des Wächterlymphknotens im Bereich des regionalen Lymphabstroms. Der Wächterlymphknoten ist der einer Lymphknotenstation vorgeschaltete Lymphknoten, der als Erster die vom Tumor abfließende Lymphe empfängt. Er kann mit einer Lymphabstromszintigraphie und nachfolgendem Anfärben mit Patentblau identifiziert werden. Bei Befall des Wächterlymphknotens mit Metastasen erfolgt eine chirurgische Ausräumung der gesamten Lymphknotenstation;
- Weitere Therapien: Ab einer Tumordicke von 1–2 mm empfiehlt sich eine adjuvante Immuntherapie mit Interferon-α; Im Stadium von Fernmetastasen können unterschiedliche Therapiestrategien verfolgt werden, die auch kombiniert gegeben werden können: operative Metastasenexzision, Bestrahlung, Chemotherapie, Immuntherapie, experimentelle Therapien an Universitätskliniken.

15.25 Syndrom der dysplastischen Naevuszellnaevi (BK-mole-Syndrom)

Lokalisation Rumpf

Erscheinungsbild Am Rumpf, aber auch an den Extremitäten finden sich zahlreiche unterschiedlich geformte und gefärbte Pigmentnaevi mit einem Durchmesser > 0,5 cm.

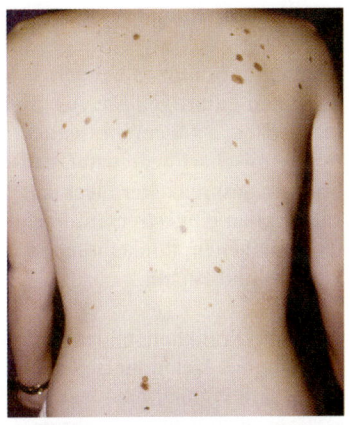

Ähnliche Krankheitsbilder
Multiple seborrhoische Keratosen (s. Kap. 15.30): Sie treten beim älteren Menschen auf und sind gutartige Wucherungen der Hornschicht, welche sekundär Melanin einlagern. Melanozyten oder Naevuszellen beinhalten diese „Alterswarzen" also nicht. Sie haben eine raue Oberfläche.

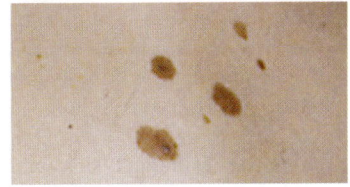

Kommentar Diese Naevi des BK-mole-Syndroms entsprechen damit nicht den „gewöhnlichen" kleinen, regelmäßig geformten und homogen hell oder dunkelbraun gefärbten Naevuszellnaevi. In der histologischen Untersuchung zeigen sich atypische, polymorphe Melanozyten intraepidermal und dermal, die ein gesteigertes Risiko der Entartung zum malignen Melanom aufweisen. Sie treten familiär vererbt oder erworben auf und manifestieren sich in Pubertät und frühem Erwachsenenalter.

Therapie
- Ggf. Exzision;
- Dermatologische Kontrollen alle 6–12 Monate.

15.26 Naevus spilus

Lokalisation Rumpf

Erscheinungsbild Es handelt sich
um einen gutartigen Naevus. Symmetrischer, 3 × 6 cm messender,
relativ unscharf begrenzter, hellbrauner gesprenkelter Fleck mit
zahlreichen eingestreuten, flachen
und erhabenen, dunkelbraunen
Flecken und Papeln.

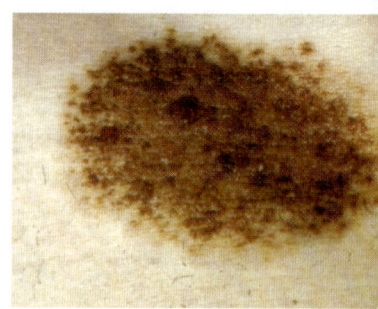

Ähnliche Krankheitsbilder
- Malignes Melanom (s. Kap. 15.24, 15.28);
- Andere Pigmentnävi (s. Kap. 15.25);
- Café-au-lait-Fleck: mehrere Zentimeter durchmessender, hell-
  brauner Fleck. Er ist gutartig. Mehr als fünf Café-au-lait-Flecken
  am Körper können allerdings ein Hinweis auf die Erbkrankheit
  Neurofibromatose sein. Es handelt sich um eine Erkrankung von
  Haut- und Nervensystem.

Kommentar Es handelt sich um einen kongenitalen Naevus, dessen
Sprenkelung im Laufe des Lebens häufig noch zunimmt. Die dunklen
Sprenkel entsprechen Junktionsnaevi, die hellen Anteile entsprechen
einer intraepidermalen basalen Hyperpigmentierung.

Therapie Exzision im Jugendalter, insbesondere der dunklen Anteile,
da eine spätere Entartung nicht ausgeschlossen werden kann.

15.27 Sutton–Naevus (Halo–Naevus)

Lokalisation Rumpf

Erscheinungsbild Zentral liegt
eine hell- bis dunkelbraun pigmentierte Papel, die von einem de-
pigmentierten Hof umgeben ist.

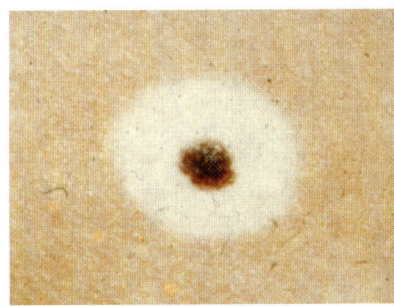

Ähnliche Krankheitsbilder
- Vitiligo (s. Kap. 9.20, 15.35);
- Malignes Melanom (s. Kap.
  15.28).

Kommentar Es handelt sich um einen erworbenen Naevus, der meist
im Kindes- oder Jugendalter auftritt, histologisch ein Junktions- oder
Compoundnaevus, der von einem dichten lymphozytären Infiltrat in
der Dermis umgeben ist. Wahrscheinlich ist die Depigmentierung Folge
eines zytotoxischen Angriffs der Lymphozyten auf die Melanozyten.
Im Laufe des Lebens verschwindet der pigmentierte Anteil häufig und
hinterlässt eine depigmentierte Macula.

Therapie Exzision ist nicht unbedingt erforderlich, da kein erhöhtes
Entartungsrisiko besteht, es sei denn, es fallen Malignitätsmerkmale
gemäß der ABCDE-Regel auf (s. Kap. 15.28).

15.28 Noduläres malignes Melanom (NMM)

Lokalisation Rumpf

Erscheinungsbild a) Die klinische Einschätzung der Dignität der beiden Pigmentläsionen erfolgt mittels der ABCDE-Regel, hier aufgeführt am Beispiel der oberen der beiden Läsionen: Asymmetrie ist in beiden Achsen eines Achsenkreuzes vorhanden. Begrenzung ist unregelmäßig, teils scharf (12 Uhr), teils unscharf (8 Uhr). Coloration ist hellbraun, dunkelbraun, gräulich (bei 1–2 Uhr), fast schwarz (bei 10 Uhr). Durchmesser ist > 0,5 cm. Erhabenheit, die sich erst im Laufe der Zeit ausgebildet hat, die Läsion war früher flach. Die Erfüllung aller Malignitätskriterien weist auf die Diagnose eines malignen Melanoms mit knotigem Wachstum hin. Die unten liegende dunkelbraune Papel ist ein dysplastischer Naevus, noch ist keine Malignität histologisch nachweisbar. b) Schwarzer Tumorknoten mit glatter Oberfläche auf einem darunter (bei 5 Uhr) erkennbaren braunen Fleck.

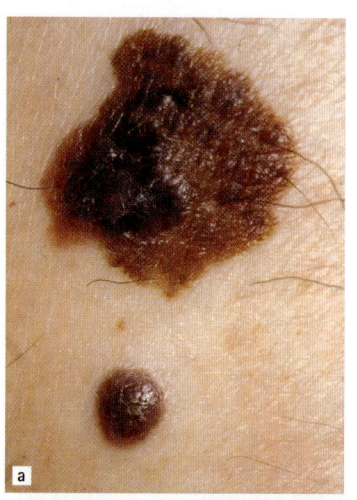

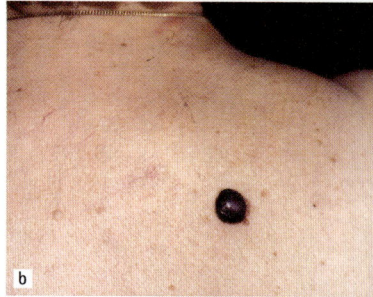

Ähnliche Krankheitsbilder
- Naevus coeruleus (s. Kap. 15.29): Nävus, bei dem das Pigment tief in der Dermis liegt und daher blauschwarz, statt braun erscheint; gutartiger Knoten von 3–10 mm Durchmesser;

- Angiom: gutartiger Gefäßtumor, der rot, dunkelblau oder schwarz erscheint;
- Blue-rubber-bleb-Naevus: bezeichnet benigne Gefäßtumoren des gleichnamigen vererbbaren Syndroms, das durch Auftreten multipler kavernöser Hämangiome, also blauschwarzer knotiger Gefäßtumoren gekennzeichnet ist.

Kommentar Wie jedes Melanom kann das NMM de novo auf der völlig gesunden Haut oder auf einem vorbestehenden pigmentierten oder dysplastischen Naevuszellnaevus entstehen. Der Altersgipfel liegt bei 40–50 Jahren, die Prognose ist relativ ungünstig wegen der hohen Metastasierungsneigung.

Therapie Exzision mit Sicherheitsabstand bis zu 2 cm um den Primärtumor, Metastasenausschluss, adjuvante Immuntherapie mit Interferon-α ab einer Tumordicke von 1,5 mm (s. Kap. 15.24).

15.29 Naevus coeruleus (blauer Naevus)

Lokalisation Rumpf

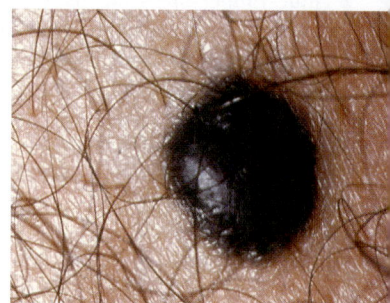

Erscheinungsbild Es handelt sich um eine harmlose, gutartige Pigmentläsion, die gemäß ABCDE-Regel in ihrer Dignität zu beurteilen ist. Asymmetrie ist nicht vorhanden, die Läsion ist symmetrisch aufgebaut, die Begrenzung ist scharf und regelmäßig, die Coloration blauschwarz, der Durchmesser beträgt wenige Millimeter. Die Läsion ist erhaben. Das Knötchen ist palpatorisch hart und hat eine glänzende Oberfläche. Subjektiv asymptomatisch.

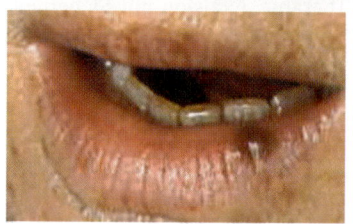

Ähnliche Krankheitsbilder
- Noduläres malignes Melanom (s. Kap. 15.28);
- Venöses Angiom, wie hier an der Unterlippe dargestellt;
- Pigmentiertes Histiozytom.

Kommentar Da es sich um eine Pigmentläsion handelt, kann die Dignität gut mittels ABCDE-Regel eingeschätzt werden. Außer der verdächtig dunklen Coloration und der Erhabenheit, sprechen alle weiteren Kriterien gegen Bösartigkeit. Die blaue Farbe wird durch tief in der Dermis gelegenes Pigment hervorgerufen, da die Naevuszellnester sich in der tiefen Dermis bis zur Grenze der Subkutis erstrecken können. Die Härte des Knötchens kommt durch die starke Beimengung von kollagenem Bindegewebe zustande.

Therapie Exzision bei diagnostischer Unsicherheit.

15.30 Verruca seborrhoica

Lokalisation Rumpf

Erscheinungsbild Am Rumpf verstreute, hell- bis dunkelbraun pigmentierte Tumoren mit verruköser oder auch fettig glänzender Oberfläche. Einige sind flach, andere knotig erhaben. Subjektiv kann selten milder Juckreiz bestehen.

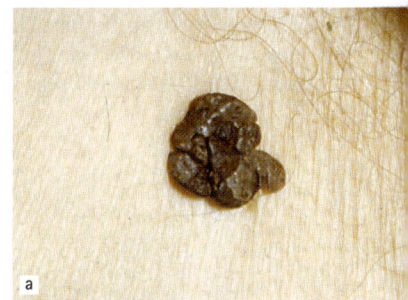

Ähnliche Krankheitsbilder
Andere epitheliale Tumoren:
- Melanom (s. Kap. 15.28);
- Pigmentiertes Basaliom (s. Kap. 1.10);
- Plattenepithelkarzinom (s. Kap. 7.46);
- Naevuszellnaevus (s. Kap. 15.25).

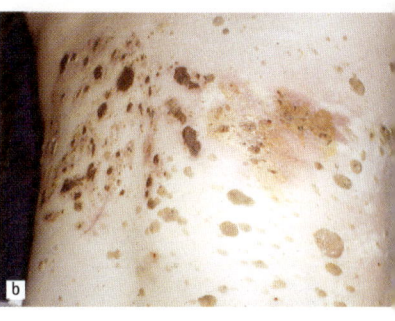

Kommentar Gutartige epitheliale Tumoren, meist ab dem 50. Lebensjahr auftretend. Viele Bezeichnungen besagen alle das Gleiche: Basalzellpapillom, seborrhische Keratose oder schlicht Alterswarze. Ihre Anzahl schwankt beträchtlich, von nur einzelnen bis zu mehreren Hundert (b). Die Ätiologie ist unbekannt. Sie kommen meist am Stamm, aber auch auf dem Kopf und im Gesicht vor. Bei der Auflichtmikroskopie erkennt man Hornzysten. Bei eruptivem Auftreten mit begleitendem Juckreiz sollte nach einem Tumor gesucht werden – es kann sich dann um eine Praneoplasie („Leser-Trélat-Zeichen") handeln (sehr selten).

Therapie Curettage mit dem Ringskalpell. Bei diagnostischer Unsicherheit (Probe-)Exzision und histologische Untersuchung. Da die krankhaften Veränderungen ausschließlich in der Epidermis liegen, führt die Curettage nicht zu Narben. Die früher durchgeführte Entfernung mit dem „scharfen Löffel" war unbefriedigend, da dieses Instrument im Vergleich zum Ringskalpell sehr stumpf ist.

15.31 Riesenkomedo (Riesenmitesser)

Lokalisation Rumpf

Erscheinungsbild Im Bereich sonst gesunder Haut liegt in einem hautfarbenen Krater ein schwarzer Pfropf aus Hornmassen. In (a) ist der Komedo offen, in (b) ist er geschlossen, also zystisch von Epidermis umschlossen mit zentralem Porus.

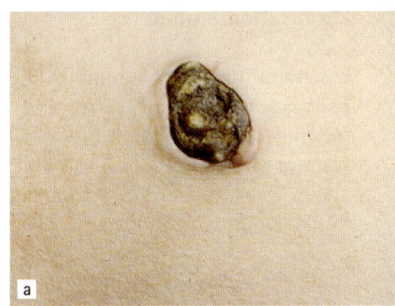

Ähnliche Krankheitsbilder

- Omphalolith (Nabelstein): Besonders bei Personen mit tiefem, eingestülptem Nabel kann sich ein durch Epithelinvagination entstandener, zystischer Hohlraum ausbilden, in den Epithelzellen abschilfern, deren Melanin den entstandenen Pfropf schwarz färbt.

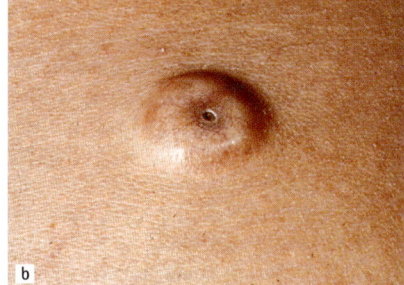

- Malignes Melanom: Wegen der Schwarzfärbung sind Verwechslungen möglich (s. Kap. 15.28).

Kommentar Riesenkomedonen entstehen durch posttraumatische Epithelinvaginationen. Es bildet sich ein durch Melanin schwarzgefärbter Pfropf abgestorbener Epithel-, also Hornzellen. Im Gegensatz zu den Komedonen der Akne sind Riesenkomedonen nicht an die Talgdrüsenhaarfollikeleinheit gebunden.

Therapie Versuch, den Zysteninhalt nach Aufweichen mit 10% Salicylvaseline zu exprimieren. Dies gelingt meist nicht, dann Exzision.

15.32 Lentigo-maligna-Melanom (LMM)

Lokalisation Rumpf

Erscheinungsbild Asymmetrische, hellbraune, scharf begrenzte Pigmentläsion mit dunklerem Randsaum und schuppigem Knoten bei 3 Uhr. Zentral ebenfalls etwas dunkler pigmentiert.

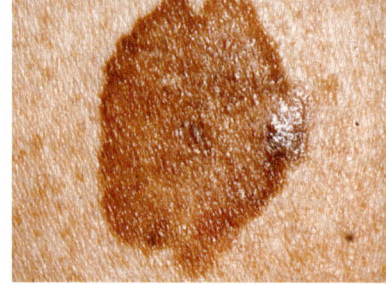

Ähnliche Krankheitsbilder
- Pigmentnaevi (s. Kap. 15.25, 15.26);
- Café-au-lait-Fleck: angeborener hellbrauner Fleck mit verstärkter Pigmentierung der Basalzellreihe. Er ist gutartig. Mehr als fünf Café-au-lait-Flecken am Körper können allerdings ein Hinweis auf die Erbkrankheit Neurofibromatose sein. Es handelt sich um eine Erkrankung von Haut- und Nervensystem.
- Lentigo simplex: Melanozytenhyperplasie mit Elongation der epidermalen Reteleisten, meist schon im Kindesalter vorhanden;
- Lentigo senilis (s. Kap. 7.47): verstärkte Pigmentierung der Basalzellreihe, Epidermisatrophie, Hyperplasie und konfluierende epidermale Reteleisten an lichtexponierter Haut in höherem Lebensalter.

Kommentar Lentigo maligna ist ein unmittelbares Vorstadium eines Melanoms, des Lentigo-maligna-Melanoms. Die Lentigo maligna und das LMM treten an lichtexponierten Arealen, insbesondere Gesicht, aber auch an den Händen und am Rumpf in höherem Lebensalter auf. Klinisch ist die Einschätzung der Dignität oft schwer, erst histologisch kann die Diagnose sicher gestellt werden.

Therapie
- Chirurgisch: Exzision; Histologische Tumordickenmessung und Bestimmung der Eindringtiefe; Entsprechend der histologisch ge-

sicherten Tumordicke Nachexzision gesunder Umgebungshaut mit Sicherheitsabstand um den Tumor von maximal 2 cm. Zusätzlich ab 0,75 mm–1 mm Tumordicke Exzision des Wächterlymphknotens im Bereich des regionalen Lymphabstroms. Der Wächterlymphknoten ist einer Lymphknotenstation vorgeschaltet und empfängt als Erster die vom Tumor abfließende Lymphe. Er kann mit einer Lymphabstromszintigraphie und durch Anfärben mit Patentblau identifiziert werden; Bei Befall des Wächterlymphknotens mit Metastasen erfolgt eine chirurgische Ausräumung der gesamten Lymphknotenstation;

- Weitere Therapien: Ab einer Tumordicke von 1–2 mm empfiehlt sich eine adjuvante Immuntherapie mit Interferon -α; Im Stadium von Fernmetastasen können unterschiedliche Therapiestrategien verfolgt werden, die auch kombiniert werden können: operative Metastasenexzision, Bestrahlung, Chemotherapie, Immunotherapie, experimentelle Therapien an Universitätskliniken. Die Prognose ist in diesem Stadium schlecht.

15.33 Papillomatöser kongenitaler Naevus

Lokalisation Rumpf

Erscheinungsbild a) Symmetrisch aufgebauter Pigmentnaevus mit scharfer, teils unregelmäßiger Begrenzung, zentral befinden sich verruköse Papeln, die hellbraun, dunkelbraun und schwarz sind. Die Läsion misst 3 × 10 cm. b) Relativ symmetrisch aufgebauter Pigmentnaevus mit scharfer, jedoch unregelmäßig wie ausgefranst wirkender Begrenzung, die Coloration ist hellbraun, dunkelbraun, schwarz, das Zentrum weist papillomatöse Erhabenheiten auf.

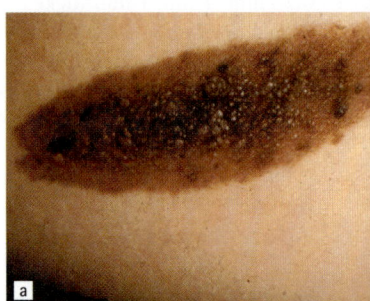

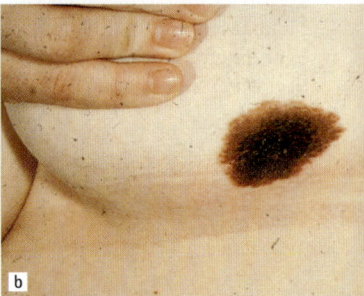

Ähnliche Krankheitsbilder
- Malignes Melanom (s. Kap. 7.41, 7.42, 15.24 und 15.28);
- Andere Pigmnetnävi (s. Kap. 15.25, 15.26).

Kommentar Es handelt sich um einen gutartigen kongenitalen (angeborenen) Naevus. Aufgrund der Größe und unregelmäßigen Pigmentierung, die durch unterschiedlich tief liegende Naevuszellnester verursacht wird, besteht ein leicht erhöhtes Entartungsrisiko. Gelegentlich tragen ähnliche kongenitale Naevi Haare.

Therapie Exzision.

15.34 Keratoakanthom

Lokalisation Rumpf

Erscheinungsbild Hautfarbenes, leicht gerötetes Knötchen mit eingesunkenem Zentrum, einem Hornpfropf entsprechend, und einem aufgeworfenen Randwall. Subjektiv asymptomatisch.

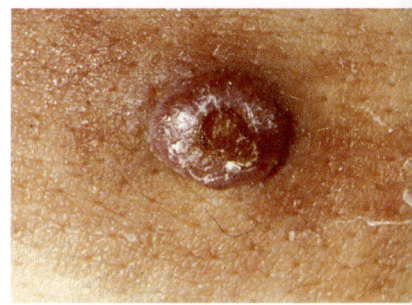

Ähnliche Krankheitsbilder
- Basaliom (s. Kap. 7.45);
- Plattenepithelkarzinom (s. Kap. 7.46);
- Molluscum contagiosum (s. Kap. 15.5).

Kommentar Es handelt sich um einen schnell (innerhalb von Wochen) wachsenden epithelialen Tumor, der histologisch alle Kriterien eines Plattenepithelkarzinoms aufweist, im Gegensatz dazu aber benigne ist. Manchmal kommt es sogar zur Spontanremission. Der Nachweis des zentralen Hornpfropfes dient der Diagnosefindung.

Therapie Exzision ist meist erforderlich, da die Unterscheidung zwischen Keratoakanthom und Karzinom klinisch nicht sicher möglich ist.

15.35 Vitiligo

Lokalisation Rumpf

Erscheinungsbild Unregelmäßige, scharf begrenzte, depigmentierte Flecken mit kleinfleckigen, eingestreuten Repigmentierungen.

Ähnliche Krankheitsbilder
Pityriasis versicolor (s. Kap. 15.4).

Kommentar Die Vitiligo ist Folge des Untergangs von Melanozyten. Im akuten Stadium erkennt man histologisch den „Angriff" durch Lymphozyten. Ein Autoimmungeschehen nicht geklärter Natur wird dafür verantwortlich gemacht. Eine Assoziation mit weiteren Autoimmunerkrankungen, wie Schilddrüsenerkrankungen, Mor-

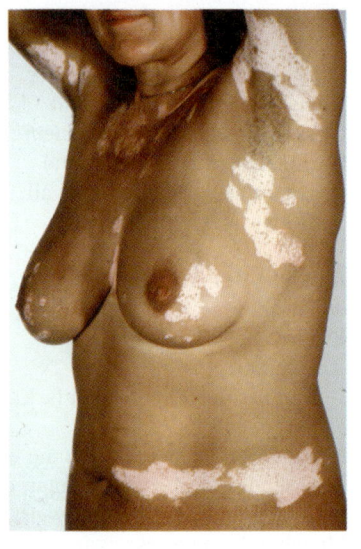

bus Addison, Diabetes mellitus Typ I, Augenerkrankungen und perniziöser Anämie, Lupus erythematodes, Morbus Crohn, chronischer biliärer Zirrhose, progressiv systemischer Sklerodermie, Myasthenia gravis und anderen tritt gehäuft auf.

In den nicht pigmentierten Arealen besteht große Sonnenbrandgefahr. Darum muss der Betroffene einen konsequenten Lichtschutz durchführen. Zwar führt eine Phototherapie zu einer Repigmentierung, jedoch muss bedacht werden, dass ein Sonnenbrand das klinische Bild verschlechtert.

Therapie Therapieversuche sind meist nur von kurzfristigem Erfolg. Bei ausgedehnter Vitiligo mit nur noch einzelnen pigmentierten Restherden, kann die noch gesunde Haut gebleicht werden. Wichtig ist physikalischer und chemischer Lichtschutz.

- Camouflage;
- Phototherapie: PUVA (Psoralen in Creme, Dusch- oder Badewasser oder in Tablettenform + UVA); KUVA (5 % Khellin Creme + UVA); PAUVA (10 % Phenylalanin-Creme oder Tabletten + UVA); Die Bestrahlung muss mindestens drei Monate lang durchgeführt werden.
- Einbringen angezüchteter Melanozyten aus Laborkultivierung;
- Transplantation autologer, pigmentierter Hautareale.

15.36 Narbenkeloid, hypertrophe Narbe

Lokalisation Brust und Bauch

Erscheinungsbild Im Bereich einer Operationsnarbe (a) und nach schwerster Akne conglobata (b) finden sich über die ehemaligen Narbengrenzen hinauswuchernde, harte Geschwülste. Der Farbton bei schwarzer Haut ist nicht wie bei weißer Haut erythematös, sondern ebenfalls dunkel pigmentiert. Dies kann bei der Diagnosefindung verwirrend sein. Bei weißer Haut persistiert die Rötung Monate bis Jahre. Im Gegensatz zum Keloid wuchert die hypertrophe Narbe (c) zwar ebenfalls dreidimensional in die Höhe, verlässt aber die ehemaligen Narbengrenzen nicht, bildet nur einen Wulst.

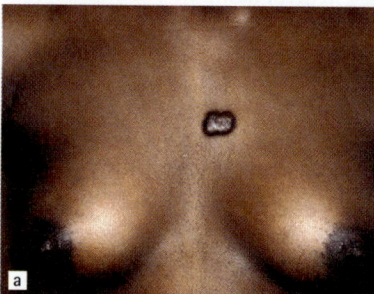

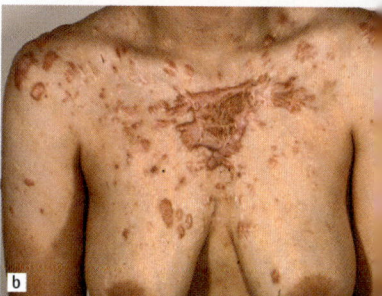

Ähnliche Krankheitsbilder Tumor anderer Genese.

Kommentar Es handelt sich um eine gutartige Bindegewebsvermehrung, die in der ersten Zeit von Entzündungszellen durchsetzt ist. Sie tritt nach Operationen, Verletzungen, Verbrennungen und Verbrühungen oder nach anderen Hautkrankheiten (z. B. Akne) auf. Keloide wachsen definitionsgemäß über die ursprüngliche Läsion hinaus, hypertrophe Narben bleiben innerhalb der Narbengrenzen. Hypertrophe Narben und Keloide können überall auftreten, z. B. auch an den Ohren nach Ohrlochstechen oder am Stamm nach Piercing. An der Brusthaut herrscht allerdings ein verstärkter Zug durch das Gewicht der weiblichen Brüste bzw. durch den Zug der darunterliegenden Muskulatur von Brust und Schultergürtel, so dass eine überschießende Narbenbildung dort begünstigt wird. Grundsätzlich sind Kinder, Jugendliche, Frauen und Schwarzhäutige häufiger betroffen. Erbliche Faktoren werden angenommen.

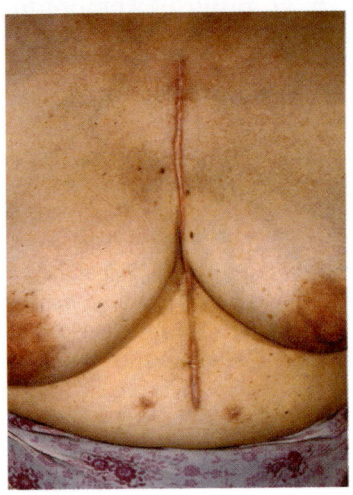

Therapie

- Lokale Glukokortikoidinjektionen;
- Silikoncremes, Silikonpflaster;
- Konstanter mechanischer Druck;
- Röntgenbestrahlung als Keloidprophylaxe mit Beginn direkt nach der Operation am selben Tag mit Röntgenweichstrahlen mit bis zu 4×3 Gy;
- Kryotherapie ($-196\,°C$);
- Lasertherapie.

15.37 Bullöses Pemphigoid

Lokalisation Rumpf

Erscheinungsbild Auf entzündlich geröteten Hautarealen befinden sich prall gespannte Blasen mit seröser, klarer, gelblicher, gelegentlich blutig tingierter Flüssigkeit. Teils sind sie geplatzt und haben eine Hauterosion zurückgelassen oder sind eingetrocknet. Sie heilen unter Hyperpigmentierung ab und treten an anderer Stelle neu auf, so dass sich ein Nebeneinander mehrerer Entwicklungsstadien ergibt. Häufig besteht Juckreiz. Die Schleimhäute werden in der Regel nicht befallen.

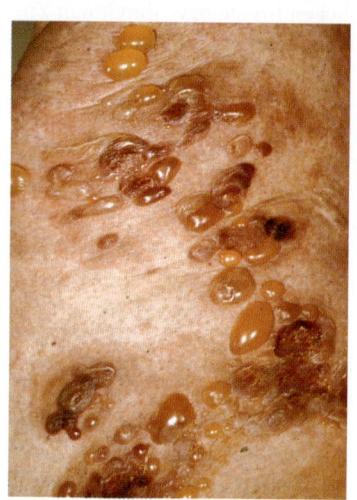

Ähnliche Krankheitsbilder
- Bullöse Kontaktdermatitis (s. Kap. 9.6): toxisch oder allergisch. Starker Juckreiz;
- Epidermolysis bullosa acquisita: ebenfalls subepidermale Blasenbildung und Autoantikörper gegen Kollagenstrukturen, die die Epidermis verankern. Geht mit Narben und Milienbildung einher. Betrifft auch die Schleimhäute. Unterscheidung gelingt häufig nur durch immunologisch-histologische Untersuchungen;
- Pemphigus vulgaris: schlaffe, leicht verletzliche Blasen auf nicht geröteter Haut (s. Kap. 7.53, 10.8);
- Erythema exsudativum multiforme: als Arzneimittelallergie oder nach Herpesinfektion auftretende Vaskultis der Haut und Schleimhäute mit kokardenförmigen Hautveränderungen mit zentraler Blase (s. Kap. 10.10, 15.19).

Kommentar Es handelt sich um eine Autoimmundermatose des höheren Lebensalters (über 60 Jahre), bei der sich Autoantikörper gegen Strukturproteine der Interzellularsubstanz der Epidermis richten. Die Blase entsteht innerhalb der Basalmembran, damit also subepidermal und ist dadurch relativ stabil. Es besteht starker Juckreiz. Die Blasen treten bevorzugt in den Achseln, an den Beugeseiten der Oberarme und Oberschenkel, am Nabel und palmoplantar auf. Die Schleimhäute sind in der Regel nicht betroffen. Die Blasen sind nicht anderenorts durch Druck oder Schieben auslösbar und auch nicht verschieblich (negatives direktes (I) und indirektes (II) Nikolski-Zeichen). Die Erkrankung kann als Reaktion auf Arzneimittel (ACE-Hemmer, Furosemid, orale Antidiabetika, Neuroleptika, NSAR) aufteten, aber auch paraneoplastisch sowie ohne erkennbare Ursache.

Therapie

■ Systemisch: Prednisolon 80–100 mg/Tag (anfangs verteilt auf drei Einzeldosen) in absteigender Dosierung mit niedriger Erhaltungsdosis (z. B. 10 mg/Tag). Nach einem halben Jahr kann ein Auslassversuch gewagt werden. Verdächtige Medikamente sollten abgesetzt bzw. durch andere Stoffgruppen ersetzt und eine bösartige Tumorerkrankung ausgeschlossen werden. In schweren Fällen bzw. um Glukokortikoide einzusparen ist eine Kombination mit Azathioprin (1,5–2,0 mg/kg Körpergewicht) sinnvoll;

■ Lokal: Austrocknende und antiseptisch wirkende Externa, wie Lotio alba aquosa mit Chlorhexidingluconat 2 %, Farbstoffe, Umschläge mit Kaliumpermanganatlösung; In leichten lokalisierten Fällen kann auch ein hochpotentes topisches Glukokortikoid (Wirkstärkeklasse IV) aufgetragen werden, ohne systemische Therapie (Salbe mit Clobetasoldipropionat 0,05 % oder Diflucortolon 0,1 %).

15.38 Pemphigus foliaceus

Lokalisation Rumpf

Erscheinungsbild In den seborrhoischen Arealen Gesicht, Hals, behaarter Kopf und Schweißrinnen am Rumpf treten Erosionen, erythematosquamöse Plaques und Krusten auf. Charakteristisch sind blätterteigartige Schuppen (b). Es besteht starker Juckreiz. Die Schleimhäute sind im Unterschied zum Pemphigus vulgaris meist nicht befallen. Die Nikolski-Zeichen sind positiv.

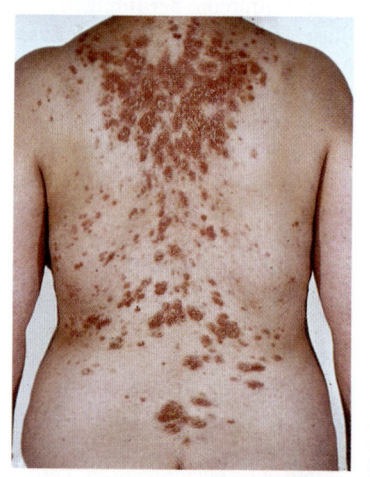

Ähnliche Krankheitsbilder
- Pemphigus vulgaris: schlaffe Blase auf normal gefärbter Haut (s. Kap. 7.53, 10.8);
- Chronisch vegetierende Pyodermie: durch chronisch-bakterielle Entzündungen verursachte Hypergranulationen.

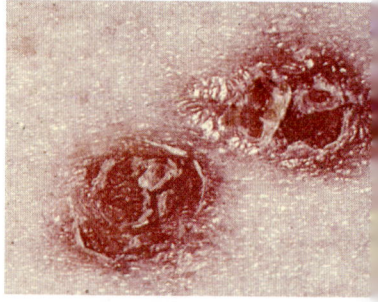

Kommentar Die für den Pemphigus vulgaris typischen schlaffen Blasen sind bei diesem Pemphigustyp selten sichtbar, da sie derartig oberflächlich liegen, dass sie sofort nach Enstehung platzen und nur der Blasendeckel als blätterteigartige Kruste bzw. die Erosion übrig bleiben. Die Blasenbildung erfolgt subkorneal durch Autoantikörper gegen Desmosomen (Interzellularsubstanz). Provokation durch UV-Licht. Bakterielle Besiedlung, dadurch Foetor (übler Geruch).

Therapie
- Lokal: Umschläge mit antiseptischen (Kaliumpermanganat, Octeni-din, Farbstoffe, Lotio alba aquosa mit 2% Chlorhexidingluconat, synthetischen Gerbstoffen;
- Systemisch: Wie bei Pemphigus vulgaris, allerdings geringere Glukokortikoiddosis: Prednisolon 1–2 mg/kg KG; Azathioprin 1–1,5 mg/kg KG in Ausnahmefällen; Bei Sekundärinfektion sytemi-sche Antibiose nach Antibiogramm;
- Allgemeine Maßnahmen: Lichtschutz.

15.39 Dermatitis herpetiformis Duhring

Lokalisation Rumpf

Erscheinungsbild Gruppiert angeordnete braunrote Areale mit Bläschen bzw. mit bereits eröffnetem Blasendach, so dass zentral erodierte Herde verbleiben. Besonders betroffen sind der obere Rücken, die Iliosakralregion, die Extremitätenstreckseiten und der Bauch. Es besteht brennender Juckreiz.

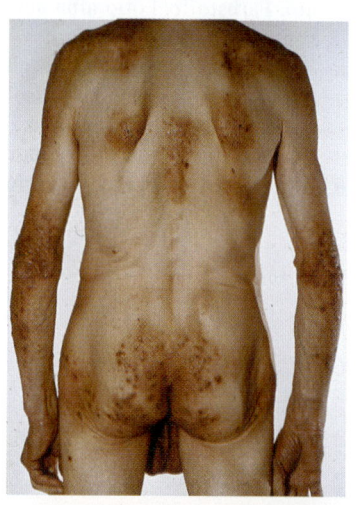

Ähnliche Krankheitsbilder
- Bullöses Pemphigoid (s. Kap. 15.37);
- Prurigo simplex chronica (s. Kap. 15.13);
- Prurigotyp des atopischen Ekzems.

Kommentar Typisch ist das von Fall zu Fall polymorphe Bild der Hautveränderungen, die rot, braun, urtikariell oder papulös sein können. Erst die Eruption von herpetiformen Bläschen sowie die Anordnung der Hautveränderungen an den Prädilektionsstellen lässt die klinische Diagnose zu. Histologisch bzw. immunhistologisch erkennt man eine blasenbildende Dermatose mit Blasenbildung unterhalb der Basalmembran

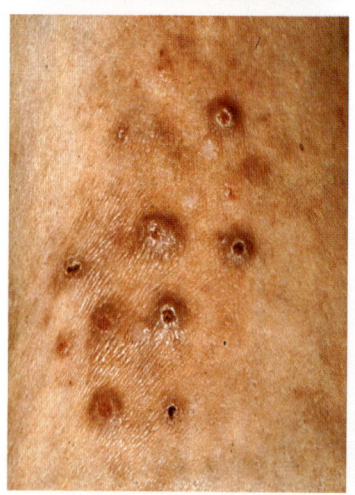

und Ablagerung von IgA-Antikörpern in den Papillenspitzen. Betroffen sind überwiegend Männer, meist unter 60 Jahren. Ursächlich vermutet man eine Assoziation mit einem bestimmten genetisch determinierten HLA-Muster (humanes Leukozytenantigen). In 70 % der Fälle besteht gleichzeitig eine Zöliakie mit Antikörpern gegen Gliadin, einem Bestandteil von Gluten, welches in Weizen, Roggen, Gerste und Hafer vorkommt. Ein weiterer Provokationsfaktor ist Iod, sowohl lokal als auch innerlich (z. B. Seefisch). Häufig gelingt der Nachweis von zirkulierenden Gliadin-, Retikulin und Endomysiumantikörpern.

Therapie

- Systemisch: Dapson 100–200 mg/Tag + Vitamin C 1 g/Tag; Bei Sulfonamidallergie: Colchizin 3 × 0,5 mg/Tag; Antihistaminika gegen den Juckreiz.
- Lokal: Juckreizstillende Therapie mit Polidocanol 5 % in Lotio alba aquosa, Ichthyol 5–10 %, Glukokortikoid in fettarmer Grundlage.
- Allgemeine Maßnahmen: Glutenfreie Kost; Iod vermeiden.

16.1　Brustwarzenekzem

Lokalisation Mamille

Erscheinungsbild An den Brustwarzen meist beider Brüste findet
man Zeichen des Ekzems mit
Rötung, Papeln, in chronischen
Fällen auch Lichenifikation. Es
besteht erheblicher Juckreiz.

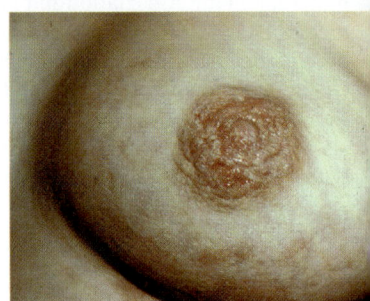

Ähnliche Krankheitsbilder

- Morbus Paget (s. Kap. 16.3):
  bösartiger Tumor, einseitig,
  nicht juckend;
- Scabies: bei Lupenbetrachtung kann man u. U. die Milbengänge
  finden (s. Kap. 15.9).

Kommentar Es handelt sich am häufigsten um ein Ekzem auf dem
Boden einer Neurodermitis. Dieses Ekzem kann die einzige Manifesta-
tion der Neurodermitis sein. Bei Frauen, die stillen, kann sich ein
Kontaktekzem auf Pflegesalben entwickeln.

Therapie

- Lokal: Glukokortikoide;
- Allgemeine Maßnahmen: Pflege der Brustwarzen.

16.2 Intertrigo candidomycetica

Lokalisation Unter den Brüsten

Erscheinungsbild In den Falten unterhalb der Brüste befinden sich gerötete, scharf begrenzte erosive Herde, in der Umgebung disseminiert verteilte, kleine Streupapeln. Man erkennt Rhagaden mit Resten weißer Zinkpaste. Die Rhagaden schmerzen, es besteht leichter Juckreiz.

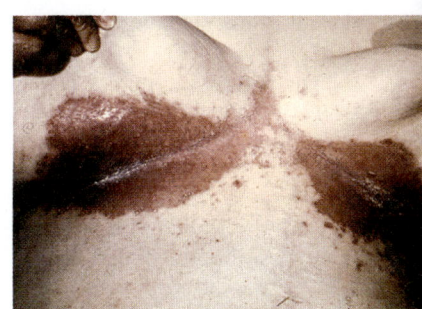

Ähnliche Krankheitsbilder
- Psoriasis inversa (s. Kap. 15.14, 15.15);
- Morbus Hailey Hailey (Pemphigus chronicus benignus familiaris): angeborene Synthesestörung der epidermalem Interzellularsubstanz mit Blasenbildung, sekundären Erosionen und Neigung zu Superinfektionen;
- Erythrasma: Infektion mit *Corynebacterium minutissimum,* nicht erosiv, rote bis bräunliche, leicht schuppende Herde (s. Kap. 17.5).

Kommentar Im sog. Intertrigobereich liegt Haut auf Haut. Es entsteht dadurch ein feuchtes Milieu, begünstigt durch starkes Schwitzen, Adipositas und Diabetes mellitus. Dort vermehren sich Pilze und Bakterien und führen zu teilweise schmerzenden oder juckenden Entzündungen. Typisch für die Infektion mit dem Hefepilz Candida sind die Satellitenläsionen um die großen roten Herde herum.

Therapie
- Lokal: Nach mykologischer und bakterieller Diagnostik spezifische Lokaltherapie mit Antimykotika, z.B. Nystatin in Pasta zinci mollis oder mit Triphenylmethanfarbstoffen.
- Allgemeine Maßnahmen: „Trockenlegen": Einlegen von Leinenläppchen, Brüste durch Büstenhalter hochhalten.

16.3 Morbus Paget

Lokalisation Mamille

Erscheinungsbild Auf der Brust-
warze nur einer (!) Brust befindet
sich ein erythematös-schuppiger
Herd, der stellenweise über den
normalen Mamillenrand hinaus-
gewachsen ist. Subjektiv asymptomatisch. Klinisch erinnert der
Befund stark an ein Ekzem.

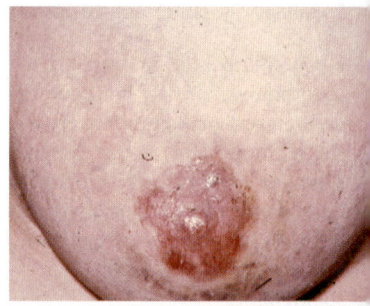

Ähnliche Krankheitsbilder
- Brustwarzenekzem (s. Kap.
  16.1), atopisch oder als Kontaktekzem: juckt, spricht auf
  topische Glukokortikoide an;
- Seborrhoische Keratose (s. Kap.
  15.30).

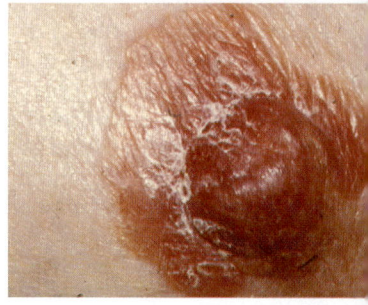

Kommentar Es handelt sich um
ein aus den Milchgängen auf die
Hautoberfläche herauswachsendes
intraduktales Mammakarzinom, welches auch schon invasiv wachsend
sein kann. Histologisch erkennt man intraepitheliale atypische maligne
„Pagetzellen" Eine topische Glukokortikoidtherapie spricht dementsprechend nicht an.

Therapie Behandlung wie bei Brustkrebs.

16.4 Pseudoacanthosis nigricans

Lokalisation Submammär

Erscheinungsbild In den Hautfalten, vorzugsweise aber in den Achselhöhlen finden sich schmutzig wirkende, gelbe bis bräunliche Areale, die eine samtartige bis papillomatöse Oberfläche aufweisen. Es bestehen keine Beschwerden.

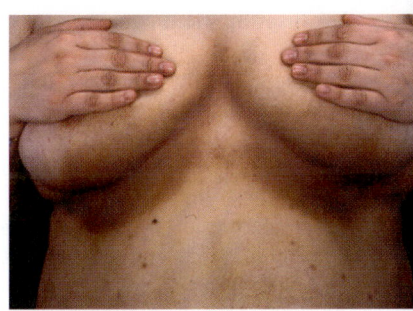

Ähnliche Krankheitsbilder

Acanthosis nigricans, die praktisch genauso aussieht wie die Pseudoacanthosis nigricans, wobei erstere vielfältige Ursachen hat: vererbt, erworben, im Rahmen von Syndromen, bei bestimmten bösartigen Erkrankungen.

Kommentar Harmlose Erscheinung, überwiegend bei adipösen, dunkelhaarigen, stärker pigmentierten Frauen. Eine Abklärung und Abgrenzung zur Acanthosis nigricans, insbesondere ein Tumorausschluss, sollte erfolgen.

Therapie
- Eine deutliche Gewichtsreduktion führt häufig bereits zum Verschwinden der Erscheinungen;
- Im Übrigen austrocknende Maßnahmen, Bekämpfung der Schwitzneigung;
- Versuch mit Tretinoin 0,05 %.

17 Genitoanalregion

17.1 Windeldermatitis

Lokalisation Genitoanal

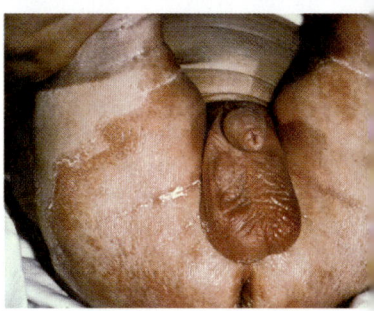

Erscheinungsbild Rötung, rand-
betonte Schuppung, Nässen im
Okklusionsbereich der Windel.
Besonders stark ist die Reaktion im
Bereich der Windelränder. Das
Ekzem verursacht Brennen, beson-
ders beim Einnässen, und Juckreiz.

Ähnliche Krankheitsbilder
- Soor; (s. Kap. 6.7, 7.14)
- Seborrhoisches Ekzem (s. Kap. 17.2);
- Atopische Dermatitis (s. Kap. 10.1, 12.1, 15.12);
- Psoriasis inversa (s. Kap. 15.14, 15.15).

Kommentar Es handelt sich um eine irritative Dermatitis bei Säuglin-
gen oder alten, inkontinenten Personen durch Stuhl und Urin unter
einer okklusiven Windel. Zusätzlich kann eine Besiedlung mit *Candida
albicans* (aus dem Stuhl) bestehen. Dann finden sich auch kleine Satel-
litenherde mit randständiger Schuppung und Pusteln. Besonders gefährdet sind Kinder mit atopischer Diathese. Die Feuchtigkeit führt zur
Quellung der Hornschicht mit Mazerationen (weißliche erweichte
Haut), insbesondere dort, wo Haut auf Haut liegt. Im Stuhl sind außerdem reizende Verdauungsenzyme, wie Trypsin, Chymotrypsin und
Lipasen enthalten. Die betroffenen Säuglinge weinen viel, schlafen
nicht – als Ausdruck der Schmerzen und des Juckreizes.

Therapie
- Lokal: Weiche Zinkpaste; Bei Candidabefall Nystatin in ausgeprägten Fällen: wenige Tage mildes Glukokortikoid, z.B. Methylprednisolonaceponat;

■ Allgemeine Maßnahmen: Trockenlegen, nicht in nasser Windel liegen lassen, häufiger Windelwechsel; Luft an befallene Region lassen; Stärker aufsaugende Windeln verwenden.

17.2 Seborrhoisches Ekzem

Lokalisation Genitoanalregion

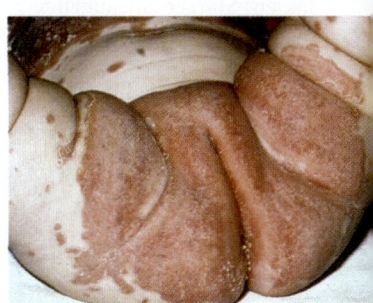

Erscheinungsbild Scharf begrenzte erythematöse Plaques mit erythematosquamösen Satellitenpapeln, die auch an anderen seborrhoischen Arealen auffindbar sind, wie z. B. am Kopf (Gneis) oder in der Schweißrinne. Häufig findet man große Schuppen, die fettig wirken. Subjektiv sind die Beschwerden gering, das Kind weint nicht, kein Juckreiz, kein Brennen.

Ähnliche Krankheitsbilder
- Windeldermatitis (s. Kap. 17.1);
- Atopisches Ekzem (s. Kap. 10.1, 12.1, 15.12).

Kommentar Die Erkrankung heilt nach dem ersten Lebensjahr meist spontan ab.

Therapie
- Lokal: Pflegende Salben; Keimreduktion mit Antiseptika und Antimykotika (Nystatin in Pasta zinci mollis); Glukokortikoide der Wirkstärkeklasse I bis II;
- Allgemeine Maßnahmen: Irritationen vermeiden.

17.3   Intertrigo

Lokalisation Genitoanalbereich

Erscheinungsbild Gerötete und
geschwollene Haut, besonders
stark befallen sind die Falten. Im
Randbereich erkennt man schuppige Satellitenpapeln und Pusteln.
Juckreiz, Brennen beim Kontakt
der betroffenen Haut mit Urin.

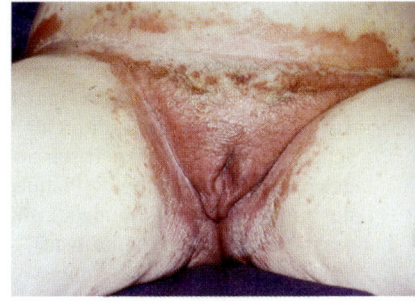

Ähnliche Krankheitsbilder
- Intertriginöses Ekzem: z.B.
  Kontaktdermatitis durch Kosmetika, Körperpflegeprodukte;
- Erythrasma (s. Kap. 17.5): Infektion mit *Corynebacterium minutissi-mum*;
- Psoriasis inversa (s. Kap. 15.14, 15.15);
- Epidermomykose mit Dermatophyten (s. Kap. 7.12, 9.11).

Kommentar Es handelt sich um eine Infektion mit Candida (meist
Candida albicans oder *tropicalis*), einem Pilz, der in seinem Hefesta-
dium harmlos und Bestandteil der normalen menschlichen Haut- und
Schleimhautflora ist. Erst beim Auftreten begünstigender Faktoren
wandelt sich der Pilz von der Hefe- in seine Myzelphase (sog. „dimor-
pher Pilz") und wird pathogen. Er wird vom Kommensalen (Schmarot-
zer) zum Parasiten. Begünstigend wirkt feuchtes Milieu mit Mazeration
der Haut bei starkem Schwitzen, unter Windeln oder in Hautfalten bei
Übergewicht, Diabetes mellitus, Immunsuppression.

Therapie
- Lokal: Nystatin, Amphotericin B, Azole (z.B. Miconazol) in aus-
  trocknender Grundlage, z.B. Pasta zinci mollis; Farbstoffe, wie
  Fuchsin;
- Allgemeine Maßnahmen: Behandlung der Ursache – Diabetes oder
  Übergewicht; Leinenlappen einlegen; Für Belüftung sorgen.

17.4   Tinea inguinalis

Lokalisation Genitoanalregion

Erscheinungsbild Zwischen Skro-
tum und Oberschenkel, wo Haut
auf Haut liegt, erkennt man eine
scharf begrenzte, symmetrisch an-
gelegte, rötlich-schuppige Plaque,
die einen dunkleren Randwall mit
verstärkter Schuppung aufweist.
Zentral findet sich eine Abblassung.

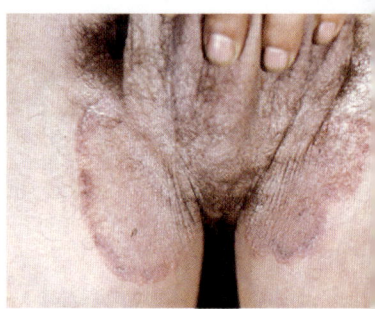

Ähnliche Krankheitsbilder
- Candidaintertrigo (s. Kap. 17.3);
- Psoriasis inversa (s. Kap. 15.14, 15.15);
- Intertriginöses Ekzem: z. B. Kontaktdermatitis durch Kosmetika oder
  Körperpflegeprodukte;
- Erythrasma (s. Kap. 17.4).

Kommentar Es handelt sich um eine Infektion mit Dermatophyten,
wie z. B. *Trichophyton rubrum* und *interdigitale* oder *Epidermophyton
floccosum*. Die meisten Pilzelemente finden sich im entzündlichen
Randwall, der sich zentrifugal ausdehnt. Zentral blaßt die Infektion ab,
hier ist der Pilz bereits durch die Entzündung dezimiert, die Plaque
wird flacher, sinkt ein. Jedoch können neue Infektionsschübe vom
Zentrum wieder ausgehen und neue Wälle entstehen und wandern
lassen. Begünstigend wirkt sich stärkeres Schwitzen, mangelnde Kör-
perhygiene, Übergewicht und Diabetes mellitus aus.

Therapie Antimykotische Salbe, z. B. mit Terbinafin, Ciclopiroxolamin,
Azolen.

17.5 Erythrasma

Lokalisation Inguinal

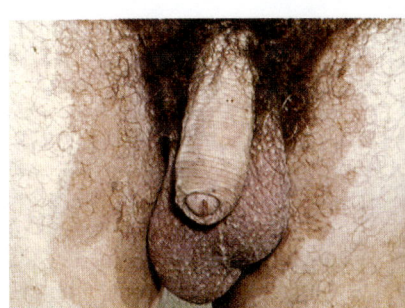

Erscheinungsbild Trockene, scharf begrenzte rötlich-bräunliche Maculae mit geringer pityriasiformer Schuppung. Macht keine Beschwerden.

Ähnliche Krankheitsbilder
- Candidaintertrigo: Rötung, Papeln und Pusteln, randständige Schuppung, Satellitenpapeln (s. Kap. 17.3);
- Tinea inguinalis: randständige Rötung und Schuppung, abblassendes Zentrum (s. Kap. 17.4);
- Psoriasis inversa: erythematosquamöse Plaques und Erosionen, weitere Psoriasisstigmata (s. Kap. 15.14, 15.15);
- Ekzem: Papulopusteln, Nässen, starker Juckreiz z. B. bei Kontaktallergie gegen Kosmetika oder Körperpflegeprodukte.

Kommentar Der Erreger ist das Bakterium *Corynebacterium minutissimum*. Typischerweise im Woodlicht (UV) an der Rotfluoreszenz erkennbar, die durch eine Porphyrinproduktion der Keime zustande kommt. Die Bakterien lassen sich auch in der Kultur nachweisen. Es handelt sich somit nicht um eine Pilzinfektion.

Therapie
- Lokal: mit Antibiotika: Tetracyclin, Erythromycin oder Imidazolantimykotika;
- Allgemeine Maßnahmen: Hygiene.

17.6   Candida–Balanitis

Lokalisation Glans penis

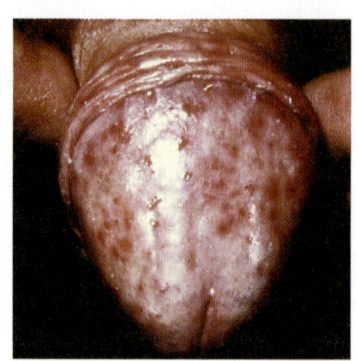

Erscheinungsbild Die Glans (Eichel) glänzt, es finden sich Erosionen, dazwischen weiße makulöse Areale. Das Präputium (Vorhaut) ist mitbetroffen, aber gut zurückziehbar, d. h., es ist noch nicht zu einer Phimose (Vorhautverengung) durch chronische Entzündung mit sekundärere Fibrosierung der Vorhaut gekommen. Brennen, Juckreiz, verstärkte Smegmabildung.

Ähnliche Krankheitsbilder

- Balanoposthitis plasmazellularis Zoon: chronische Entzündung von Glans und innerem Vorhautblatt durch bakterielle und mykotische Infektionen, besonders bei älteren Männern mit Diabetes. Sie führt zu einem Verlust des Stratum corneum der Glans, so dass die Vorhaut an der Glans klebt und schlecht zurückziehbar ist, insbesondere, weil sie selbst fibrotisch verhärtet und entzündlich verdickt ist. Histologisch findet sich ein plasmazellreiches Entzündungsinfiltrat.
- Erosiver Lichen ruber planus: Nebeneinander von Erosionen und streifigen, weißen Hypergranulationen. Es handelt sich um eine chronisch-entzündliche Dermatose unklarer Ursache. Sie stellt eine Präkanzerose dar (s. Kap. 12.5).
- Morbus Reiter: meist postinfektiös; nach *Chlamydia-trachomatis*-induzierten Genital- oder Darminfektionen auftretendes Syndrom mit Synovitis, Arthritis, erosiver Balanitis „circinata“ und hyperkeratotisch schuppenden Effloreszenzen palmoplantar „Keratoderma blenorrhagicum“.

Kommentar Es handelt sich um eine Infektion mit *Candida albicans* (seltener auch andere Candida-Spezies), begünstigt durch das feuchte Milieu unterhalb des Präputiums. Besonders Diabetiker und Patienten mit Phimose sind betroffen.

Therapie

- Lokal: Antimykotische Therapie mit Nystatin, Ciclopiroxolamin. oder andere Antimykotika. Ein mildes Glukokortikoid (Wirkstärkeklasse I bis II) ist nur in Ausnahmefällen und zu Beginn der Behandlung indiziert;
- Systemisch: Therapie einer möglicherweise bestehenden intestinalen Candidamykose bzw. bei Nichtansprechen einer Lokaltherapie, z. B. mit Fluconazol peroral als Einmaldosis.
- Allgemeine Maßnahmen: Hygiene, Trockenlegen; Einstellung des Blutzuckers;
- Chirurgisch: Zirkumzision (Beschneidung) bei Chronizität.

Praxistipp Eine Candidose im Genitalbereich ist sexuell übertragbar, deshalb sollte der Partner/die Partnerin untersucht und gegebenenfalls mitbehandelt werden. Bei rezidivierender Candidose sollte auf Diabetes untersucht werden. Ein Diabetes prädisponiert für Candidose, aber auch andere Immunschwächen, wie AIDS, Tumorerkrankungen, medikamentöse Immunsuppression oder Antibiotikaeinnahme. Auch eine Stuhluntersuchung auf übermäßiges Wachstum von Candida ist zu empfehlen. In einem solchen Fall kann eine Darmsanierung durch perorale Zufuhr von Polyenen durchgeführt werden (2–4 Wochen Nystatin oder Amphotericin B als Lösung und Tablette).

17.7   Candida-Vulvovaginitis

Lokalisation Vulva

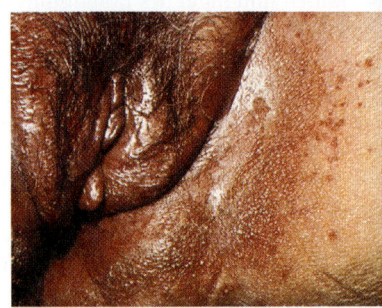

Erscheinungsbild Stark gerötete und geschwollene Vulva (Schamlippen) mit Umgebung. Erosionen, in den Falten und im Randbereich einzeln stehende erythematöse Satellitenpapeln und Pusteln. Schmerzen beim Wasserlassen wegen Begleiturethritis, Schmerzen auch beim Geschlechtsverkehr, Juckreiz.

Ähnliche Krankheitsbilder

- Kontaktekzem z.B. durch Allergie gegen Kosmetika oder Körperpflegemittel;
- Bartholinitis: bakterielle Entzündung der im Bereich der Vulva gelegenen Bartholini-Drüse, die zwecks Lubrikation bei sexueller Stimulation ein viskös-mukoides Sekret an die Innenseite des Labium minus abgibt. Dann ist jedoch die Vulvaumgebung nicht betroffen.
- Vulvitis durch sexuell übertragbare Erkrankung, Pemphigus vulgaris, Morbus Behçet (Autoimmunvaskulitis unklarer Ätiologie);

Kommentar *Candida albicans* besiedelt als opportunistischer Erreger die Vulva vieler Frauen. Erst wenn er von seiner apathogenen Hefe- in die pathogene Myzelphase übergeht, kommt es zu Entzündungen. Voraussetzungen dafür sind eine gestörte Abwehr, Stoffwechselstörungen, Östrogen- (Pille!), Kortikoid- und Antibotikatherapie.

Therapie **Lokal:** Nystatin, Clotrimazol, Ciclopiroxolamin u. a. in Vaginaltabletten bzw. -zäpfchen und Cremes in Kombination. Clotrimazol wirkt besonders gut in Verbindung mit Milchsäure.

Systemisch: Bei Nichtansprechen auf eine lokale Therapie kann z.B. eine Einmalbehandlung mit Fluconazol 150 mg peroral erfolgen. Bei redzivierender Vulvovaginalcaudidose kann während der Menstruation zur Prophylaxe 2 × 1 Tablette Ketoconazol à 200 mg über 5 Tage versucht werden.

Praxistipp Eine Candidose im Genitalbereich ist sexuell übertragbar, deshalb sollte der Partner untersucht und gegebenenfalls mitbehandelt werden. Es sollten prädisponierende Faktoren, wie Diabetes mellitus, andere Immunschwächen (AIDS, Tumorleiden, medikamentöse Immunsuppression), Kontrazeptiva und Einnahme von Antibiotika abgeklärt und möglichst ausgeschaltet werden – insbesondere bei redizivierrenden Vulvovaginalcandidosen. Eine Stuhluntersuchung auf übermäßiges Wachstum von Candida ist zu empfehlen. In einem positiven Fall kann eine Darmsanierung durch perorale Zufuhr von Polyenen durchgeführt werden (2–4 Wochen Nystatin oder Amphotericin B als Lösung und Tablette).

17.8   Molluscum contagiosum (Dellwarze)

Lokalisation Genitoanalregion

Erscheinungsbild Zunächst nur hautfarbene, halbkugelige Papeln, die sich weich anfühlen und zu eingedellten Papeln mit zentralem Krater heranwachsen. Der Inhalt des Kraters lässt sich wie bei einem Mitesser exprimieren. Sie können am gesamten Integument, so auch im Gesicht, z. B. auf den Augenlidern und, wie hier zu sehen, im Genitoanalbereich auftreten.

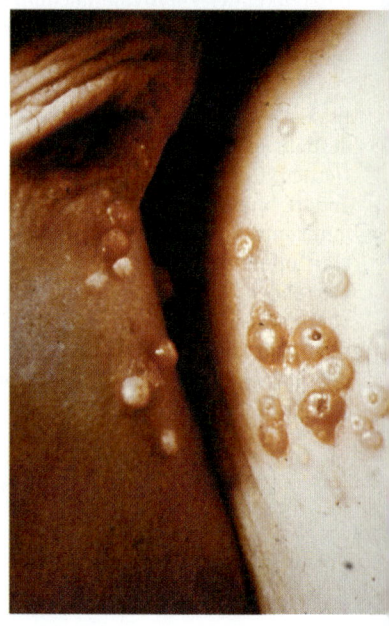

Ähnliche Krankheitsbilder

- Milien: Hornretentionszysten, meist um die Augen lokalisiert (s. Kap. 7.17);
- Verrucae vulgares (s. Kap. 9.12): Warzen durch humane Papillomviren, haben eine raue, verruköse Oberfläche;
- Fibrome: gutartige, weiche, hautfarbene Epithelwucherungen (s. Kap. 10.13).

Kommentar Dellwarzen werden durch Poxvirus mollusci verursacht und über Schmierinfektion übertragen. Sie treten insbesondere bei Kindern, besonders mit Neurodermitis, aber auch bei jungen Erwachsenen als „sexually transmitted disease" und bei HIV-Infizierten auf. Die Erkrankung ist eigentlich selbstlimitierend, aber durch Autoinokulation rezidivfreudig.

Therapie Narbenfreie chirurgische Entfernung mit einer Curette.

17.9   Lichen sclerosus et atrophicus

Lokalisation Penis und Vulva

Erscheinungsbild Weiße atrophisch sklerosierte Haut des Präputium, was eine inkomplette (a) und komplette (b) Phimose zur Folge hat, da die Vorhautelastizität verlorengegangen ist. Das Frenulum (Vorhautbändchen) ist auf Abbildung (e) befallen. Im Vulva- und Perianalbereich finden sich entsprechende Sklerosierungen, Depigmentierungen und Einmauerung des Introitus vaginae bei der Frau (c) und beim Mädchen (d). Juckreiz kann bei beiden Geschlechtern vorkommen, ist jedoch eher bei Frauen typisch ("Kraurosis vulvae").

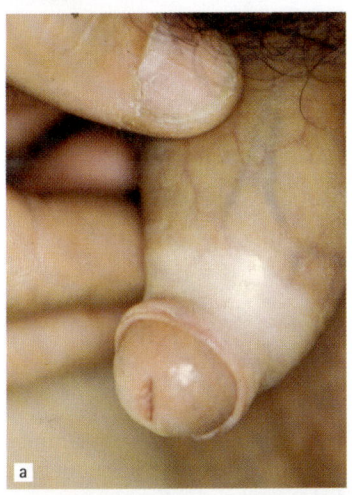

Ähnliche Krankheitsbilder
- Leukoplakien (s. Kap. 6.6);
- Vitiligo (s. Kap. 9.20, 15.35).

Kommentar Die Ursache der Erkrankung ist unbekannt. Frauen sind etwas häufiger als Männer betroffen. Am Beginn stehen ein-

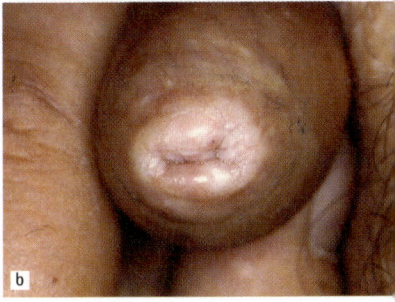

zelne weißliche Papeln, die oft rau und hyperkeratotisch sind. Die Erkrankung nimmt einen chronisch progredienten Verlauf, der jedoch auch von jahrelangen Intervallen der Beschwerdefreiheit und Symptomrückbildung unterbrochen sein kann, bis zuletzt ein fibrotischer Endzustand erreicht ist. Bei Mädchen vor der Pubertät kann es zu einer

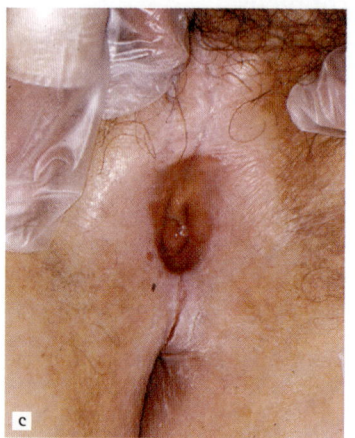

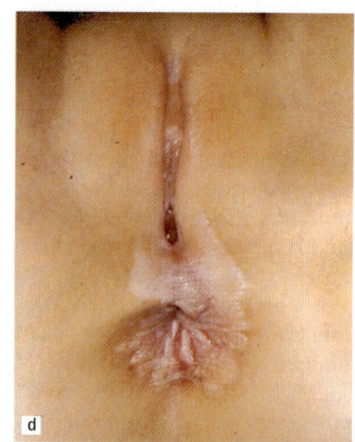

Rückbildung aller Symptome kommen. Diese Tatsache gibt Grund zur Annahme, dass hormonelle Faktoren bei der Krankheitsentstehung eine Rolle spielen können. Die Phimose führt zu Schmerzen beim Geschlechtsverkehr, kann das Urinieren behindern und zu Rhagaden und Einblutungen führen. Die Melanozyten und die elastischen Fasern der betroffenen Dermis gehen bei dieser Erkrankung zugrunde, die Epidermis wird weiß und atrophisch. Selten sind extragenitale Regionen betroffen.

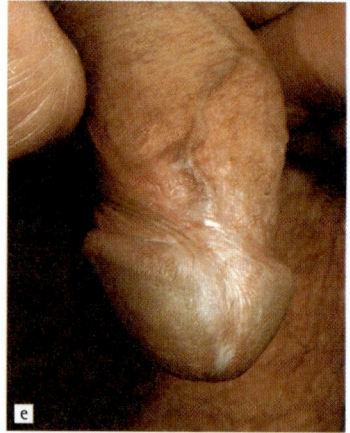

Therapie

- Lokal: Lokale oder intraläsionale Glukokortikoidinjektionen; Lokale Östrogenanwendungen bleiben erfolglos. Lokal angewendete PUVA-Therapie mit Meladinine-Creme und UVA-Bestrahlung. Therapieversuch mit Pirmecrolimus oder Tacrolimus.
- Chirurgisch: Zirkumzision.

17.10 Sebocystomatosis scroti

Lokalisation Genitale

Erscheinungsbild Der Hodensack ist übersät mit Talgdrüsenretentionszysten.

Ähnliche Krankheitsbilder Keine.

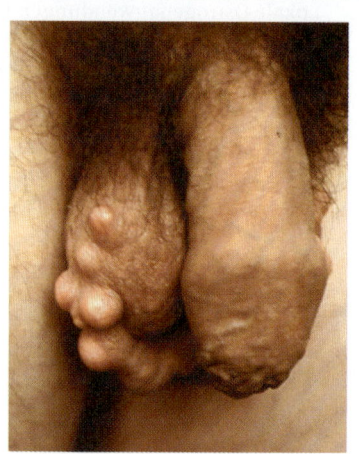

Kommentar Der Ausführungsgang einzelner Talgdrüsen ist verschlossen, so dass der Talg nicht mehr nach außen gelangen kann und sich der Drüseninhalt aufstaut, was als gelbliche pralle Zysten imponiert. Harmlose Erscheinung, oft vergesellschaftet mit gleichen Erscheinungen auf dem Kopf (Atherom, Grützbeutel).

Therapie Operative Exzision.

17.11 Condylomata acuminata (Feigwarzen)

Lokalisation
Genitoabanallbereich

Erscheinungsbild Hahnenkamm-
artig gefältelte und aufgeworfene,
teils einzeln stehende, teils ver-
schmolzene Warzen am Penis im
Bereich der Präputium (Vorhaut)-
Umschlagfalte (a, b), am Penisschaft (c), am äußeren Präputium
(d), um den Anus (e) bzw. die
Maximalvariante Riesenkondylome Buschke Löwenstein im
Vulva- und Perianalbereich (f).

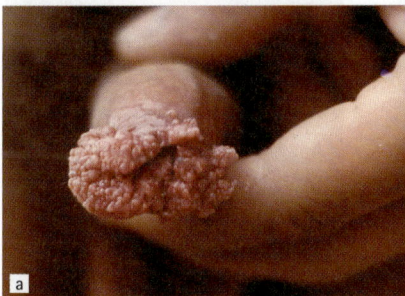

Ähnliche Krankheitsbilder
- Plattenepithelkarzinom (s. Kap.
  5.2, 5.4, 7.46);
- Bei flacheren Formen: Condylomata lata der Syphilis II,
  breitbasig aufsitzend, bräunlich, keine papilläre Oberfläche
  (s. Kap. 17.13).

Kommentar Es handelt sich um
Warzen, die durch humane Papillomviren (HPV) hervorgerufen
werden. Bekannt sind bisher über
100 HPV-Typen. Es handelt sich

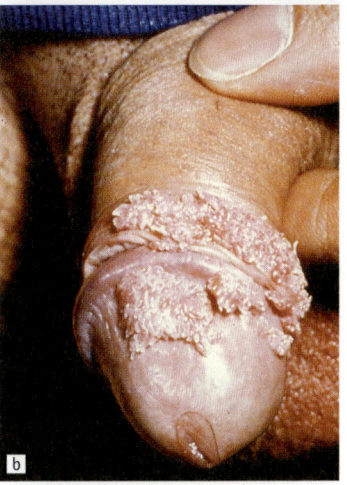

um eine sexuell übertragbare Krankheit. Die häufigsten Verursacher
der klassischen Kondylome sind HPV 6 und 11, die wenig onkogen
sind. Stark onkogene Subtypen von HPV, wie die „High-Risk"-Typen
16 und 18, stellen Präkanzerosen dar: Sie können noch nach Jahr-

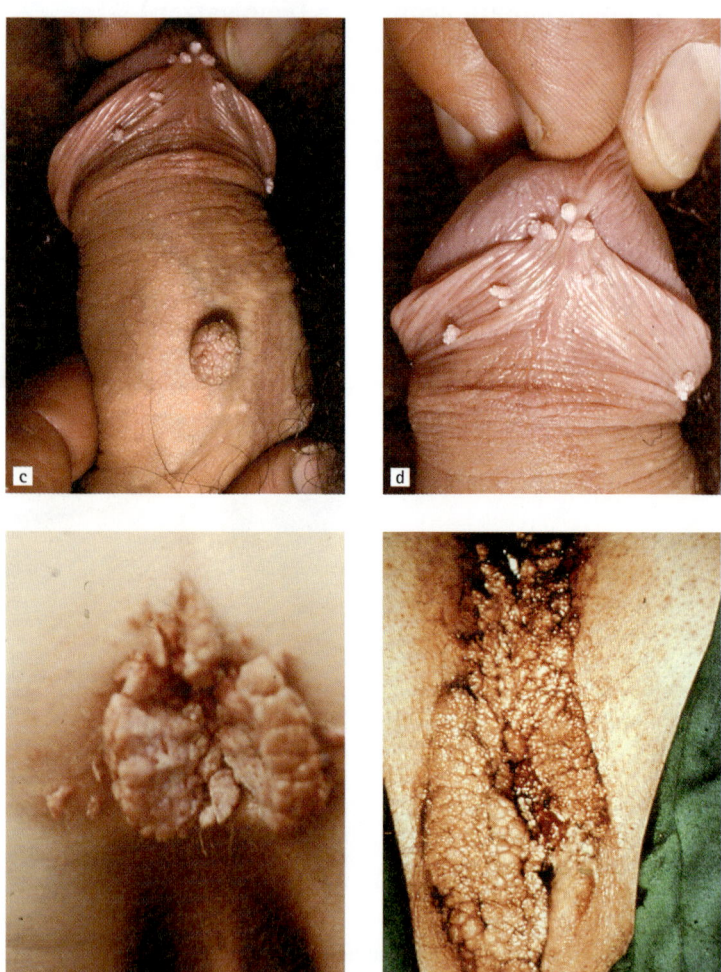

zehnten zu Zervixkarzinom, Plattenepithelkarzinomen, Morbus Bowen, Bowenoider Papulose, Erythroplasie Queyrat und Bowen-Karzinom führen, im Bereich des Larynx zu Larynxkarzinomen. Auch
andere Malignome stehen vermutlich im Zusammenhang mit HPV.
Selten wachsen die Kondylome zu gigantischer Größe heran, sog.
Riesenkondylome „Buschke-Löwenstein" mit großem Entartungsrisiko
zum Plattenepithelkarzinom, obwohl hier oft keine High-Risk-HPV-
Typen vorliegen. Histologisch verbirgt sich dahinter häufig schon der
Übergang in ein Plattenepithelkarzinom. Eine Virus-Subtypisierung
erfolgt aus Gewebeproben mittels In-situ-Hybridisierung. Bei schwieri-
ger klinischer Abgrenzung der Warzen zur nicht befallenen Umge-
bungsschleimhaut intraanal, intravaginal und zervikal, insbesondere
wenn die Läsionen noch klein und flach sind, können die Warzen
durch 1% Essigsäure weiß angefärbt werden.

Therapie

- Kleine Läsionen: Selbstbehandlung durch Patienten: Podophyllotoxin 0,5% Lösung oder 0,15% Creme 2 × tägl. an 3 aufeinanderfolgenden Tagen über 4 Wochen oder Interferonbeta Gel (0,1 Mio.
  IE/g) adjuvant nach chirurgischer Entfernung. Imiquimod 5%
  Creme umtägig. Trichloressigsäure-Koagulation;
- Ausgedehnter Befall chirurgisch: Elektrokauterisation; CO_2-Laser;
  Kryotherapie;
- Rezidivprophylaxe bei 10–80% Rezidivquote: Interferon-α
  3 × 3 Mio IE/Woche s.c. für 2–8 Wochen oder Interferonintraläsional.

Praxistipp Bei Cervixabstrichen, die dysplastisch sind, empfiehlt sich
eine HPV-Suptypisierung durchführen zu lassen, um das Entartungspotenzial des Befundes abzuschätzen.

17.12 Primäraffekt bei Syphilis Stadium I

Lokalisation Penis

Erscheinungsbild Mehrere kleine,
scharf begrenzte, flache Ulzera am
inneren Präputialblatt mit ödema-
tös geschwollenem und gerötetem
Penisschaft. Der Penis ist abge-
knickt, die Schwellung hart. Die
Ulzera sind schmerzlos.

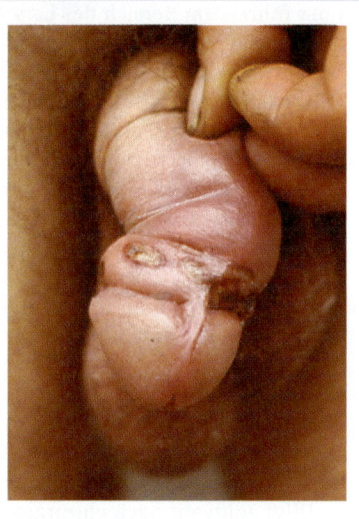

Ähnliche Krankheitsbilder
- Herpes genitalis (HSV II)
  (s. Kap. 17.18);
- Lymphogranuloma venerum
  (*Chlamydia trachomatis*
  Serovar L1–3), an der Eintrittspforte haüfig unbemerkte
  kleine Papel, kann ulzerieren,
  ist eher schmerzlos; massive, meist einseitige, schmerzhafte
  Schwellung der Leistenlymphknoten mit eitriger Einschmelzung;
  Fieber.
- Ulcus molle *(Hämophilus ducreyi)*, an der Eintrittspforte schmerz-
  haftes Ulkus und schmerzhafte Leistenlymphknotenschwellung,
  mögliche Abszedierung.
- Granuloma inguinale *(Calymmatobacterium granulomatis Dono-
  vani)*, an der Eintrittspforte unregelmäßig begrenzte Ulzeration, die
  langsam größer wird. Keine Lymphknotenschwellung, aber Granu-
  lombildung in der Subcutis entlang der Lymphspalten. Keimansied-
  lungen in Knochen und Leber möglich.
- Morbus Behçet; Autoimmunerkrankung mit Aphten im Genitoanalbereich, an der Mundschleimhaut, Organbeteiligung möglich, besonders diverse Augenentzündungen.

- fixe Arzneimittelexantheme (z.B. durch Tetracyclin); toxische Reaktion mit Ausbildung eines lividen Erythems von ca. 2 cm Durchmesser, immer an derselben Lokalisation.
- Foscarnet-Ulkus unter virustatischer Therapie, z.B. bei HIV-Patienten.

Kommentar Der syphilitische Primäraffekt (erstes Zeichen der Syphilis) entsteht ca. 2–3 Wochen nach Infektion direkt im Bereich der Eintrittspforte. Beim Mann tritt dieser in der Regel am Penis auf, dort meist an Frenulum präputii und Sulcus coronarius (Kranzfurche), aber auch an Glans, Präputium und Penisschaft. Orale Primäraffekte können nach Oralverkehr entstehen. Die Derbheit der Schwellung erklärt sich durch einen Lymphstau, da sich die Erreger in den Lymphspalten zu den regionalen Lymphknoten fortbewegen mit bestehender derber, schmerzloser regionaler Lymphknotenschwellung (Skleradenitis). Ohne Therapie heilt der Primäraffekt nach 3–8 Wochen spontan narbig ab, das Stadium der Lues II beginnt. Achtung, es kann gleichzeitig eine andere sexuell übertragbare Erkrankung bestehen, ein Screening auf HIV, Hepatitis, Chlamydien, Gonorrhö usw. ist empfehlenswert.

Therapie
- Die klassische Therapie der Frühsyphilis besteht in der täglichen Applikation von 1 Mio. Einheiten Clemizol-Penicillin über 2 Wochen. Die alternative Behandlung ist sehr bequem: 2,4 Mio. Einheiten Benzathin-Penicillin G i.m. als Einmaldosis;
- Bei Penizillinallergie Tetracyclin bzw. Doxycyclin 2 × 100 mg/Tag über 14 Tage.

17.13 Condylomata lata

Lokalisation Genitoanalregion

Erscheinungsbild Erythematöse, breitbasig aufsitzende Knoten mit Neigung zu Erosionen. Schmerzlos.

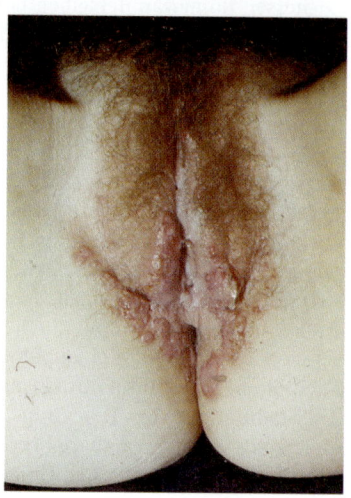

Ähnliche Krankheitsbilder
- Condylomata acuminata (s. Kap. 17.11);
- Plattenepithelkarzinom (s. Kap. 5.2, 5.4, 7.46);
- Bowenkarzinom; entwickelt sich aus der Präkanzerose M. Bowen (s. Kap. 9.17) durch invasives Wachstum und entspricht histologisch einem Plattenepithelkarzinom.

Kommentar Es handelt sich um hochinfektiöse, lokalisierte Papeln der Syphilis im Stadium II, die Millionen von Erregern, *Treponema pallidum,* enthalten. Das Stadium II beginnt ca. 7–10 Wochen nach Erstinfektion, nach Abklingen des Primäraffektes, und dauert bis zu 2 Jahren, bevor das Stadium III beginnt. Neben den lokalisierten Papeln im Anogenitalbereich können ähnliche Effloreszenzen auch an Hand- und Fußsohlen sowie der Mundschleimhaut, dem Haaransatz und den seborrhoischen Arealen auftreten. Stadium II zeichnet sich durch weitere typische Symptome aus: generalisierte Lymphknotenschwellung, Exantheme, Haarausfall, luetisches Leukoderm (hypopigmentierte Flecken) im Nacken. Achtung, es kann gleichzeitig eine andere sexuell übertragbare Erkrankung bestehen, ein Screening ist empfehlenswert.

Therapie

- 2,4 Mio. IE Benzathin-Penicillin G i. m. als Einzeldosis
  (s. Kap. 17.12);
- Bei Penicillinallergie: Tetracyclin bzw. Doxycyclin 2 × 100 mg/Tag
  über 14 Tage.
- Die Antibiose führt im Stadium II, bei dem sich die Erreger schon
  im ganzen Körper verteilt haben, innerhalb von 3–6 Stunden zu
  einem massivem Treponemenzerfall, der durch Endotoxinbelastung
  zu einer ausgeprägten Immunantwort mit Fieber und Abgeschlagenheit führen kann.

17.14 Papillae coronae glandis

Lokalisation Sulcus coronarius (Kranzfurche)

Erscheinungsbild Hautfarbene Papeln im Sulcus coronarius. Asymptomatisch.

Ähnliche Krankheitsbilder

- Ektope (verstreute, einzelstehende) Talgdrüsen, gehäuft an Mundschleimhaut, Brustwarzenhöfen, Vulvaschleimhaut, Vorhaut, Glans (Eichel) und Frenulum (Vorhautbändchen);
- Condylomata acuminata (s. Kap. 17.11): Feigwarzen durch humane Papillomviren (sexuell übertragbar).

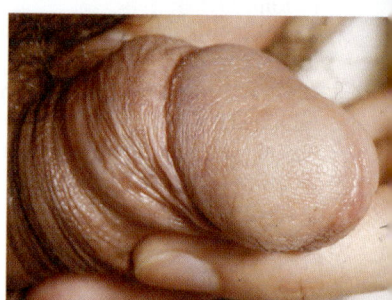

Kommentar Diese winzigen Papillen sind eine asymptomatische Normvariante ohne Krankheitswert, werden aber leider gelegentlich mit Condylomen o. Ä. verwechselt mit demzufolge vergeblichen Therapieversuchen.

Therapie Nicht notwendig.

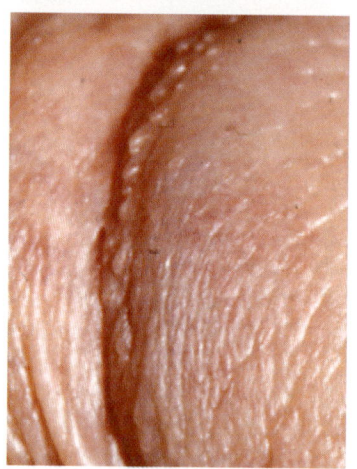

17.15 Erysipel

Lokalisation Penis

Erscheinungsbild Stark geschwollener und geröteter sowie über-
wärmter Penis. Die regionalen
Lymphknoten sind geschwollen
und druckdolent. Es besteht Fieber.

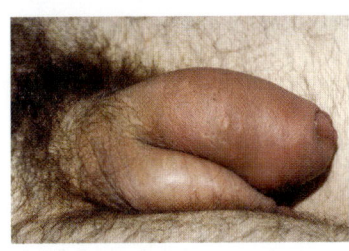

Ähnliche Krankheitsbilder

- Syphilis Stadium I mit unter dem Präputium (Vorhaut) verborgenen
  Primäraffekt. Die Schwellung ist bei der Lues allerdings härter und
  nicht schmerzhaft (s. Kap. 17.12).
- Kontaktallergie gegen Kondominhaltsstoffe, z.B. Latex, Gummi-
  stoffe. Es besteht Juckreiz.

Kommentar Ursache ist der Eintritt von Bakterien, meist *Streptococcus
pyogenes,* seltener gramnegativen Erregern oder *Staphylococcus aureus* ins Gewebe. Die Erreger führen zum Lymphödem, da sie sich in
den Lymphspalten aufhalten. Bei massiver Schwellung oder Umwand-
lung in eine tiefergehende Infektion (Phlegmone) kann der Penis nekrotisch werden. Es besteht nach einem Erysipel die Gefahr eines chronischen Lymphödems durch Verschluss der Lymphspalten.

Therapie

- Lokal: Antiseptische, kühlende Umschläge;
- Systemisch: Antibiose, z.B. mit Penicillinen, Ciprofloxacin oder
  Clindamycin;
- Allgemeine Maßnahmen: Hochlagern auf ein Penis-Hoden-Bänk-
  chen.

17.16 Erythroplasie Queyrat

Lokalisation Penis

Erscheinungsbild a) Unscharf begrenzte, düster-rote Haut der Glans penis mit einer weißlich erhabenen Papel im Sulcus-coronarius-Bereich. Die übrige Glans glänzt auffällig und ist mit kleinen Hämorrhagien übersät. b) Scharf begrenzte, bräunlich-rötliche, teils weißliche Schwellung und Verhärtung, stark glänzend.

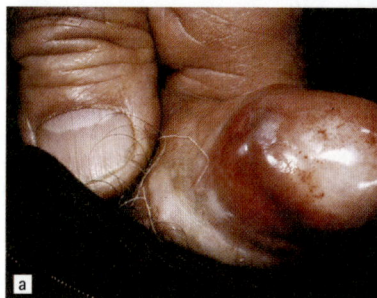

Ähnliche Krankheitsbilder

- Balanoposthitis plasmazellularis Zoon: chronische Entzündung von Glans und innerem Vorhautblatt durch bakterielle und mykotische Infektionen, besonders bei älteren Männern mit Diabetes. Sie führt zu einem Verlust des Stratum corneum der Glans, so dass die Vorhaut an der Glans klebt und schlecht zurückziehbar ist, insbesondere weil sie selbst fibrotisch verhärtet und entzündlich verdickt ist. Histologisch findet sich ein plasmazellreiches Entzündungsinfiltrat.

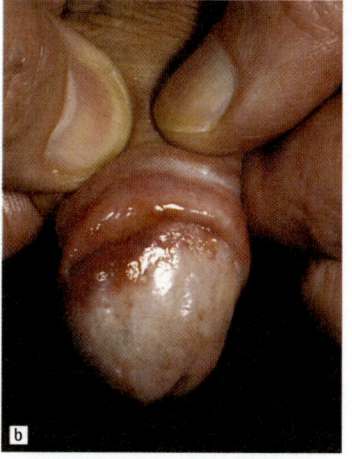

- Erosiver Lichen ruber planus: Nebeneinander von Erosionen und streifigen weißen Hypergranulationen. Es handelt sich um eine chronisch-entzündliche Dermatose unklarer Ursache. Sie stellt eine Präkanzerose dar.

- Morbus Reiter: meist postinfektiös nach *Chlamydia-trachomatis*-induzierten Genital- oder Darminfektionen auftretendes Syndrom mit Synovitis, Arthritis, erosiver Balanitis „circinata" (girlandenförmig) und hyperkeratotisch schuppenden Effloreszenzen palmoplantar „Keratoderma blenorrhagicum".
- Candida-Balanitis (s. Kap. 17.6): Nachweis von Hefepilzen.

Kommentar Eine gegenüber Antimykotika und Glukokortikoiden therapieresistente Läsion am Penis sollte den Verdacht auf eine Erythroplasie lenken. Daher empfiehlt sich in solchen Fällen, eine Probebiopsie zu entnehmen. Histologisch zeigt sich dann eine intraepitheliale Neoplasie, die eine obligate Präkanzerose ist, die Vorstufe eines invasiven Plattenepithelkarzinoms. Eine Assoziation mit High-Risk humanen Papillomviren, aber auch anderen Karzinogenen, wie Arsen, ist bekannt.

Therapie
- Lokal: Chemotherapie mit 5-Fluorouracil mit okklusiv angewendeter Salbe über 1 Woche einmal täglich, worunter es zu einer Abschälung der erkrankten Haut mit heftiger Begleitentzündung kommt; Immuntherapie mit Imiquimod 3 mal pro Woche über 4–8 Wochen über Nacht, ebenfalls von Entzündungsreaktionen begleitet;
- Chirurgisch: Exzision; Kryotherapie: dabei kommt es zur blasigen Ablösung der Epidermis.
- *Photodynamische Therapie* (Auftragen von γ-Aminolävulinsäure (γ-ALS) auf befallene Areale und Belichtung mit Strahlen der Wellenlänge 570–670 nm). Es kommt nur im Bereich der Tumorzellen zu einer Anhäufung von γ-ALS, die in Protoporphyrin IX umgewandelt wird und die Zellen lichtempfindlich macht. Durch die Belichtung kommt es zu einer Entzündungsreaktion und zum Absterben allein der dysplastischen (schon veränderten) und der Tumorzellen, nicht aber der gesunden Hautzellen.

17.17 Pyodermia fistulans sinifica

Lokalisation Genitoanalregion

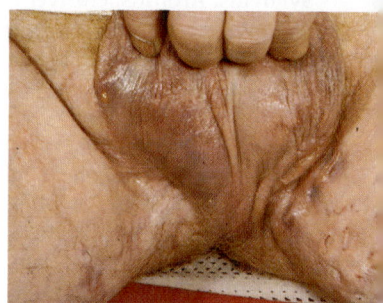

Erscheinungsbild Im Bereich der schweißdrüsenreichen Genital- und Inguinalregion finden sich narbige Einziehungen und Wülste mit angedeuteten Fistelgängen.

Ähnliche Krankheitsbilder
Morbus Crohn: entzündliche Darmerkrankung mit Ausbildung von Fistelgängen in die Genito-analregion.

Kommentar Die Ursache ist unklar. Ein Zusammenhang mit Akne vulgaris ist nicht wahrscheinlich, da nicht die Talgdrüsen, sondern die Schweißdrüsen betroffen sind. Auch greift kein klassisches Aknethera-peutikum. Bemerkenswert ist nach eigenen klinischen Erfahrungen, dass die Betroffenen regelmäßig Raucher sind. Außerdem spielt die Okklusion bei Übergewicht ebenfalls eine wichtige Rolle.

Therapie Exzision des gesamten Areals und Abwarten der Sekundär-heilung bzw. plastische Deckung mittels Hautverpflanzung.

Praxistipp Rauchen aufgeben, da Nikotin die Apoptose (programmier-ter Zelltod) der neutrophilen Granulozyten unterdrückt und dadurch der Eiterbildung Vorschub geleistet wird.

17.18 Herpes genitalis

Lokalisation Penis

Erscheinungsbild Gruppiert stehende, trübe Bläschen und runde
Erosionen im Bereich der Glans
penis und des inneren Präputiums.
Die befallene Haut ist leicht entzündlich gerötet. Es bestehen
Juckreiz, Brennen oder starke,
ausstrahlende Schmerzen. Die regionalen Lymphknoten sind
druckdolent und vergrößert.

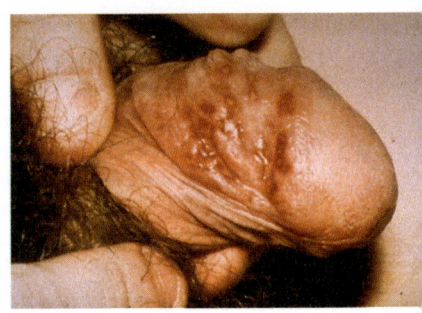

Ähnliche Krankheitsbilder

- Herpes zoster (s. Kap. 15.8);
- Primäraffekt bei Lues Stadium I (s. Kap. 17.12);
- Ulcus molle (s. Kap. 17.12);
- Granuloma inguinale (s. Kap. 17.12);
- Lymphogranuloma venerum (s. Kap. 17.12);
- Morbus Behçet (s. Kap. 17.12).

Kommentar Das Herpes-simplex-Virus (HSV) kann die gesamte Haut
befallen, im Mund (überwiegend HSV I) und Genitalbereich (überwiegend HSV II) tritt es jedoch bevorzugt auf. Genitalherpes ist eine sexuell übertragbare Erkrankung, die sehr rezidivfreudig und schmerzhaft
ist. HSV dringt bei der Erstinfektion über kleine Haut- oder Schleim-
hautverletzungen ein und beginnt mit der Virusreplikation in Epithel
und Dermis. Die Viren wandern durch die afferenten Nervenaxone in
den Zellkörper sensibler Ganglien in die Hinterwurzel des Rückenmarks. Dort vermehren sie sich weiter und persistieren dann zeitlebens. Allerdings können sie durch lokale oder sytemische immunsuppressive Faktoren wieder reaktiviert werden und gelangen dann
über die efferenten sensiblen Nervenbahnen zurück in die Haut und

breiten sich peripher über Zell-zu-Zellkontakte aus, so dass auch größere Hautareale befallen werden können.

Therapie

- Lokal: Zinkoxidschüttelmixtur; Antiseptische Eichenrinden-, Tannolact®-Sitzbäder; Tägliche Umschläge mit wässriger 0,05% Zinksulfatlösung; Die Anwendung der Zinksulfatlösung geschieht folgendermaßen: Während der aktuellen Herpes-Erkrankung wird täglich ein mit der Lösung getränktes Läppchen aufgelegt, über eine Dauer von etwa 10 Minuten. Nach dem Verschwinden der Erscheinungen erfolgt die gleiche Prozedur einmal pro Woche, nach drei Monaten einmal pro Monat. Sollte zwischenzeitlich ein Rezidiv auftreten, beginnt man von vorne. Diese Behandlung führt häufig zu einer deutlichen Abnahme der Rezidivhäufigkeit, oder gar zum Verschwinden;
- Systemisch: Nur in schweren Fällen als episodische Behandlung über 5 Tage oder bei häufigen Rezidiven (> 10 × /Jahr bzw. alle 6 Wochen oder öfter) als Dauersuppressionsbehandlung über viele Monate. Interne Therapie mit Valaciclovir, Aciclovir, Brivudin, Famciclovir.

C

Grundprinzipen der dermatologischen Therapie

Der wesentliche Vorteil einer dermatologischen Therapie mit Externa gegenüber jeder anderen medizinischen Disziplin besteht darin, dass Applikationsort und Wirkort identisch sind. Dagegen führt die Behandlung eines inneren Organs mit systemisch verabreichten Pharmaka zu einer Überschwemmung des gesamten Organismus mit diesem Medikament, wobei nur ein Bruchteil des Wirkstoffes an den eigentlichen Wirkort gelangen kann. Dies wird bei einer externen Therapie vermieden, indem beispielsweise ein handtellergroßes Ekzem auch nur in dem betroffenen Bereich behandelt werden muss.

Die Auswahl der galenischen Form ist bei der dermatologischen Therapie von ganz entscheidender Bedeutung, hat doch die Grundlage selbst schon einen Effekt auf die Haut. Das bedeutet in letzter Konsequenz, dass es keine ausschließliche Plazebowirkung von Externa gibt, weil zumindest physikalische Momente zu einer Beeinflussung des Organs Haut führen.

Wie bedeutsam die galenische Grundform für eine optimale dermatologische Therapie ist, ist anhand eines einfachen Beispiels leicht nachzuvollziehen. Besteht etwa eine nässende Dermatose, bei der infolge einer Läsion der Haut eine Exsudation von Sekret besteht, so ist es sinnlos, eine Fettsalbe anzuwenden, da diese lediglich auf der Sekretoberfläche schwimmt und weggespült wird und ein im Externum ggf. vorhandener Wirkstoff nicht in die Haut eindringen kann. Man muss also die Grundlage dem jeweiligen Zustand der Haut bzw. der Dermatose anpassen, wobei das Phasendreieck (Abb. C1) sehr hilfreich ist.

1 Feste Grundlagen

Die wenigsten Probleme dürften die Feststoffe aufwerfen, deren dermatologische Bedeutung nicht zu vernachlässigen ist. Ein Puder wird überall dort angewandt, wo die Haut austrocknen soll, wo Wasser oder auch Fett gebunden werden soll oder um einen Abdeckeffekt zu erzielen (gefärbte Puder). Der auf die Haut gebrachte Puder bewirkt aufgrund seiner im Verhältnis zum Volumen großen Oberfläche eine Vergrößerung der Hautoberfläche, was zu einer besseren Abdunstung der

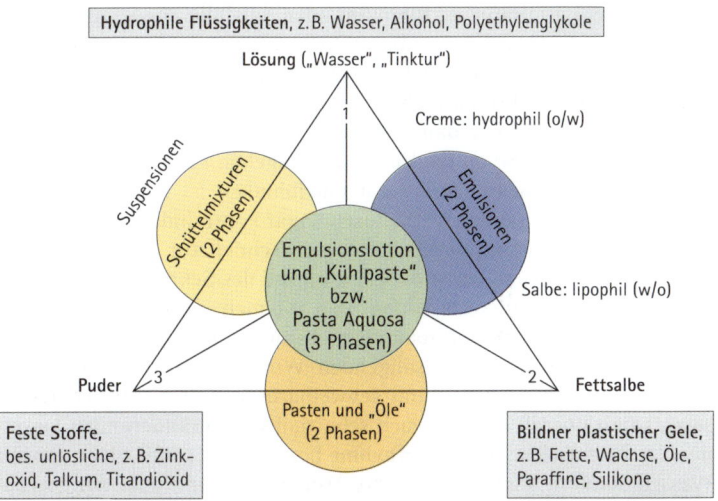

Abb. C.1 Möglichkeiten der Zusammensetzung von Externa, dargestellt als „Phasendreieck". Die Ecken (1, 2, 3) geben die „reinen" Phasen wieder. Auf den Verbindungslinien sind die zwei- und dreiphasigen Zubereitungen aufgetragen. Eine dreiphasige „Kühlpaste" ist gewissermaßen eine Creme mit suspendierten Feststoffen. Aus Hundeiker, 1982.

Feuchtigkeit führt. Es kommt damit zu einer Austrocknung der Haut sowie zu einem Kühleffekt, der sich besonders bei juckenden Dermatosen sehr angenehm bemerkbar macht und somit auch zu einer indirekten Juckreizminderung führt. Da der Puder durch natürlichen Abrieb relativ schnell von der Haut wieder verschwindet, sind diese physikalischen Effekte nur von geringer Dauer.

Aufgrund seiner aufsaugenden Wirkung kann ein Puder auch zur Bindung übermäßig entstehender Feuchtigkeit genommen werden (beispielsweise bei einer Hyperhidrosis), jedoch muss man dabei bedenken, dass wegen der begrenzten Flüssigkeitsaufnahme- und -abgabekapazität des Puders relativ schnell Verkrustungen entstehen können. Dies gilt insbesondere für die Anwendung in den intertriginösen Räumen, wie beispielsweise Axillarregion, Submammärfalte, Inguinalregion, Interdigitalräumen, Rima ani oder Halsfalte des Säuglings, bei denen Haut auf Haut liegt und eine Abdunstung von Feuchtigkeit verhindert wird. In solchen Arealen genügt es somit nicht, nur Puder anzuwenden, man sollte zusätzlich einen Leinenstreifen oder ein ähnliches Gewebe einlegen, damit dieses die überschüssige Feuchtigkeit aufnehmen und diese an die Umgebung abgeben kann.

Wegen seiner begrenzten Aufnahmefähigkeit ist eine Anwendung von Puder bei nässenden Dermatosen sogar kontraindiziert, da es aufgrund der Verfestigung von Sekreten sehr schnell zur Ausbildung sehr harter Krusten kommt unter denen aufgrund des Sekretstaus ideale Bedingungen für die Vermehrung von Keimen vorliegen. Lediglich Lactose führt nicht zu Verkrustungen, da sie völlig aufgelöst wird.

Aufgrund der guten aufsaugenden Wirkung von Pudern werden diese auch gerne in talg- und schweißdrüsenreichen Arealen eingesetzt, somit überall dort, wo sich seborrhoische Veränderungen besonders leicht entwickeln. Die Aufnahme bezieht sich somit nicht nur auf Wasser, sondern auch auf Hautfett. Weiterhin kann Puder zur mechanischen Entlastung der Haut dort aufgetragen werden, wo durch Reibung Läsionen entstehen könnten.

Puder werden nicht nur wegen ihrer physikalischen Wirkung eingesetzt, sondern sind darüber hinaus auch Wirkstoffträger für Antibiotika, Antimykotika oder auch Adstringenzien.

Zinkoxid und Titandioxid können aufgrund ihrer guten Abdeckwirkung als Sunblocker eingesetzt werden. Stärkepuder wirken nicht abdeckend, sondern werden als Gleit- und Haftmittel eingesetzt, ein Effekt, den man sich durch geeignete Kombination mit Zinkoxid in verschiedenen Mischungsverhältnissen zunutze machen kann.

2 Flüssige Grundlagen

Als weiteres Einphasensystem spielen die Lösungen und Tinkturen eine große Rolle. Als Lösungsmittel kommen in erster Linie Wasser und Alkohole infrage, denen jeweils die für die Behandlung einer Dermatose notwendigen Wirkstoffe zugesetzt sind. Infolge der Verdunstung des Lösungsmittels kommt es zu einer Konzentration des Wirkstoffes, der an die oberflächlichen Hautschichten adsorbiert, dann aber nicht weiter in die Tiefe eindringen kann.

Je nachdem wie eine Lösung angewandt wird, trocknet die Haut mehr oder minder stark aus. Die Anwendung von Wasser führt zur Verdunstung von der Oberfläche, wodurch ein Kühleffekt zustande kommt, der seinerseits eine Entquellung, Juckreizstillung und auch Entzündungshemmung bewirkt. Wasser in Form einer Badetherapie oder eines Dunstumschlags bewirkt zunächst eine Quellung der Haut, in der Folge aber eine starke Austrocknung, weil die wasserrückhaltenden Substanzen aus der Haut herausgelöst werden, das Wasser somit aus den oberen Schichten verschwindet und die Haut trocken und rissig werden kann. Diese Wirkung muss gerade bei einer Bädertherapie berücksichtigt werden, zumal infolge der wasserbedingten Austrocknung Austrocknungsekzeme (Eczema craquelée) entstehen können. Aus diesem Grunde wird dem Badewasser häufig Öl zugesetzt, dessen rückfettende Wirkung jedoch nicht überschätzt werden sollte, da mit dem Abtrocknen der Haut auch der überwiegende Teil des Öls wieder entfernt wird.

Hervorragend geeignet sind entquellende Umschläge bei nässenden Dermatosen (bewährtes dermatologisches Prinzip: nass auf nass), weil dadurch relativ schnell die Exsudation gebremst werden kann und aus der nässenden eine trockene Dermatose wird.

Häufig wird wässrigen Lösungen Alkohol zugesetzt, entweder um die Verdunstung zu beschleunigen, oder um einen Wirkstoff in Lösung zu bringen. Hierbei muss berücksichtigt werden, dass alkoholische Lösungen auf ekzematös veränderter Haut brennen, weswegen Kinder selbst bei kleinflächiger Anwendung, z.B. auf dem Kapillitium, alkoholische Tinkturen nicht tolerieren.

So wie Alkohol in einem wässrigen System für die Beschleunigung der Verdunstung sorgt, so führt der Zusatz von Glyzerin zu einer Verlangsamung dieses Vorganges. Zwar wird die Hautverträglichkeit durch den Glyzerinzusatz etwas verbessert, jedoch fühlt sich die Haut danach leicht klebrig an.

Werden wässrige Lösungen okklusiv angewendet, indem eine über den Verband gelegte Folie die Verdunstung verhindert, kommt es zur Aufweichung und Mazeration der Haut. Diese Effekte sind beim Vorliegen von Krusten erwünscht, da diese dadurch sehr viel schneller und atraumatischer von der pathologisch veränderten Haut entfernt werden können als nicht erweichte Krusten. Derartige Umschläge sollten, zumindest wenn Erosionen der Haut vorliegen, nicht mit Aqua purificata durchgeführt werden, sondern eher mit Ringer-Lösung, weil auf diese Weise keine Elektrolytverschiebung im Wundbereich eintritt.

Als Indikation für Flüssigkeiten und somit auch Bäder sind akute nässende Dermatosen, entzündliche und juckende Hautveränderungen sowie ganz allgemein eine Anwendung in behaarten und intertriginösen Arealen zu nennen, in denen streichfähige Externa entweder zu Verklebungen (Haare) oder zur Mazeration (Intertrigines) führen würden.

3   Wasserfreie Grundlagen

Die wasserfreien Grundlagen bilden eine heterogene Substanzgruppe. So rückt beispielsweise ihre Konsistenz von flüssig (Öle) über streichfähig (Vaseline) bis zu fest (Hartparaffin). Darüber hinaus sind die wasserfreien Grundlagen chemisch nicht einheitlich. Aus praktischen Gründen ist es jedoch sinnvoll, diese heterogene Gruppe unter dem Gesichtspunkt ihrer dermatologischen Eigenschaften zu subsumieren.

Öle wie Olivenöl, Rizinusöl, Erdnussöl, Lebertran, dünn- und dickflüssiges Paraffin, Polyethylenglykole (200–600) werden in ihrer Reinform kaum zu therapeutischen Zwecken eingesetzt. Ihre Domäne liegt aufgrund ihrer fettenden und erweichenden Eigenschaften in der Entfernung von Salbenresten, Krusten und anderen Auflagerungen auf der Haut.

Feste wasserfreie Grundlagen (mit Cera alba, Cera flava, Cetylpalmitat, Cetylsterylalkohol, Wachsen, Hartparaffin, Polyethylenglykolen 4000–6000) werden als Träger für Stifte angewendet, wie z.B. Dithranolstifte für kleine, umschriebene Psoriasisherde. Sie bieten den Vorteil, dass sie bei extremer Sparsamkeit sehr dünn und ohne Berührung mit den Fingern gezielt auf einen Herd aufgetragen werden können, was mit streichfähigen Externa weniger gut möglich ist. Ihr Einsatzgebiet ist verständlicherweise sehr klein.

Streichfähige „fette" Grundlagen wie Wollwachs, Schweineschmalz, weiße Vaseline, gelbe Vaseline, Polyethylenglykol 1000 sind dagegen sehr viel verbreiteter, insbesondere Vaseline. Vaseline ist ein plastisches Gel aus Kohlenwasserstoffen, das nach wie vor eine weite Verbreitung findet. Es ist chemisch, physikalisch und allergologisch indifferent, weist eine gute Haltbarkeit auf, bei guter Verträglichkeit mit vielen Wirkstoffen. Aufgrund seiner guten Hautverträglichkeit treten praktisch keine irritativen Phänomene auf, als Ausnahme vielleicht die Anwendung im Gesichtsbereich, wo sich eine Mineralölakne entwickeln kann. Wegen ihres stark okkludierenden, Wärme und Wasser retinierenden Effektes mit Abdeckung kommt es zu einer Quellung bis hin zur Mazeration sowie zu einer Entzündungsförderung der Haut. Somit ist verständlich, dass sich ihre Anwendung bei akuten Dermatosen verbietet, der Schwerpunkt also eher bei chronischen Dermatosen liegt.

4   Kombinierte Grundlagen

4.1   Schüttelmixturen

Schüttelmixturen bestehen aus einer flüssigen und einer festen Phase. Ihr Wirkmechanismus beruht auf einer Kombination dieser beiden Phasen, so dass insgesamt ein abdeckender, austrocknender, aufsaugender, entquellender, kühlender, juckreizstillender sowie entzündungshemmender Effekt resultiert. Die Bezeichnung Schüttelmixtur beruht darauf, dass auch bei Zusatz von Emulgatoren vor jeder Anwendung durch kräftiges Schütteln eine möglichst gleichmäßige Suspension des Puderanteils in der Flüssigkeit vorgenommen werden soll. Das Verhältnis von Flüssig- zu Festbestandteilen beträgt üblicherweise 50:50, in der Lotio alba aquosa überwiegt jedoch der flüssige Anteil mit 60 %. Zugesetztes Glyzerin sorgt dafür, dass der Puder nach dem Aufpinseln auf der Haut haften bleibt, was eine bessere Wirksamkeit des Puders ermöglicht als bei alleiniger Anwendung eines Puders. Als Indikationen für die Anwendung des „flüssigen Puders" sind die seborrhoische Haut, akute entzündliche Dermatosen ohne erosiven Anteil sowie Dermatosen in den Intertrigines zu nennen. Wegen der guten Haftfähigkeit des Puderanteils nach Verdunstung der wässrigen Phase lässt sich dieser auch nur schlecht wieder von der Haut entfernen. Dies sollte, und das ist ein notwendiger Hinweis für den Patienten, auch in jedem Falle unterlassen werden, da stärkeres Abreiben nur zu unnötigen Irritationen führt (z.B. bei Sonnenbrand, einer Hauptindikation für Schüttelmixturen). Über vorhandene Reste von Puderbestandteilen kann erneut Schüttelmixtur gepinselt werden, negative Auswirkungen auf die Haut entstehen dabei nicht.

4.2   Zinköl

So, wie Wasser und Puder als flüssige und feste Phasen miteinander kombiniert werden können, so kann dies natürlich auch mit wasserfreien und festen Grundlagen geschehen. Eine in der Dermatologie häufig eingesetzte Kombination ist Zinköl, in dem der Wasseranteil der Schüttelmixtur durch Olivenöl ersetzt wird. Zinköl, häufig kombiniert mit einem Antiseptikum wie Xeroform oder Vioform® führt nicht zu einer so starken Austrocknung, wie das bei der wässrigen Schüttelmixtur der Fall ist, da die flüssige Phase nicht verdunstet. Andererseits wird die Ölphase des Zinköls relativ bald von der Wäsche oder vom Verband aufgenommen, wodurch der austrocknende Effekt des Puders mehr zum Tragen kommt, jedoch nicht in dem Ausmaß, wie bei den wässrigen Systemen, weil ein gewisser Restölanteil auf der Haut verbleibt.

4.3   Salben und Cremes

Salben und Cremes sind die in der Dermatologie sicherlich wichtigsten und am häufigsten verwendeten Grundlagen. Es handelt sich dabei um eine streichfähige Kombination aus Grundlagen. Es sind somit letztlich Emulsionen, disperse Systeme aus zwei Phasen, die nicht unmittelbar miteinander mischbar sind. Die Öl-in-Wasser-Emulsion liegt in Form kleiner Öltröpfchen in der wässrigen Phase vor, die Wasser-in-Öl-Emulsion (W/O) in Form kleiner Wassertröpfchen in der „fetten" Grundlage. Wegen der Unmöglichkeit einer Mischung der beiden Phasen ist für die Stabilisierung einer Emulsion immer ein Emulgator notwendig, wie etwa Wollwachsalkohol, cetylstearylschwefelsaures Natrium, Glycerinmonostearat usw.

Die Einteilung der Salben geschieht nach Nürnberg in lipophile Salben (Kohlenwasserstoffe/oder Lipogele ohne Emulgatoren wie z.B. Vaseline), in hydrophile Salben als W/O-Emulsion mit Emulgatoren und schließlich in teilweise wasserlösliche Salbengrundlagen wie Polyethylenglykolsalben und Stearylalkoholpropandiol, die sich rein äußerlich von den anderen Salben nicht unterscheiden.

Bei den Cremes findet man lipophile Cremes als Wasser-in-Öl-Systeme, die mit Fett mischbar sind sowie hydrophile Cremes als Öl-in-Wasser-Emulsion, die mit Wasser unbegrenzt mischbar sind. Ambiphile Cremes sind Mischsysteme, die sowohl mit Fett als auch mit Wasser mischbar sind. Die wasserreiche O/W-Emulsion bewirkt aufgrund ihres Wasseranteils eine Kühlung sowie leichte Austrocknung, wobei dem allerdings der Fettanteil entgegen wirkt. Vorteil gegenüber der lipophilen Salbe vom Typ der Vaseline ist die Abwaschbarkeit.

Die W/O-Emulsionen wirken fettend, da die Außenphase lipophil ist. Es kommt hier eher zu einer Okklusion mit Einschränkung der Perspiratio insensibilis, wobei auch eine schlechtere Abwaschbarkeit besteht. Die nimmt noch zu bei der Anwendung von Fettsalben, bei denen der lipophile Anteil im Verhältnis zum hydrophilen Teil noch größer ist, wodurch immer mehr eine Okklusion mit Quellung, Mazeration und eher Förderung einer Entzündung in den Vordergrund, tritt wie dies bei Vaseline beschrieben wurde.

Derartige industriell gefertigte Cremes und Salben sind häufig sehr kompliziert zusammengesetzt, und man sollte ein solch fein ausgewogenes System nicht wieder durch Mischen mit Ölen oder anderen Grundlagen zerstören. Häufig sind verschiedene Grundlagen ohnehin nicht miteinander kompatibel.

Polyethylenglykolsalben, eine Mischung verschiedener Polyethylenglykole mit dem Resultat eines streichfähigen Externums bedürfen einer besonderen Betrachtung, sind sie doch keine Emulsionen im eigentlichen Sinne, sondern reine, wasserfreie Grundlagen, die aber ausgeprägt hydrophil sind und dadurch zur Entquellung der Haut führen können. Sie sind die einzigen Salben, die auch in behaarten Bereichen angewendet werden können, da sie gut abwaschbar sind.

4.4 Pasten

Pasten sind Zweiphasensysteme einer Kombination von fester Grundlage Puder und „fetter" Grundlage wie Vaseline, Lanolin oder auch Paraffin. Je nachdem wie hoch der Festanteil ist, resultiert eine weiche Paste (30 % Puderanteil) oder eine harte Paste (Puderanteil über 50 %). Wird statt Vaseline z. B. eine wasserhaltige Salbe als Zweiphasensystem verwendet, so liegt ein Dreiphasensystem vor, wobei diese Paste wegen des enthaltenen Emulgators besser von der Haut abwaschbar ist.

Pasten sind aufgrund ihres Puderanteils prinzipiell abdeckend und aufsaugend sowie entzündungshemmend. Die Effekte variieren jedoch, je nachdem wie dick die Paste aufgetragen wird und ob eine weiche oder eine harte Paste vorliegt. Eine weiche Paste mit höherem Fettanteil wirkt natürlich stärker fettend und eher okkludierend, wohingegen eine harte Paste, insbesondere wenn sie dünn aufgetragen wird, eher austrocknet.

5 Allgemeine Therapieregeln

Je akuter die Dermatose ist, um so weniger Fett sollte dem Externum beigemischt werden. Man muss bedenken, dass in der akuten Phase, wenn Läsionen mit entzündlicher Exsudation vorliegen, die Auswahl der jeweiligen Grundlage von weit höherer Bedeutung ist, als die des Wirkstoffes. Es ist einsichtig, dass ein Wirkstoff entgegen dem Sekretionsdruck kaum die Möglichkeit findet, in die betroffenen Hautschichten vorzudringen, wohingegen die physikalischen Effekte der Grundlage sofort zum Tragen kommen. Wenn durch Austrocknungsmaßnahmen eine gewisse Hautberuhigung eingetreten ist, rücken die Eigenschaften der Wirkstoffe immer mehr in den Vordergrund, was insbesondere bei chronischen Dermatosen von Bedeutung ist.

In die therapeutischen Überlegungen müssen, unabhängig vom Wirkstoff, die Zusatzstoffe einbezogen werden, da von ihnen häufig Unverträglichkeiten im Sinne von epikutanen Sensibilisierungen oder auch Primärirritationen ausgehen können. Konservierungsmittel wie

Parabene oder auch Emulgatoren wie Wollwachsalkohole müssen in diesem Zusammenhang besonders herausgestellt werden.

Abgesehen von den Wirkstoffen ist die Auswahl des „richtigen" Externums weiterhin abhängig von der Art der Dermatose (oberflächlich oder in tieferen Hautschichten ablaufend), vom Stadium der Erkrankung (akut, chronisch), vom Hauttyp (Seborrhoiker, Sebostatiker) und von der Lokalisation (plane Haut, Intertrigines, behaartes Areal).

Im akuten Stadium einer nässenden Dermatose wird man einen feuchten Umschlag anwenden (nass auf nass) oder O/W-Lotionen. Im akuten Stadium einer nicht nässenden Dermatose ist eine Schüttelmixtur indiziert oder eine O/W-Creme. Im subakuten Stadium ist eine O/W- oder eine W/O-Emulsion angebracht, im chronischen dann eher eine Paste oder Salbe, im trockenen, chronischen, hyperkeratotischen Stadium schließlich auch Lipogele. Eine Übersicht über die Indikationen gibt Tabelle C.1.

Auch der Hauttyp hat einen Einfluss auf die Wahl der Grundlage. Seborrhoiker mit fettiger, glänzender Haut vertragen verständlicherweise fettreiche Grundlagen relativ schlecht, da diese ihre Haut zusätzlich fetten und eine Okklusion hervorrufen. Sie vertragen eher fettaufnehmende, trocknende Grundlagen, wie wasserreiche O/W-Emulsionen oder auch Schüttelmixturen.

Die Haut des Sebostatikers, die wegen ihres Mangels an Hautfett trocken und schuppend ist, verträgt keine weitere Austrocknung. Deswegen sollten keine Puder, puderhaltigen oder wässrigen Systeme angewendet werden, sondern eher W/O-Emulsionen und Salben. Fettssalben werden nicht immer vertragen, hinzu kommt, dass viele Patienten eine solche Zubereitung als unangenehm empfinden, da sie okkludieren und schlechter einziehen.

Nicht jedes Körperareal eines Patienten kann mit dem gleichen Externum behandelt werden. Es ist durchaus möglich, dass in der vorderen und hinteren Schweißrinne seborrhoische Verhältnisse vorliegen, während an Armen und Beinen Austrocknungsphänomene im Sinne einer Sebostase sichtbar sind. Darüber hinaus sind die Intertrigines nochmals gesondert zu beurteilen, weil dort eine natürliche Okklusion vorherrscht und eher eine Mazeration zu erwarten ist, als auf der planen Haut. Demgemäß sind in solchen Lokalisationen mazerierende

Tab. C.1: Morphologisches Bild von Hauterscheinungen und geeignete Grundlagen für die Behandlung

Morphologie	Empfehlenswert	Weniger empfehlenswert
Akute Rötung	Puder, Schüttelmixtur, Milch, Creme	Pasten, Salben, Fettsalben
Rötung	Wie oben	Wie oben
Schwellung	Evtl. feuchte Umschläge	Wie oben
Bläschen	Puder, Zinkoxidschüttel- mixtur, Gele	Salben, Fettsalben, weiche Pasten
Blasen	Feuchte oder fett-feuchte Verbände	Puder, Schüttelmixturen, lipophile Cremes, Salben, Fettsalben
Erosionen	Feuchte oder fett-feuchte Verbände, Salben	Puder, Schüttelmixturen, Fettsalben
Krusten	Feuchte oder fett-feuchte Verbände, weiche Pasten, Salben, Fettsalben	Puder, Schüttelmixturen, harte Pasten, hydrophile Cremes, Gele
Schuppen	Fett-feuchte Verbände, weiche Pasten, Salben, Fettsalben	Wie oben
Keratosen	Fett-feuchte Verbände, weiche Pasten, Fettsalben	Wie oben
Chronische entzünd- liche Infiltration und Lichenifikation	Weiche Pasten, lipophile Cremes, Salben, Fettsalben	Wie oben
Narben	Weiche Pasten, Salben, Fettsalben	Wie oben
Atrophie	Weiche Pasten, lipophile Cremes, Salben	Puder, Schüttelmixturen, harte Pasten, hydrophile Cremes, Fettsalben

Grundlagen kontraindiziert. Es sollte vielmehr ein Vehikel gewählt werden, das Schweiß aufnehmen kann, austrocknet, und auch der mechanischen Belastung (Reiben der Hautareale aneinander) entgegenwirkt. Indiziert sind hier somit in erster Linie Grundlagen wie Puder, Schüttelmixturen oder auch Pasten.

An behaarten Regionen (insbesondere am behaarten Kopf) dürfen keine fettreichen Grundlagen wie Vaseline angewendet werden, da diese nur mit größerer Anstrengung wieder entfernbar sind. In erster Linie sind somit Flüssigkeiten indiziert oder aber, wenn keine Austrocknung gewünscht ist, ein emulgiertes System wie Öl-in-Wasser-

oder Wasser-in-Öl-Salben, da diese besser auswaschbar sind. Das gilt auch für Polyethylenglykolsalben, die diesbezüglich wenig problematisch sind. Tabelle C.2 fasst alle notwendigen Gesichtspunkte noch einmal zusammen.

Tab. C.2: Systematik der äußerlichen Arzneizubereitungen. Nach Hundeiker, 1982

Zubereitungsform	Definition und Charakteristika	Anwendungsgebiet	Vorteile	Nachteile
1. Lösungen	Dünnflüssige Lösungen von Arzneistoffen in hydrophilen Lösungsmitteln, wie Wasser oder niederen Alkoholen	Akute entzündliche Dermatosen (vesikulöses, nässendes Ekzem) oder entzündliche Schwellung	Hemmung der Krustenbildung. Kühleffekt („Dochteffekt" auf Sekretfluss)	Starke Austrocknung, schmerzhaftes Spannungsgefühl, wenn die Flüssigkeit nicht stetig ersetzt wird.
Feuchte Verbände (Feuchtigkeit muss verdunsten)	Wasser ohne oder mit desinfizierendem Zusatz oder Gerbstoffzusatz	s. oben	s. oben	Mazeration bei langer Anwendung
2. Tinkturen	Dünnflüssige Lösungen von Arzneistoffen oder Drogenauszüge mit alkoholischen oder anderen niedrig siedenden Lösungsmitteln; auch in Verdünnung mit Wasser	Chronische, infiltrierte und lichenifizierte Herde: vesikuläre Veränderungen, besonders im Palmar- und Plantarbereich, auch an behaarten Körperstellen, Nagelbett usw.	Penetrationsbeschleunigung; schnelle Austrocknung; keine störenden Auflagerungen	Manchmal Brennen beim Auftragen, vorübergehende Reizung (dann u. U. Alkoholkonzentration verringern durch Wasserzusatz!)

Zubereitungsform	Definition und Charakteristika	Anwendungsgebiet	Vorteile	Nachteile
3. Lotionen	Frei fließende Suspensionen von Pulvern in hydrophilen Lösungsmitteln oder in Emulsionen, vorzugsweise des Typs O/W. Die Bezeichnung wird auch für mehr als 2-phasige Flüssigkeiten benutzt	Subakute Entzündung mit geringer Exsudation; von Mazeration bedrohte Hautareale (z. B. submammär); auch bei flächenhaftem Pruritus	Wirken wie ein „flüssiger Puder": Kühleffekt, leichte Verteilbarkeit, geringere Austrocknung	Austrocknung, u. U. Krustenbildung mit Exsudat
Schüttelmixtur (mit Pinsel aufzutragen)	Feste Phase in wässriger Phase dispergiert ohne stabilisierende Zusätze			
4. Öle	Bei Raumtemperatur frei fließende Lösungen, sowie Suspensionen von Pulvern, in fetten Ölen oder fettartigen Grundstoffen	Akute bis subakute Entzündung. Kombinierbar mit Farbstoff-Lösungen und feuchten Umschlägen	Weniger mazerierend als feuchte Verbände allein, schnell austrocknend, dadurch kühlend	Krustenbildung mit Exsudat, schwer entfernbar, vor Therapiewechsel Abölen oder Abbaden nötig
5. Salben	Streichfähige, praktisch wasserfreie Zubereitungen	Hyperkeratotische Veränderungen. Erweichen und Ablösen von Krusten. Lichenifikation: alle Formen „trockener Haut"	Aufweichender Effekt auf die Hornschicht; abdeckend. Hydrophobe Salben können besonders einfach (ohne allergenpotente Hilfsstoffe) zusammengesetzt sein	Geringe Verdunstung, Wärmestau. Einschränkung der Perspiratio insensibilis (zu dicke Salbenschicht vermeiden!)

Zubereitungsform	Definition und Charakteristika	Anwendungsgebiet	Vorteile	Nachteile
6. Cremes	Streichfähige, nichttransparente Zubereitungen aus Fetten oder fettartigen Grundstoffen und Wasser	Dermatitiden ohne keratotische Veränderungen: subakute bis subchronische Dermatitiden	Gut dosierbar. Zuführung von Feuchtigkeit und „Fett" zugleich	Trotz „Fettanteil" durch Emulgatoren und Wasseranteil austrocknend. Galenisch komplizierter als Salben (Emulgatoren, Konservantien)
7. Gele	Streichfähige, transparente Zubereitungen aus „gerüstbildenden" Quellstoffen und Flüssigkeit, die Arzneistoffe enthalten können	Therapie an Stellen, die leicht abwaschbare optisch unauffällige Mittel erfordern, z. B. im Haar, oder festhaftenden mechanisch beanspruchbaren Wirkstoff-Filmen, z. B. an Extremitäten, Übergänge zu „flüssigen Pflastern"	Besonders leicht und gleichmäßig verteilbar, leicht abwaschbar. Ausgeprägt kühlende Wirkung nach Auftragen, verbleibender wirkstoffhaltiger Film, abwaschbar	Galenisch komplizierte Zubereitungsformen, bei organischen Quellstoffen mit Konservantien und allergenpotenten Hilfsstoffen; nur geringe Wirkstoffliberation nach Antrocknen
Hydrogele (Gel im engeren Sinne)	Wasserreiche Gele, die praktisch frei von Fetten oder fettartigen Substanzen sind. Evtl. Alkoholzusatz			
Emulsionsgele	Wasserhaltige Gele, die Fette oder fettartige Grundstoffe und, wie Cremes, Emulgatoren enthalten			

Zubereitungsform	Definition und Charakteristika	Anwendungsgebiet	Vorteile	Nachteile
8. Pasten Lipophile Pasten Hydrophile Pasten	Noch streichfähige Zubereitungen mit hohem Gehalt an suspendiertem Pulver. Pasten auf der Basis von Salbengrundlagen, fetten oder fettartigen Grundstoffen oder lipophilen Cremegrundlagen. Pasten auf der Basis hydrophiler Cremegrundlagen oder Grundstoffe	Bei zirkumscripten, akuten (z. B. Herpesbläschen) und bei flächigen, erythematösen Herden zur Langzeittherapie. Nachbehandlung chronisch verlaufender Hautkrankheiten und zur Anwendung an intertriginösen Stellen. Abdecken unbeteiligter Haut bei Ulkus- oder Warzenbehandlung	Vereinigt die Vorzüge von Schüttelmixtur und Salbe: Arzneiträger mit Oberflächenwirkung, langer Haftung und langsamer Wirkstoffabgabe. Keine Einschränkung der perspiratio insensibilis. Aufnahme von Sekreten bei mäßiger Austrocknung (Kühleffekt)	Schlecht entfernbar, außer „Dreiphasenpasten". Bei Krustenbildung evtl. Wärmestau. Pasten müssen mindestens 1 × tgl. aufgetragen werden
9. Puder	Pulver oder Pulvergemische, die geringe Mengen flüssiger oder halbfester Substanzen enthalten können	Wirkstoffhaltig auf Nähten und Wunden: sonst als Abdeckung, evtl. mit anderen (3.–8.) Grundlagen als Haftunterlage	Einfache Zusammensetzung und Applikation, austrocknend und abdeckend. Aufsaugevermögen für Sekrete	Haftet allein kaum, bildet mit Sekreten oder Blut harte Krusten. Wenig Permeation inkorporierter Wirkstoffe. Mineralpuder dürfen nicht in die Tiefe gelangen (Fremdkörperreaktion)
Streupuder	Rieselfähiges Pulver	Aufstreuen auf Haut oder (steril) in (Operations-) Wunden		
Kompaktpuder	Puder in Festkörperform, deren Abrieb appliziert wird			

Zuberei-tungsform	Definition und Charakteristika	Anwendungs-gebiet	Vorteile	Nachteile
10. Sprays und Aerosole	Versprühbare Dermatika, die neben der Arzneizubereitung Treibgase enthalten können. Grundlagen können mit eingearbeitet sein	Gleichmäßiger Wirkstoffauftrag bei Hautkrankheiten, bei denen physikalische Grundlagenwirkungen nicht angestrebt werden	Gleichmäßige Stoffteilung, auch ohne verbleibende Grundlagenanteile	Wenig gezielte Applikation, u.U. Irritation durch rasch verdunstende Lösungsmittel oder Treibgas; teuer

D

Glossar

Literatur

Sachregister

Glossar

(in Anlehnung an Pschyrembel, (260.) Klinisches Wörterbuch. Walter de Gruyter Berlin, New York)

Akren: distale Teile des Körpers, wie Finger, Zehen, Hände, Füße, Nase, Kinn, Augenbrauen, Jochbögen.

Akrozyanose: Bei noch relativ hoher Außentemperatur ($15\,°C-18\,°C$) kommt es an den Akren zu einer blauroten Verfärbung, an den Händen evtl. auch zu einer teigigen Schwellung, Neigung zu Hyperhidrosis, Entstehung von Warzen und Mykosen wird gefördert, die Akrozyanose beginnt in der Pubertät und schwindet meist um das 25. Lebensjahr.

Allergie: Eine Allergie ist eine durch das Immunsystem getragene Überempfindlichkeitsreaktion auf von außen auf oder in den Körper einwirkende Substanzen. Weitgehend dosisunabhängig. Die Allergie wird durch spezifische Antikörper oder T-Lymphozyten vermittelt. Bevor allergische Symptome auftreten, läuft eine nicht symptomatische Phase der Sensibilisierung des Immunsytems ab. Es werden nach Coombs und Gell vier Allergietypen unterschieden.
Typ I: Reaktion vom Soforttyp durch spezifische IgE-Antikörper (Histaminfreisetzung). Beispiel: Heuschnupfen, Lebensmittelallergie, Wespengiftallergie etc.
Typ II: Zytotoxische Reaktion durch spezifische IgG- und IgM-Antikörper. Beispiel: Hämolytische Anämie durch Medikamentenallergie, hämolytischer Transfusionszwischenfall etc.
Typ III: Immunkomplexreaktion Antigen–Antikörperkomplexe. Beispiel: Vasculitis allergica durch Medikamente etc.
Typ IV: Verzögerte Reaktion durch sensibilisierte T-Lymphozyten. Beispiel: Kontaktallergie gegen Nickel etc.

Atopie: Bezeichnung für die klinischen Manifestationen der Überempfindlichkeitsreaktionen vom Soforttyp und eines unveränderten Immunsystems auf der Grundlage genetischer Faktoren.

Blepharokonjunktivitis: Entzündung der Lidränder infolge mechanischer Reizung, Seborrhoe oder bakterieller Besiedlung (meist Staphylokokken).

Capillitium: behaarte Kopfhaut.

Cheilitis: Lippenentzündung.

Dermatitis: Hautentzündung.

Dermographismus, weißer: nach mechanischer Reizung der Haut (z.B. durch leichtes Kratzen mit einem Spatel) auftretendes Weiß werden, statt, wie normal, Rot werden der Haut, besonders deutlich bei Neurodermitis.

Desmosomen: Haftplatten; dienen dem Zusammenhalt von Epithelzellen.

Dyshidrosis: Störung der Schweißabsonderung, Hyper-, Hypo- oder Anhidrose.

Dysplasie: Fehlbildung des zellulären Aufbaus in der feingeweblichen Untersuchung. Schwerere Dysplasien sind Präkanzerosen (Krebs-Vorstufen).

Effluvium: Haarausfall.

Ekzem: syn. Dermatitis; Entzündung der Epidermis mit Rötung, Schuppung und Juckreiz. Im ganz akuten Stadium Papulovesikel mit Nässen, im chronischen Stadium Lichenifikation (Verdickung der Haut mit verstärkter Hautspaltlinien-Zeichnung). Reizung der Haut von außen.

Enterocolitis: Entzündung des Dünn- und Dickdarms, meist Bezeichnung für einen akuten Durchfall, hervorgerufen durch eine bakterielle oder virale Infektion.

Epikutantest: syn. Läppchentest. Dient zum Nachweis einer Kontaktallergie gegen bestimmte Allergene. Die Allergene klebt man für 2 Tage mit Hilfe von Hautpflastern auf den Rücken. Reagiert die Haut mit der Ausbildung eines Ekzems, liegt eine Allergie vor. Häufig sind Kontaktallergien gegen Nickel, Duftstoffe, Konservierungsmittel, Salbeninhaltsstoffe (auch in Kosmetika) usw. (Allergie vom verzögerten Typ, Symptome treten nach ca. 48 Stunden auf).

Epistaxis: Nasenbluten.

Erythem: entzündliche, durch Hyperämie bedingte Rötung der Haut.

Exanthem: syn. Ausschlag. Tritt relativ plötzlich (innerhalb von Stunden bis 1–2 Tagen) auf, ist symmetrisch auf dem Körper verteilt. Oft mehr oder weniger Juckreiz. Auslöser kommt von innen: Virusinfekt, Arzneimittelallergie, Lebensmittelallergie.

Exkoriation: Hautabschürfung, die das Korium erreicht, z.B. durch Aufkratzen mit dem Fingernagel.

Exsudation: entzündungsbedingter Flüssigkeits- und Zellaustritt aus Blut- und Lymphgefäßen.

Filiform: fadenförmig.

Hämorrhagie: Blutung.

Hertoghe-Zeichen: Ausfallen und Ausdünnung der seitlichen Partien der Augenbrauen bei Neurodermitits.

Hyperkeratose: übermäßige Verhornung.

Ichthyosis: Vererbte Fischschuppenkrankheit.

Infundibulum: Trichter.

Inguinalregion: Leistengegend.

Inokulation: Einbringen von Erreger- oder Zellmaterial in ein Nährmedium oder einen Organismus.

Intertriginös: in den Körperfalten auftretend.

Keratose: Verhornung.

Keratosis pilaris: Verhornungsstörung der Haarfollikel, besonders an den Streckseiten der Oberarme, der Oberschenkel und am Gesäß. Hautfarben, spitzkegelig, reibeisenartig.

Kryotherapie: Hierbei wird flüssiger Stickstoff, der eine Temperatur von −196 °C aufweist, auf die Haut gesprüht, so dass das betroffene Areal für eine definierte Zeit eingefroren wird – bei Narben 5–10 Sekunden, bei Hauttumoren bis zu 30 Sekunden.

Lichenifikation: Flächenhafte Infiltration der Haut mit Vergröberung der Hautfelderung und Verdickung, z.B. bei Neurodermitis atopica.

Mazeration: weißliche, erweichte Haut.

Naevus: Mal, Muttermal.

Nikolski-Zeichen I: Blasenbildung durch seitlichen Druck auf unverändert erscheinende Haut.

Nikolski-Zeichen II: Verschiebbarkeit der Blase innerhalb der Epidermis.

Ödem: Flüssigkeitsansammlung im Gewebe. Ursache: Flüssigkeitsaustritt aus Gefäßen, z. B. bei allergisch bedingter Gefäßerweiterung mit erhöhter Gefäßwanddurchlässigkeit, venösem oder lymphatischen Rückstau.

Parakeratose: Verhornungsanomalie der Oberhaut mit Zellkernresten in der Hornschicht.

Perlèche: in den Mundwinkeln schlecht heilende, schmerzhafte Einrisse, die ulzerieren und sich mit Krusten bedecken.

Pityriasis alba faciei: rundliche bis ovale weiße Herde mit kleinlamellärer Schuppung bei Kindern; bei Sonnenbräunung sind die Herde blasser als die Umgebung, lokalisiert im Gesicht und gelegentlich auf den Armen.

Palma: Handfläche.

Photodynamische Therapie: Behandlung dünner aktinischer Keratosen oder Basaliome auf Gesicht oder Kopfhaut mit Aminolävulinsäure, danach Bestrahlung mit Rotlicht von 570–670 nm. Es kommt zur phototoxischen Reaktion nur in den krankhaften Zellen.

Planta: Fußsohle.

Plaque: leicht erhabene großflächige Hautveränderung (> 0,5 mm Durchmesser) durch konfluierte Papeln bzw. großflächige Infiltration mit Entzündungszellen, bei Ablagerungsdermatosen oder durch Epidermisverdickung.

Pricktest: Dient zum Nachweis von Allergien vom Soforttyp, wie Pollenallergie (Heuschnupfen), Hausstaubmilben-, Tierhaar- oder Lebensmittelallergie (etc.). Die Allergene werden mit einer Metalllanzette in die Unterarmhaut geritzt. Bei Auftreten einer roten, juckenden Quaddel innerhalb von maximal 15 Minuten liegt eine Allergie vor.

Pseudoallergie: Überempfindlichkeitsreaktion mit Allergie-ähnlichen Symptomen, aber ohne Beteiligung und Sensibilisierung des Immunsystems. Die Stärke der Symptome ist dosisabhängig. Auslöser von direkter Histaminfreisetzung oder Aktivierung des Komplementsystems sind zahlreiche Medikamente oder Nahrungsmittelzusätze, wie Farb- und Konservierungsstoffe.

Pseudomembranöse Kolitis: Seltene Form der antibiotikaassoziierten Kolitis, insbesondere nach Clindamycineinnahme.

Purpura: dicht gesäte, punktförmige Blutaustritte in die Haut.

Rhagaden: kleine, oft schmerzende Hautspalten, z.B. an Lippen, Mund- und Lidwinkeln, Gelenkbeugen, Fersenhornhaut.

Rima ani: Gesäßfalte.

Rubeosis faciei: Rötung des Gesichts.

Spongiose: schwammartiges Ödem in der Epidermis.

Striae distensae (syn. Striae gravidarum): Schwangerschafts-(Haut-)streifen, vernarbende Risse der Dermis, die erst rot, später weiß sind durch zu hohe Hautdehnung.

Suprabasal: oberhalb der Basalzellschicht.

Teleangiektasien: bleibende Erweiterung kleiner oberflächlicher Hautgefäße.

Tinea: Pilzerkrankung der Haut mit Dermatophyten.

Trichogramm: Es dient der Diagnostik von Haarerkrankungen. Dazu werden etwa 50 Haare jeweils vom Vorder- und vom Hinterhaupt entnommen, indem das Haarbüschel mit einer speziellen Fasszange festgehalten und auf einmal herausgezogen wird. Anschließend werden die Haarwurzeln im Auflichtmikroskop beurteilt.

Unguis: Nagel.

Xerosis cutis: Austrocknung der Haut.

Literatur

Altmeyer P, Bacharach-Buhles M (2002): Dermatologie, Allergologie, Umweltmedizin. Springer, Berlin

Bachert C, Kardoff B, Virchow Ch (1999): Allergische Erkrankungen in der Praxis. UniMed, Bremen

Bork K (1995): Haut und Brust. G. Fischer, Stuttgart

Braun-Falco O, Plewig G, Wolff HH (1995): Dermatologie und Vernerologie. Springer, Berlin

Fuchs Th, Aberer W (2002): Kontakt-Ekzem. Dustri-Verlag, München

Gloor M, Thoma K, Fluhr J (2000): Dermatologische Externatherapie. Springer, Berlin

Hölzle E (2003): Photodermatosen und Lichtreaktionen der Haut. Wissenschaftliche Verlagsgesellschaft, Stuttgart

Hundeiker M (1982): Grundlagen der Therapie mit äußerlichen Arzneimittelzubereitungen. Zbl Hautkr 148: 683–697

Jörs HJ: Dermatikagrundlagen, in Korting GW (1980) Dermatologie in Praxis und Klinik. 7.12–7.26

Kanerva L, Elsner P, Wahlberg JE, Maibach HI (2000): Handbook of Occupational Dermatology. Springer, Berlin

Korting HC, Callies R, Reusch M, Schlaeger M, Sterry W (Hrsg.) (2005): Dermatologische Qualitätssicherung – Leitlinien und Empfehlungen. 4. Aufl. ABW Wissenschaftsverlag, Berlin

Niedner R (1998): Kortikoide in der Dermatologie. UniMed, Bremen

Niedner R (2001): Erkrankungen der Haut. Deutscher Apotheker Verlag, Stuttgart

Niedner R, Ziegenmeyer J (Hrsg) (1992): Dermatika. Wissenschaftliche Verlagsgesellschaft, Stuttgart

Petzoldt D, Gross G (Hrsg.) (2001): Diagnostik und Therapie sexuell übertragbarer Krankheiten. Leitlinien 2001 der Deutschen STD-Gesellschaft. Springer, Berlin

Schürer N, Kresken J (2000): Die trockene Haut. Wissenschaftliche Verlagsgesellschaft, Stuttgart

Traupe H, Hamm H (1999): Pädiatrische Dermatologie. Springer, Berlin

Sachregister

A

ABCDE-Regel 151, 305, 310
Acne comedonica 108, 113
–, Gesicht 115
Acne conglobata
–, Gesicht 108
Acne nodulocystica 113
Acne papulopustulosa 108
–, Gesicht 111
Aeroallergene 49, 104
Akantholyse 221
Akanthoma fissuratum
–, Ohren 48
Akne tetrade 220
Aknezyste
–, Gesicht 113
aktinische Keratosen
–, Kopf 21
aktinisches Retikuloid 102
allergische Kontaktdermatitis 128
allergisches Kontaktekzem
–, Arme 199
–, Stamm 296
allgemeine Therapieregeln 372
Alopecia areata 27
–, Gesicht 138
–, Kopf 26
Alopecia areata totalis 27
– areata universalis 27
Alopezie, androgenetische 28
Altersfleck 22
Altershaut
–, Kopf 22
amelanotisches malignes Melanom 218
γ-Aminolävulinsäure 19

Anagenhaare 29
Anämie, perniziöse 71
Anatomie der Haut 3
androgenetische Alopezie 28
Androgenrezeptoren 109
Angina specifica 252
Angiokeratom 216
Angiom
–, Kopf 23
–, Lippen 54
Angioödem
–, Gesicht 130
–, Lippen 55
Aphthen
–, Mund 58
Artefakt
–, Arme 205
Arzneimittelexanthem 76
–, Stamm 297
Arzneimittelexanthem, urtikarielles
–, Stamm 298
Arzneimittelexantheme
–, fixe 353
–, lichenoide 231
Atherom
–, Augen 36
–, Kopf 25
atopische Dermatitis
–, Hals, Nacken 163
atopische Hände 175
atopisches Ekzem
–, Arme 197
–, Beine 224
–, Gesicht 100, 102, 104
–, Stamm 287
atopisches Handekzem 176

Atrophie 10
Atrophie blanche 235
Augen, halonierte 106
Ausrufungszeichenhaare 26
Autoimmundermatose 194, 325
Autoimmunerkrankung 153, 159,
   161, 179, 208, 290, 320

B
Balanoposthitis plasmazellularis
   Zoon 340, 358
Bartholinitis 342
Basaliom
–, Augen 35
–, Gesicht 147
–, Kopf 19
–, Nase 39
Basaliom, pigmentiertes
–, Kopf 24
Basaliom, sklerodermiformes 148
Basalmembran 3
Biologicals 44
BK-mole-Syndrom
–, Stamm 307
Blaschkolinien 167
blauer Naevus 23
–, Stamm 312
Blepharitis 38
Blue-rubber-bleb-Naevus 311
Borrelienserologie 42
Borreliose
–, Gesicht 141
–, Ohren 42
Brustwarzenekzem
–, weibliche Brust 330
Bullae 5
Bullöses Pemphigoid
–, Hände 194
–, Stamm 324

Buschke-Löwenstein 351

C
C1-Esterase-Inhibitor 130
C1-Esterase-Inhibitor-Mangel 55
Café-au-lait-Fleck 308, 316
Candida albicans 67, 96
Candida-Balanitis
–, Genitoanalregion 340
Candida-Vulvovaginitis 342
Candidose
–, Gesicht 96
Capillitium 26
Chalazion 33, 119
Cheilitis actinica
–, Lippen 51 f.
Cheilitis angularis
–, Lippen 57
Cheiropompholyx 182, 194
Chloasma
–, Gesicht 136
Chlorakne
–, Gesicht 117
Chondrodermatitis nodularis helicis
–, Ohren 46
chronisch vegetierende Pyodermie
   326
chronische UV-Lichtexposition 53
chronische UV-Strahlung 165
chronisches Handekzem 170
Cicatrix 9
Ciclopiroxolamin 94
Clavus 256
Condylomata acuminata
–, Genitoanalregion 349
Condylomata lata 251
–, Genitoanalregion 354
Conjunctivitis allergica
–, Gesicht 132

Corona phlebectatica
–, Füße 255
Corona veneris 251
Cowden-Syndrom 70
Cremes 370
Crusta 7

D
Darier-Zeichen 302
Dellen 259
Dellwarze
–, Genitoanalregion 344
–, Stamm 277
Demodex 37
Demodex folliculorum 118
Dennie-Morgan-Falten 106
Dermatitis herpetiformis Duhring
–, Stamm 328
Dermatitis solaris
–, Gesicht 131
Dermatitis, atopische
–, Hals, Nacken 163
Dermatitis, phototoxische
–, Füße 243
Dermatitis, rosazeaartige
–, Gesicht 122
Dermatitis, toxische bullöse
–, Hände 179
Dermatoliposklerose 236
Dermatom 83, 240
Dermatomyositis
–, Gesicht 159
Dermatophyten 94, 185
Dermis 2
Desmosomen 208
Differenzierung 2
Dithranol 43
Dornwarze
–, Füße 256

Druckatrophie 25
Dubreuilh 144
dyshidrosiformes Handekzem 182 f.
Dyshidrosis lamellosa sicca 182
dysplastische Naevuszellnaevi
–, Stamm 307
dysplastischer Naevus 310

E
Eczema craquelé
–, Beine 226
Effloreszenzen 2 f.
Ektope 356
Ektropium 89
Ekzem
–, Ohren 45
Ekzem, atopisches
–, Arme 197
–, Beine 224
–, Gesicht 100, 102, 104
–, Stamm 287
Ekzem, pruriginöses 214
Ekzema herpeticatum
–, Gesicht 86
–, Hände 178
Elastosis cutis 117
Endonuklease 131
Epidermis 2
Epidermolysis bullosa acquisita 179,
    194, 324
Epstein Barr Virus 69
Erosio 8
Erosio interdigitalis
–, Hände 184
Erysipel
–, Arme 219
–, Beine 227
–, Genitoanalregion 357
–, Gesicht 134

Erythem 4
Erythema chronicum migrans
–, Gesicht 141
Erythema e calore
–, Stamm 301
Erythema exsudativum 62
Erythema exsudativum multiforme
 58, 324
–, Arme 212
–, Gesicht 126
–, Stamm 299
erythematosquamöse Plaques 43
Erytheme, figurierte 293, 297
Erythrasma 331
–, Genitoanalregion 339
Erythrodermie 173, 202
Erythroplasie Queyrat
–, Genitoanalregion 358
Erythrosis interfollicularis colli
–, Hals, Nacken 165
Etagenwechsel 132
Exanthem 73
Excoriatio 8
Exkoriationen 100

F
Fazialisparese 70
Fazies atopica
–, Gesicht 106
Feigwarzen
–, Genitoanalregion 349
Fersenhämatom
–, Füße 254
feste Grundlagen 364
Feuermal
–, Gesicht 137
Fibroma pendulans
–, Arme 217
figurierte Erytheme 293, 297

fixe Arzneimittelexantheme 353
Flohstiche
–, Stamm 285
Fluconazol 94
5-Fluorouracil 19
Flush 118
flüssige Grundlagen 366
Follikulitis 84
Frenulum 345
Frostbeulen
–, Füße 253
–, Hände 193
–, Nase 40
Furunkel
–, Stamm 274

G
Ganglion 85
geeignete Grundlagen 374
Gerstenkorn
–, Augen 33
geschlossene Komedonen 115
Glans 340
Glanznägel
–, Nägel 263
Glasspatel 89
Glukokortikoide 44
Glukokortikoid-Haftsalbe 61
Gneis 99, 104
Granulationsgewebe 237
Granuloma inguinale 352
Granuloma pyogenicum
–, Hände 190
Granuloma teleangiectaticum
–, Hände 190
Granulome, verkäsende 189
Grindflechte
–, Gesicht 92
Griseofulvin 94

Grundlagen
–, feste 364
–, flüssige 366
–, geeignete 374
–, kombinierte 369
–, wasserfreie 368
Grützbeutel
–, Augen 36
–, Kopf 25
Gürtelrose
–, Gesicht 82
–, Stamm 281

H

Haarausfall, kreisrunder 26
Haarbalgmilben 37
Haarleukoplakie, orale 64
Haarzunge, schwarze 68
Half and half nails 265
Halo-Naevus
–, Stamm 309
halonierte Augen 106
Hämangiom
–, Arme 216
Hämatom, subunguales
–, Nägel 264
Hämorraghien 28
Hämosiderin 4, 235
Hände, atopische 175
Handekzem
–, atopisches 176
–, chronisches 170
–, dyshidrosiformes 182 f.
–, irritativ-toxisches 170, 181
Hautbarriere 179, 181
Helicobacter-pylori-Gastritis 118
Herpes genitalis 361
Herpes labialis
–, Gesicht 84

Herpes simplex
–, Augen 34
–, Stamm 280
Herpes zoster
–, Gesicht 82
Hertoghe-Zeichen 106
Hexachlorcyclohexan
–, Kopf 15
Himbeerzunge 73
Histiozytom 218
Hordeolum 119
–, Augen 33
humanes Papillom-Virus 88
Hyperkeratose 10, 52, 68, 260
Hyperlinearität, palmare 175
Hypersalivation 57
hypertrophe Narbe
–, Stamm 322

I

ichthyosiforme Schuppung 7
Iktus
–, Beine 234
Imiquimod 19
Immunmodulatoren 44
Impetigo contagiosa
–, Gesicht 92
–, Stamm 271
Insektenstich
–, Beine 234
Intertrigines 8
Intertrigo
–, Genitoanalregion 337
Intertrigo candidomycetica
–, weibliche Brust 331
intraepitheliale Neoplasie 192
Involution 10
Irritanzien 104

irritativ-toxisches Handekzem 170, 181
Itraconazol 94

J
juvenile Warzen
–, Gesicht 88
juveniles Melanom
–, Gesicht 145

K
Kadaverhaare 26
Kälteschaden 40
Karbunkel
–, Beine 230
–, Hals, Nacken 166
Keloid 9
–, Gesicht 140
Keloide 109
–, Hals, Nacken 168
Keloidprophylaxe 168
Keratoakanthom
–, Arme 218
–, Hände 191
–, Stamm 319
Keratohyalingranula 2
Keratosen, aktinische
–, Kopf 21
Knollennase 37
Köbner-Phänomen 172, 201, 294
Kokarde 126, 212
kombinierte Grundlagen 369
Komedonen 108
–, geschlossene 115
–, offene 115
Komedoneninhalt 116
kongenitaler Nävuszellnävus 151
Konjunktivitis 38
Kontaktdermatitis

–, Gesicht 128
Kontaktdermatitis, toxische 128
–, Beine 233
Kontaktekzem
–, Füße 241
Kontaktekzem, allergisches
–, Arme 199
–, Stamm 296
Kontaktekzem, phototoxisches
–, Arme 204
Kontaktekzem, toxisches 242
–, Achseln 222
–, Beine 233
–, Hände 179
Kontakturtikaria 169
Kopfläuse 14
Kopfschuppen 12
Koplik-Flecken 76
Korium 2
Kortisonschaden
–, Arme 206
Krallennagel 262
Krampfadern
–, Beine 235
Kratzartefakte
–, Arme 203
Krätze
–, Stamm 283
Krätzmilbe 283
Krusten, honiggelbe 92
Kryotherapie 52
kumulativ-toxisches Ekzem 180, 242

L
Lackzunge 70 f.
Larva migrans
–, Stamm 286
Lentigo maligna

–, Gesicht 142
Lentigo senilis 142, 144, 148, 316
–, Gesicht 150
Lentigo simplex 22, 316
Lentigo-maligna-Melanom
–, Gesicht 144
–, Stamm 316
Leser-Trélat-Zeichen 313
Leucoplacia simplex 64, 69
Leukoderm 4
Leukoderm, syphilitisches 252
Leukonychia linearis
–, Nägel 268
Leukoplakie 64
–, Mund 66
Lichen ruber mucosae 58
–, Mund 64
Lichen ruber planus
–, Beine 231
Lichen sclerosus et atrophicus
–, Genitoanalregion 345
Lichenifikation 10, 102, 163, 176
lichenoide Arzneimittelexantheme
    231
Lingua geographica 69
Lingua plicata 70
Lingua villosa nigra 68
Lippenrhagade 57
Livedo racemosa 301
– retikularis 301
Livedovaskulitis 301
Lupus erythematodes, subakuter
    kutaner, Gesicht 155, 157
Lupus erythematodes, systemischer
–, Gesicht 153
Lupus mutilans 89
Lupus pernio 37
Lupus vulgaris
–, Gesicht 89

Lymphadenosis cutis benigna Bäfver-
    stedt
–, Ohren 42
Lymphe 120
Lymphknotenschwellung
–, okzipitale 78
–, zervikale 78
Lymphogranuloma venerum 352

M
Macula 4
Mahonia aquifolium 44
malignes Melanom
–, Gesicht 151
Masern
–, Gesicht 76
Maurerekzem 170
Mazerationserscheinungen 8
Melanoderm 4
Melanom, amelanotisches malignes
    218
Melanom, juveniles
–, Gesicht 145
Melanom, malignes
–, Gesicht 151
Melanom, noduläres malignes
–, Stamm 310
Melanom, superfiziell spreitendes
    malignes
–, Stamm 305
Melanoma circumscripta praecance-
    rosa 144
Melasma
–, Gesicht 136
Melkersson-Rosenthal-Syndrom
    70
Metronidazol 38
Michschorf 104
mikrobielles Ekzem 241

Milchschorf
–, Gesicht 99
Milien 106 f.
Mittelrhagade
–, Lippen 55
Möller-Hunter-Glossitis
–, Mund 71
Molluscum contagiosum
–, Genitoanalregion 344
–, Stamm 277
Morbus Behçet 59, 352
Morbus Bowen
–, Hände 192
–, Stamm 303
Morbus Darier 269
Morbus Favre-Racouchot 115
Morbus Hailey Hailey 331
Morbus Paget
–, weibliche Brust 332
Morbus Reiter 340, 359
Muzinose 163
–, retikuläre erythematöse 301
Mycobacterium marinum 189
Mykobakteriose
–, atypische 189

N
Nabelstein 315
Nackenekzem 163
Naevus coeruleus 310
–, Stamm 312
Naevus flammeus
–, Gesicht 137
Naevus sebaceus
–, Kopf 20
Naevus spilus
–, Stamm 308
Naevus, blauer 23
–, Stamm 312

Naevus, dysplastischer 307, 310
Naevus, papillomatöser kongenitaler
–, Stamm 318
Naevus, verruköser
–, Hals, Nacken 167
Narbe, hypertrophe
–, Stamm 322
Narbenkeloid
–, Stamm 322
Nävuszellnävus, kongenitaler 151
–, Gesicht 162
Neckdissection 53
Neoplasie, intraepitheliale 192
Neuralgie, postzosterische 281
Neurodermitis
–, Gesicht 86, 100, 102, 104
Nickel-Kontaktekzem
–, Ohren 50
Nikolski-Zeichen 161, 194, 209, 325
Nissen
–, Kopf 14
noduläres malignes Melanom
–, Stamm 310
Nodulus 5
Nodus 5
Nomenklatur 2

O
offene Komedonen 115
Ohrhelix 46
Ohrläppchenrhagade 49
Ölflecken 173, 201, 259 f.
Omphalolith 315
Onychodystrophie 258
Onychogrypose 262
Onycholyse 261
Onychomykose 269
Onychoschisis 258, 266

Ophiasis
–, Gesicht 138
Ophiasistyp 26
orale Haarleukoplakie 64

P
Pachyonychia congenita 269
palmare Hyperlinearität 175
Papel 5
Papillae coronae glandis
–, Genitoanalregion 356
papillomatöser kongenitaler Naevus
–, Stamm 318
Papillom-Virus, humanes 88
Parakeratose 10, 260, 294
parakeratotische Schuppung 7
Paronychie
–, Nägel 267
Pasten 372
Peelings 116
Pemphigus foliaceus
–, Stamm 326
Pemphigus vegetans
–, Achseln 221
–, Mund 62
Pemphigus vulgaris 58
–, Arme 208
–, Gesicht 161
–, Mund 61
Penicillinallergie 74
Perforansvenen 238
periorale Dermatitis 84
–, Gesicht 122
periorbiculare Dermatitis
–, Gesicht 122
Perlèche 106
–, Lippen 57
Perlèches, syphilitische 252
Perniones 37

–, Füße 253
–, Hände 193
–, Nase 40
perniziöse Anämie 71
Pharyngotonsillitis 73
Phimose 340
Phlegmone 228
photodynamische Therapie 19, 359
phototoxische Dermatitis
–, Füße 243
phototoxische Reaktion 204
phototoxisches Kontaktekzem
–, Arme 204
physikalische Urtikaria
–, Stamm 302
pigmentiertes Basaliom
–, Kopf 24
Pilz, zoophiler 94
Pimecrolimus 44
pityriasiforme Schuppen 275
Pityriasis simplex capillitii
–, Kopf 12
Pityriasis versicolor
–, Stamm 275
Pityrosporum ovale 12, 97, 276
Plaques muqueuses 252
Plaques, erythematosquamöse 43
Plattenepithelkarzinom
–, Gesicht 148
–, Lippen 52 f.
Polidocanol 81
Poliose
–, Kopf 32
Porus 25
postthrombotisches Syndrom 238
postzosterische Neuralgie 281
Präputium 340
Primäraffekt
–, Genitoanalregion 352

Primäreffloreszenzen 4
Proliferationshyperkeratose 7
Propionibacterium acnes 109, 113
pruriginöses Ekzem 214
Prurigo simplex chronica
–, Arme 214
–, Stamm 289
Pseudoacanthosis nigricans
–, Achseln 223
–, weibliche Brust 333
Pseudoallergie 55, 130
Pseudocicatrices stellaires 206
Pseudofollikulitis barbae
–, Gesicht 91
Psoriasis
–, Ohren 43
Psoriasis capillitii
–, Kopf 16
Psoriasis geographica 293
Psoriasis vulgaris
–, Arme 200
–, Hände 172
–, Nägel 259
–, Stamm 290, 293
Psoriasis-Arthritis 294
Pulpitis sicca
–, Hände 181
Purpura 299
Purpura jaune d'ocre 4, 235
Pustel 6
PUVA 27
PUVA-Therapie 43, 173
Pyodermia fistulans sinifica
–, Achseln 220
–, Genitoanalregion 360
Pyodermie 34
–, Hände 183
Pyodermie, chronisch vegetierende
326

Q
Quincke-Ödem 6
–, Gesicht 130
–, Lippen 55

R
Rasierpuderstein 91
Reaktion, phototoxische 204
Reed-Naevus 145
Retentionshyperkeratose 7, 115
retikuläre erythematöse Muzinose
301
Retikuloid, aktinisches 102
Retinoide 114
Rhagade 8
Rhinophym 37
Riesenkomedo
–, Stamm 315
Riesenkondylome 351
Riesenmitesser
–, Stamm 315
Rosazea 37
–, Gesicht 118, 120
–, Nase 40
rosazeaartige Dermatitis
–, Gesicht 122
Röteln
–, Gesicht 78
–, Stamm 278
Rötelnembryopathie 79
Rumpfhautbasaliom
–, Stamm 304

S
SAHA-Syndrom 110
Salben 370
Salicylölkappen 44, 174
–, Kopf 17
Sarcoptes scabiei 283

Säufernase 38, 120
Scabies
–, Stamm 283
Scabies norvegica 283
–, Füße 248
Scharlach
–, Gesicht 73
Schleimhautpemphigoid 58
Schmerzen
–, radikuläre 83
Schmierinfektion 92
Schuppen, pityriasiforme 275
Schuppenflechte
–, Arme 200
–, Kopf 16
–, Ohren 43
Schuppenkruste 7
Schuppung
–, ichthyosiforme 7
–, parakeratotische 7
Schüttelmixturen 369
schwarze Haarzunge 68
Schwimmbadgranulom
–, Hände 189
Sebocystomatosis scroti
–, Genitoanalregion 348
Seborrhoe 37, 108 f., 116
seborrhoische Warze
–, Stamm 304
seborrhoisches Ekzem
–, Genitoanalregion 336
–, Gesicht 97
Sekundäreffloreszenzen 7
selektive UVB-Therapie 43, 173
semimaligner Tumor 39
seniles Angiom
–, Gesicht 146
–, Stamm 304
Skleradenitis 353

Sklerodermie 159
sklerodermiformes Basaliom 148
Sonnenbrand
–, Gesicht 131
Sonnenlichtschaden 148
Sonnenterrasse 19
Soor 67
Spätakne 109, 114
Speichelzyste 60
Spinalganglien 83
Spinaliom 21
–, Gesicht 148
–, Kopf 22
–, Lippen 52 f.
Spitz-Naevus
–, Gesicht 145
Squama 7
Stachelzellkrebs 21
Staphylococcal scalded skin syndrome 208
Staphylococcus aureus 33
Stauungsdermatitis 228
Sternhimmel 80
Stratum, Aufbau 3
Streptokokken 92
Streptokokkeninfektion 74
Streuphänomene 128
subakuter kutaner Lupus erythematodes
–, Gesicht 155, 157
Substanz P 118
subunguales Hämatom
–, Nägel 264
Superantigene 101, 197
superfiziell spreitendes malignes Melanom
–, Stamm 305
Sutton-Naevus
–, Stamm 309

Symblepharon 211
Syndrom, postthrombotisches 238
Syphilis
-, Füße 251
-, Hände 188
-, Stamm 272
syphilitische Perlèches 252
syphilitisches Leukoderm 252
systemischer Lupus erythematodes
-, Gesicht 153

T

Tacrolimus 44
Talgdrüsen 356
Talgdrüsenhyperthrophie 37
Teleangiektasien 19, 36, 39, 47
Telogenhaare 28
Terminalhaar 28
Terry-Nägel 265
Therapie, photodynamische 19, 359
Therapieregeln, allgemeine 372
Tinea amiantacea
-, Kopf 18
Tinea barbae
-, Gesicht 95
Tinea capitis profunda
-, Kopf 30
Tinea faciei
-, Gesicht 94
Tinea inguinalis
-, Genitoanalregion 338
Tinea manum
-, Hände 185
Tinea pedum
-, Füße 244
Tinea unguium
-, Nägel 269
toxische bullöse Dermatitis
-, Hände 179

toxische Kontaktdermatitis 128
-, Beine 233
toxisch-epidermale Nekrolyse
-, Arme 210
toxisches Kontaktekzem 242
-, Achseln 222
-, Beine 233
-, Hände 179
Treponema pallidum 251, 272
Trichogramm 28
Trichophytie
-, Gesicht 95
Trichotillomanie 27
-, Kopf 28
Trigeminusganglion 34
Triggerfaktoren 104
Tuberkulose
-, Gesicht 89
Tumor 5
-, exulzeriert 120
-, semimaligner 39
Tüpfel 173, 201
Tüpfelnägeln 260
Twenty-nails-Syndrome 269

U

Ulcus cruris
-, Beine 237
Ulcus molle 352
Ulkus 8
Unguis incarnatus
-, Nägel 267
Urticaria factitia
-, Stamm 302
Urtika 6
Urtikaria 55, 76
-, Gesicht 124
-, Hals, Nacken 169
Urtikaria, physikalische

-, Stamm 302
urtikarielles Arzneimittelexanthem
-, Stamm 298
UVB-Therapie, selektive 43, 173
UV-Lichtexposition, chronische 53
UV-Strahlung, chronische 165

V
Valaciclovir 81
Varicella-Zoster-Viren 80, 82, 240
Varikosis
-, Beine 235
Varizellen
-, Gesicht 80
Vellushaare 28
verkäsende Granulome 189
Vermillektomie 52
Verruca plantaris
-, Füße 256
Verruca seborrhoica
-, Stamm 313
Verrucae planae
-, Gesicht 88
Verrucae vulgares 186
-, Füße 256
verruköser Naevus
-, Hals, Nacken 167
Vesicula 5
Virusexanthem 76
Viruswarzen 186
Vitiligo
-, Hände 196
-, Stamm 320
Vitiligo capillitii
-, Kopf 32
Vulnus 8

W
Wächterlymphknoten 306, 317

Warzen, juvenile
-, Gesicht 88
wasserfreie Grundlagen 368
Wickham-Streifen 65, 231
Wiesengräserdermatitis
-, Arme 204
Windeldermatitis
-, Genitoanalregion 334
Windpocken
-, Gesicht 80
Woodlicht 339
Wulstnarbe
-, Gesicht 140
Wundrose
-, Arme 219
-, Beine 227

X
Xerosis 57

Y
Yellow-Nail-Syndrom 265

Z
Zahnimpressionen 72
Zehenzwischenraummykose 246
Zelldetritus 6
Zilie 33
Zinköl 370
Zinksulfatlösung 34, 85, 362
zoophiler Pilz 94
Zoster segmentalis
-, Beine 240
Zoster thoracicus
-, Stamm 281
Zylindrom
-, Ohren 47
Zyste 6